中医门诊备要

——刘善锁临床经验集录

刘善锁　**主审**

孙艳淑　刘继如　刘红梅　**编著**

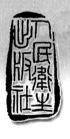

图书在版编目（CIP）数据

中医门诊备要：刘善锁临床经验集录/孙艳淑，刘继如，刘红梅编著 . —北京：人民卫生出版社，2014
ISBN 978-7-117-19677-2

Ⅰ. ①中… Ⅱ. ①孙… ②刘… ③刘… Ⅲ. ①中医学
－临床医学－经验－中国－现代 Ⅳ. ①R249.7

中国版本图书馆 CIP 数据核字（2014）第 207171 号

人卫社官网　www. pmph. com	出版物查询，在线购书
人卫医学网　www. ipmph. com	医学考试辅导，医学数据库服务，医学教育资源，大众健康资讯

中医门诊备要
——刘善锁临床经验集录

编　　著：孙艳淑　刘继如　刘红梅
出版发行：人民卫生出版社（中继线 010-59780011）
地　　址：北京市朝阳区潘家园南里 19 号
邮　　编：100021
E - mail：pmph @ pmph.com
购书热线：010-59787592　010-59787584　010-65264830
印　　刷：北京铭成印刷有限公司
经　　销：新华书店
开　　本：710×1000　1/16　印张：21　插页：2
字　　数：400 千字
版　　次：2014 年 11 月第 1 版　2016 年 4 月第 1 版第 2 次印刷
标准书号：ISBN 978-7-117-19677-2/R・19678
定　　价：45.00 元

打击盗版举报电话：010-59787491　E-mail：WQ @ pmph.com
（凡属印装质量问题请与本社市场营销中心联系退换）

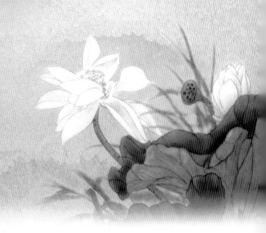

刘善锁简介

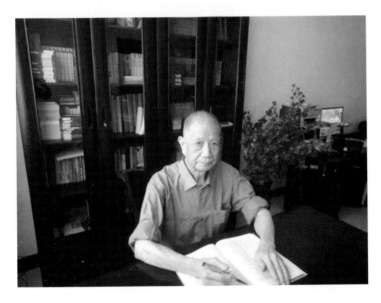

（八十感悟：对患者负责，对科学负责，对社会负责——刘善锁）

刘善锁，男，1933年2月生，河南省濮阳市人，濮阳市中医学会名誉会长，濮阳市中医研修生导师。1952年毕业于平原省（1954年与河南省合并）濮阳卫生学校，曾任内黄县人民医院副院长、新乡医疗防疫大队分队长等职。1973年学习中医，师从著名中医蓝云祥先生（蓝先生曾出席过全国群英会，受到周总理接见），侍诊数年，尽得其传。1976年起历任河南省安阳卫生学校讲师、高级讲师，曾教授中医基础理论、黄帝内经、金匮要略、中医内科学、中医妇科学、中医各家学说等课程，1989年创办濮阳市中西医结合专科学校，在国家和省级医学杂志发表论文二十余篇，出版合著一部、专著一部，临床疗效卓著，目前虽已至耄耋之年，仍半日应诊，患者应接不暇，诊疗中对病人高度负责，认真讲解病因、机理、治疗思路、预后、注意事项等，深受患者赞许，在当地和周边地区享有美誉。

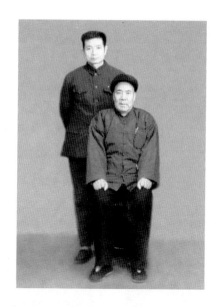

刘善锁先生与恩师合影（前为著名老中医蓝云祥先生）

（摄于1979年）

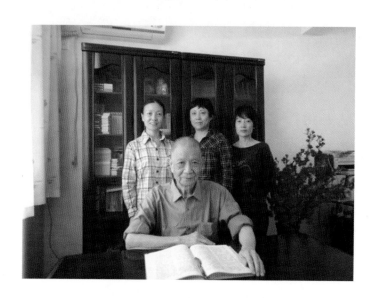

刘善锁先生与门人在一起

（后排左起依次为刘继如、孙艳淑、刘红梅）

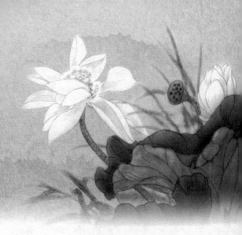

毛　序

  年久不忘是至交，我与刘善锁先生相识已30年了。刘先生原习西医，后师从20世纪50年代国家级知名中医蓝云祥先生，扎下了牢固的理论和实践技能功底，加之长期的教学、临床实践和勤奋钻研精神，使其在挖掘、应用祖国医学宝库的实践中收益颇丰。他曾出版的《中医临证家珍集要》及今由他的学生编撰出版的《中医门诊备要》就是见证。

  令人难以忘怀的是，1983年底濮阳建市，我时任市卫生局长，刘先生在安阳卫校教授中医基础理论课程。他多次找到我说："现在农村缺医生啊，特别是缺中医！如果使乡村的医生既懂西医又会中医，既能提高疗效又能节约费用，肯定会受到广大患者的欢迎，振兴中医应该从培养人才下手。"他的话深深打动了我，很快就批准他办起了濮阳市中西医结合学校。"公家人"办的民营学校，后来竟然升格成了大专，这就是濮阳市中西医结合专科学校的由来。十年后他培养了一大批弟子，成了全市闻名的"刘校长"。濮阳市中医院成立后，他由于年龄原因辞去校长职务，边坐诊边教学。现已耄耋之年的他，仍天天坚持应诊，患者应接不暇，常常下不了班，不诊完最后一个病人他不会离开诊室。

  《中医门诊备要》运用中西医结合的思想和方法，辑录了刘善锁先生丰富的临床经验和二百余种疾病的诊治心得，为继承和发展祖国医学做出了贡献。我们需要大师级的国医泰斗披荆开路、著书立说，更需要千千万万个躬耕于杏林的具有丰富临床经验的中医学者。此书体现了刘先生在中医学道路上的艰苦探索和临床实践结晶，为更多的临床工作者提供了辨证思路和诊疗方略。

  不论你是中医、西医，或是中西医结合的医生，案头若有一册《中医门诊备要》，即如新交了一位良师益友。当你面对患者的病情感觉力不从心，或疑惑不解时，翻开它看看，或许能助你开启一条新的思路。

  谨以此为序，感怀于刘善锁先生和他学生的力作《中医门诊备要》。

毛鸿飞

癸巳年春

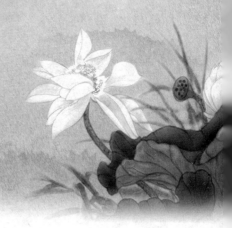

刘　序

　　几十年的从医生涯，深深体会到成就事业不易，成为一名人民群众喜爱的好医生更难。我国当代医学由中西医两个理论体系构成，严格说，只懂中医或只懂西医都不完整。虽然中西医理论体系的融通目前尚不能做到，但医疗手段和方法应当兼用，这就需要执医者对中西医知识都要学习，临证做到识病、明理。

　　识病，包括中医、西医之病，比如咳嗽是中医病名，亦是患者的主诉，其中涵盖西医的肺炎、气管炎等诸多疾病，各种检查又都体现了西医病的内容，故在诊治过程中绕不过西医之病，临证要明确西医诊断并在此基础上进行中医辨证施治。

　　明理，主要是明白中医病机之理，王冰在《黄帝内经》注释中说："得其机要，则动小而功大，用浅而功深。"用中医理论进行辨证，明确病机之所在，有赖于执医者的学识水平和经验。

　　孙艳淑、刘继如、刘红梅三位同志随我工作多年，不但了解我的辨证治疗思路，而且亦有不少发挥和见解。为了总结经验，更好地为患者服务，她们不辞辛劳编撰出了《中医门诊备要》，书中体现了识病明理的思想，较为完整地记录了我的临床经验和辨证治疗方法，使我备感欣慰，并以此序致以答谢。

刘善锁

2013 年夏

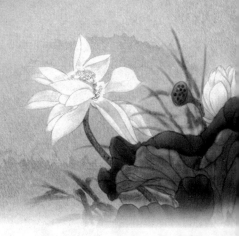

前　言

　　中国医学有别于西方医学的重要标志是有着几千年华夏文化特色的中医药学，在西方医学发达的今天，中医药学仍能长盛不衰，因其能解决诸多现代医学尚无法解决的问题。但中西医学的结合实属不易，乃因二者理论体系之不同。

　　刘善锁老师是一位西学中学者，他酷爱中医药学，从《内经》、《伤寒论》、《金匮》之源，到后世各家学派，精心研读，融会贯通，为他临床实践奠定了扎实的基础。我们跟随先生临诊多年，目睹他诊治疾病的方法和特点，他辨证准确，立方新颖，疗效卓著，深受广大患者欢迎，享有很高威望。为了弘扬中医药学，总结先生临床经验，特收集他平日口授和部分书稿，编撰整理出这本册子。

　　本书的第一个特点是以患者的主诉为题，以西医病名为纲，以中医辨证治疗为目，适合于门诊随手查阅。第二个特点是立方用药为先生日常之习用，疗效肯定，愿同道于临床中验证。第三个特点是内容涵盖各科常见疾病，更利于基层全科医生使用。后附《五运六气防病治病观》，原稿成于1978年，曾得到上海中医学院著名中医学家金寿山教授的认可，希望对读者临床有所帮助。

　　由于水平有限，错误或不当之处难免，希同道和读者批评指正。

孙艳淑　刘继如　刘红梅

2014 年 7 月于濮阳

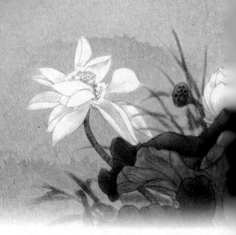

目　　录

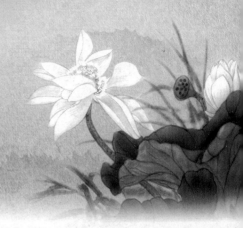

第一章 发 热

发热治疗经验要点

1. 卫气营血辨证和湿热郁蒸、热毒内蕴主要用于外感发热。内伤发热则用阴虚、气虚、血虚、痰邪内扰的辨证方法。

2. 四合汤（金银花、连翘、桑叶、菊花、柴胡、黄芩、生石膏、知母）为治疗外感热毒发热的有效方剂，不可轻视。曾治杨某，男，19岁，患肺炎高热，咳嗽喘促，用消炎药静脉点滴四日不效，服四合汤一剂热退喘平。有的患者服药后见腹泻，一日可达数次或十余次，无碍。

3. 柴胡、黄芩联用退热效果很好，二药用量均在15～30g。

4. 生石膏、知母不仅用于外感发热，内伤发热也要应用，能起到很好的治标作用。

5. 血虚发热当归必须重用至60g，量少则效差。

发热为诸多疾病的一个临床症状，门诊常见有五个类型：①感染性疾病，最常见，涵盖疾病很多，如感冒、流行性感冒、出疹性疾病以及各组织器官的细菌、病毒、支原体感染等。②癌症发热。③自身免疫性疾病发热。④分娩和手术后发热。⑤神经功能紊乱。中医学认为前三项发热是邪正交争的结果，后两项发热与气血不足，瘀血、痰饮阻滞有关。在邪正交争发热的疾病中，由于外邪的性质和侵犯部位不同，传统的中医学发明了六经辨证、卫气营血辨证和三焦辨证的方法。对因气血不足，痰饮、瘀血阻滞出现的发热，则用气血津液和痰饮瘀血辨证的方法。发热性疾病众多，中医学认为可以异病同治，分别采取以上辨证方法进行治疗，可收到同样的治疗效果。

一、邪在卫表

见于外感疾病的早期，因肺合皮毛，输布卫气，故又称肺卫表证。病之特点是恶寒发热，有一分恶寒，便有一分表证，但有寒热之分。

证治：卫表寒证治以辛温解表，传统立方为麻黄汤或荆防败毒散。但小柴胡汤加减则优于以上二方，因小柴胡汤为少阳主方，少阳主枢，可转输表里。卫表热证治应清热解毒，辛凉解表，主方用桑菊饮。

1. 卫表寒证

主证：恶寒发热，头痛身痛，鼻塞流清涕，无咽干咽痛，舌质正常，苔薄白，脉浮。

主方：小柴胡汤加减，基本处方：柴胡 10g、黄芩 10g、半夏 10g、北沙参 10g、荆芥 10g、防风 10g、白芷 15g、板蓝根 30g、秦艽 10g、桑叶 15g、菊花 15g、鱼腥草 30g、生石膏 30g、甘草 6g。方中柴胡、黄芩清少阳之热，合半夏、北沙参和胃逐邪达表；荆芥、防风、白芷祛风解表；板蓝根、鱼腥草清热解毒；秦艽祛湿止痛；桑叶、菊花散邪清头目；石膏泻火防止寒邪化热；甘草调和诸药。

2. 卫表热证

主证：恶寒发热，咽干咽痛，全身乏力，头胀头晕，可伴轻微咳嗽和目赤流泪，舌质尖红，苔薄黄或薄白而燥，脉数。

主方：桑菊饮加减，基本处方：桑叶 15g、菊花 15g、薄荷 10g、桔梗 10g、金银花 30g、连翘 30g、板蓝根 30g、生石膏 30g、知母 10g、蝉蜕 10g、僵蚕 10g、甘草 6g。方中桑叶、菊花、薄荷疏风解表；蝉蜕、僵蚕散风热，利咽喉；银花、连翘、板蓝根清热解毒；石膏、知母清热泻火；甘草调和诸药。

二、邪在阳明

邪在阳明相当于卫气营血辨证的气分证，又称实热证，为邪正交争的亢奋阶段。常见两个证型，一是阳明经热，以高热，口鼻气热为特点；二是阳明腑实，以高热，腹满，大便燥结为特点。

证治：阳明经热治以清热解毒；阳明腑实治以通腑泻热。

1. 阳明经热

主证：但热不寒，或高热，口鼻气热，头痛自汗，咽痛口渴，舌质尖红，苔燥，脉滑数。

主方：四合汤（经验方）加减，基本处方：金银花 30g、连翘 30g、生石膏 30g、知母 10g、柴胡 20g、黄芩 20g、桑叶 15g、菊花 15g、板蓝根 30g、元参 30g、天花粉 20g、甘草 6g。高热加寒水石 30g。取银翘散、桑菊饮、白虎汤、小柴胡汤四方中各两味主药为基础加板蓝根组成，清热泻火，逐邪解毒之力甚强，再加元参、花粉滋阴生津，用于外感病高热疗效明显。

2. 阳明腑实

主证：发热或高热，大便秘结，脘腹胀满，精神恍惚，舌质红，苔黄燥，脉弦数。

主方：大柴胡汤加减，基本处方：柴胡 15g、黄芩 15g、半夏 10g、大黄 10g、炒枳壳 10g、白芍 10g、生石膏 30g、知母 10g、炒莱菔子 30g、紫苏梗 10g、滑石 20g、甘草 6g。高热加寒水石 30g。方用大柴胡汤通腑泻热；石膏、知母、滑石清热泻火；莱菔子、苏梗消胀除满；甘草和中。

三、邪在少阳

邪在少阳相当于温热病中之邪入膜原，症状特点是：寒热往来，口苦咽干，有的可伴腹胀便秘或暮热早凉。

证治：清解少阳郁热为基本治疗原则，小柴胡汤为主方。因少阳主枢，在表里之间，可兼夹太阳表证和阳明里证，故此方的应用可随证加减，既可加解表药，亦可加清里药。

1. 少阳兼表

主证：寒热往来或恶寒发热，口苦咽干，胸胁胀痛，腹胀纳呆，头晕目眩，舌质边尖红，苔薄白，脉浮弦。

主方：三合汤（经验方）加味，基本处方：柴胡 15g、黄芩 15g、桑叶 15g、菊花 15g、生石膏 30g、知母 10g、葛根 30g、炒莱菔子 30g、紫苏梗 10g、香附 15g、川楝子 10g、甘草 6g。方取小柴胡汤、白虎汤、桑菊饮三方中各两味主药，清热解表；桑叶、菊花祛风清头目；葛根解表升津；莱菔子、苏梗消胀除满；香附、川楝子理气治胸胁痛；甘草和胃。

2. 少阳兼里

主证：寒热往来，腹胀便秘，恶心纳呆，口干口苦，舌质边尖红，苔黄略厚，脉沉弦细。

主方：小柴胡加芒硝汤加减，基本处方：柴胡 15g、黄芩 15g、半夏 10g、北沙参 10g、芒硝 6g、焦山楂 20g、莱菔子 30g、紫苏梗 10g、蒲公英 15g、元参 30g、甘草 6g。方用小柴胡加芒硝汤和解少阳，清泻里热；蒲公英清热解毒；山楂、莱菔子、苏梗和胃除满；元参滋阴。

3. 热入膜原

主证：午后低热，入夜逐渐消退，可伴恶寒，口苦恶心，腹胀便溏，舌质边红,苔薄白,脉弦。

主方:柴芩达原饮加减,基本处方:柴胡 15g、黄芩 15g、川朴 10g、槟榔 10g、知母 10g、白芍 10g、草果 10g、生石膏 30g、青蒿 10g、莱菔子 30g、紫苏梗 10g、生山楂 20g、甘草 6g。方用达原饮加柴胡、青蒿清少阳郁热,开达膜原;莱菔子、苏梗消胀除满;生山楂消食化积;甘草调和诸药。

四、热入营血

热入营血是急性传染病的危重阶段,入营证见发热,昏迷;入血在发热昏迷的同时发生出血现象,如皮肤紫斑、衄血、尿血等。

证治:入营昏迷常见两个证型,一是热闭心包,治应清心开窍,泻热解毒;二是痰迷心窍,治当涤痰开窍,泻热解毒。见出血症状者治须清热解毒,凉血止血。

1. 热闭心包

主证:高热或夜热早凉,神志昏迷,常伴惊厥抽搐,舌质红绛,苔黄厚,脉细数。

主方:清营汤加减,基本处方:金银花 30g、连翘 30g、黄连 6g、水牛角 30g、生地 30g、元参 30g、竹叶 15g、麦冬 15g、丹参 30g、生石膏 30g、知母 10g、石菖蒲 10g、甘草 6g。大便秘结加大黄 10g。方用清营汤清热解毒,滋阴凉血;石膏、知母、清热泻火;石菖蒲开窍;甘草调和诸药。同时用安宫牛黄丸 1 丸,冷开水调服。

2. 痰迷心窍

主证:高热神昏,喉中痰声辘辘,脘腹撑胀,大便秘结,舌质红,苔黄腻,脉弦数。

主方:礞石滚痰丸合黄连解毒汤加减,基本处方:青礞石 30g、大黄 10g、沉香 6g、黄连 6g、黄芩 10g、栀子 15g、生石膏 30g、知母 10g、金银花 30g、连翘 30g、全瓜蒌 10g、莱菔子 30g、紫苏梗 10g、甘草 6g。方用礞石滚痰丸泻火逐痰;黄连、黄芩、银花、连翘清热解毒;石膏、知母、栀子清热泻火;瓜蒌宽胸散结;莱菔子、苏梗消胀除满;甘草调和诸药。

3. 热毒伤络

主证:高热神昏,肢体抽搐,皮肤紫癜,衄血,或便血、尿血,舌质暗红,苔黄,脉数疾。

主方:犀角地黄汤合白虎汤加减,基本处方:水牛角 30g、生地 30g、赤芍 15g、丹皮 10g、仙鹤草 15g、牛膝炭 20g、蒲黄炭 10g、生石膏 30g、知母 10g、金银花 30g、连翘 30g、竹叶 15g、栀子 10g、黄芩 10g、全虫 6g、甘草 6g。方用犀角地黄汤清热凉血;石膏、知母、栀子、竹叶清热泻火;银花、连翘、黄芩清热解毒；仙鹤草、牛膝炭、蒲黄炭止血；全虫解痉；甘草调和诸药。在服汤药的同时，用安宫牛黄丸1丸，冷开水调服。

〖提示〗 热在营血阶段，安宫牛黄丸一般要用，此药清热解毒，豁痰开窍，每日一丸，可连服三天，不宜多用。

五、湿热郁蒸

发热的原因为湿热之邪客犯肌体，湿性粘滞，不易速去，常缠绵不愈。临床特点为身热不爽，汗出热不退，无昏迷症状。应当指出的是，发热疾病可以夹湿，但与湿热郁蒸所致发热不同，湿热郁蒸发热是一个独立的证型。

证治：湿邪宜燥宜利，热邪宜清，故清热燥湿和清热利湿为治疗此证的基本原则。

主证：发热，午后热甚，汗出热不退，身体酸困，屈伸不利，胸闷纳呆，腹胀便溏，头沉，面色黄，舌质淡胖，苔腻，脉濡数。

主方：三仁汤加减，基本处方：杏仁10g、薏苡仁30g、白蔻仁6g、川朴10g、木通6g、滑石20g、竹叶15g、半夏10g、生石膏30g、知母10g、防己15g、黄连10g、黄柏15g、甘草6g。方用三仁汤清热利湿，宣畅三焦；石膏、知母清热泻火；黄连、黄柏清热燥湿；防己利湿止痛；甘草调和诸药。

六、热毒内蕴

此型发热见于化脓性炎症，发于肌肤者局部红、肿、热、痛；发于脏腑组织器官者有相应组织器官的症状。

证治：清热解毒、凉血泻火为治疗大法。

主证：内脏化脓性炎症参见有关章节。肌肤化脓性炎症局部红、肿、热、痛，血白细胞增高，严重者全身发热，体倦乏力，舌质红，苔黄，脉数。

主方：五味消毒饮加减，基本处方：金银花30g、连翘36g、蒲公英15g、紫花地丁15g、野菊花30g、黄连10g、当归10g、丹皮10g、甘草6g。发热加生石膏30g、知母10g。方用五味消毒饮清热解毒；当归活血祛风；黄连清热燥湿；丹皮凉血；生石膏、知母泻火；甘草调和诸药。

七、阴虚发热

此型发热多出现在发热性疾病的恢复期，也可见于慢性疾病如肿瘤、自身免疫性疾病等。临床特点是发热伴阴虚的证候，如暮热早凉，口干，大便干，小便赤，盗汗，舌质红无苔等。

证治：滋阴润燥，清热凉血为主要治法。

主证：暮热早凉，体温一般不超过38℃，手足心热，盗汗，咽干，大便

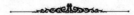

秘结，纳呆食减，舌质红，苔少或无苔或苔剥，脉细数。

主方：秦艽鳖甲散加减，基本处方：秦艽10g、鳖甲10g、地骨皮20g、柴胡10g、生石膏30g、知母10g、当归10g、龟甲10g、生地30g、丹皮10g、生龙骨30g、生牡蛎30g、甘草6g。方中秦艽、龟甲、鳖甲、地骨皮滋阴退虚热；石膏、知母清热泻火；生地、丹皮清热凉血；柴胡清热解表；当归活血；龙骨、牡蛎潜阳；甘草调和诸药。

八、气虚发热

诊断：气虚发热亦多出现在发热性疾病的恢复期或全身性慢性消耗性疾病的某个阶段，临床特点是长期低热，遇劳发热明显。

证治：气虚脏腑功能低下，机体出现功能代偿而发热，李杲称为"阴火"，治疗应取甘温除热法。

主证：长期低热，遇劳即发，体倦乏力、自汗易感，心悸气短，大便溏薄，舌质淡，苔薄白，脉虚细。

主方：补中益气汤加减，基本处方：黄芪60g、生晒参10g、白术10g、升麻10g、当归10g、柴胡10g、陈皮10g、生石膏30g、知母10g、白术10g、防风10g、甘草6g。方用补中益气汤补气升阳；石膏、知母清热泻火；黄芪、白术、防风补气固表。

九、血虚发热

此型发热多出现在外伤、手术或分娩之后，阴血不敛，阳气外越。临床特点为有失血病史，发热伴面色苍白，头晕目眩。

证治：血虚经脉不和而易瘀阻，故在补血的同时又当活血化瘀。

主证：失血后发热，多为中等度发热或低热，如合并外感可见高热，自汗，面色苍白，气短乏力，心悸失眠，头痛眩晕，舌质淡暗，苔薄白，脉细数。

主方：柴胡四物汤加减，基本处方：柴胡10g、黄芩10g、半夏10g、北沙参10g、当归60g、白芍30g、生地30g、川芎10g、生石膏、知母10g、钩藤30g、菊花15g、甘草6g。方用小柴胡汤清热；四物汤重用当归养血活血；石膏、知母清热泻火；钩藤、菊花祛风清头目。

〔提示〕 瘀血阻滞，气血不能正常运行亦会出现发热，临证除发热外，还可伴见肢体疼痛，面色晦暗，舌质有瘀斑等瘀血症状，亦用柴胡四物汤。当归用量60g，不可少。

十、痰邪内扰

某些慢性病，脏腑功能低下，聚湿生痰，痰邪内扰，出现发热。临床特点是找不到发热原因，多伴精神神经症状。

证治：理气化痰以治本，清热泻火以治标。

主证：长期不规则发热，伴头痛眩晕，心悸失眠，胸闷恶心，体倦乏力，舌质正常，苔白腻或白滑，脉弦。

主方：温胆汤加减，基本处方：茯苓30g、半夏10g、陈皮10g、炒枳壳10g、竹茹20g、钩藤30g、菊花15g、白芷15g、生龙骨30g、生牡蛎30g、生磁石30g、生石膏30g、知母10g、生晒参10g、郁金10g、甘草6g。方用温胆汤理气化痰；钩藤、菊花、白芷、祛风清头目；龙骨、牡蛎、磁石安神宁心；人参补气安五脏；石膏、知母清热泻火；郁金宽胸解郁。

〖提示〗 卫气营血辨证和湿热郁蒸、热毒内蕴主要用于外感发热。内伤发热则用阴虚、气虚、血虚、痰邪内扰的辨证方法。

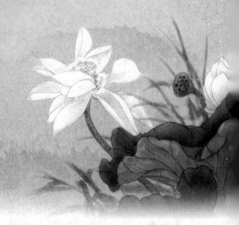

第二章 疼 痛

疼痛治疗经验要点

1. 辨病与辨证相结合　辨病很重要，如急腹症不知何病，单纯辨证治疗，容易贻误病机。若失于辨证同样不能取得很好的疗效，一位三叉神经痛患者，诸法治疗无效，辨证发现舌红苔黄，大便秘结，用调胃承气汤加治标之品，一剂痛止。结论是此方可以治疗阳明郁热所致的三叉神经痛证型。

2. 治法大要　"痛则不通，不通则痛"，通经活络为治疗痛症的大法，故理气药和部分活血药均有止痛作用，立方用药应当选用。腹痛一症多数存在腑气不通的病机，通腑为有效治法，大黄不可不用，要加理气药。经验方止痛饮（生蒲黄、炒灵脂、元胡、白芍、香附、川楝子、全蝎、甘草、防己）止痛效果肯定，各种痛症均可随方加入，如治疗带状疱疹的顽固性疼痛和子宫腺肌症的痛经，都取得了意外疗效。

有些疾病之疼痛可以内外同治，经验方痛宁散为常用的外敷方。曾治一肠系膜上动脉栓塞的患者，内治以理气活血、通腑泻浊之法，外用葱白、肉桂、乳香、没药、冰片（少许）布包腹部热敷，一周治愈。

第一节 头 痛

临床以头痛为主诉的患者很多，常见的疾病有：偏头痛、发热性疾病、高血压、颅压增高、蛛网膜下腔出血、外伤、紧张性头痛、眼源性头痛、鼻源性头痛、三叉神经痛等。发热性头痛见于各种感染性疾病；伴恶心、呕吐者多与偏头痛、颅压增高、蛛网膜下腔出血有关；眼源性头痛多伴视力障碍；鼻源性头痛常有鼻塞流涕的症状；头痛兼见失眠多梦，焦虑抑郁，注意力不能集中多为紧张性头痛；三叉神经痛特点是突发突止，疼痛部位在三叉神经分布区。中医学认为头痛有外感、内伤之分，外感头痛多因于风；内伤头痛多因于痰。外感可致内伤，内伤又可招致外感，故风与痰是辨治头痛的着眼点，但有兼寒、兼火、兼湿、兼虚之不同。《丹溪心法·头痛》说："头痛多主于痰，痛甚者火多。"《医宗金鉴·杂病心法要诀》说："头痛痰热风湿气，或兼气血虚而疼。"疼痛的部位与经络有关，《证治汇补·头痛》说："头脑痛连两额属太阳；头额痛连目齿属阳明；头角痛连耳根属少阳；太阳穴痛属脾虚；巅顶痛属肾；目系痛属肝。"古人之论述可作参考。

一、偏头痛

此病是一种发作性血管神经性头痛，病因尚无肯定的结论，初步认为与遗传有关，疲劳、情绪不稳定，精神紧张，声、光刺激可为诱发因素。在中医学中属于头痛一证的范畴，病情长者称为头风。病因病机多与气机上逆、痰浊、瘀血阻滞，精血虚损有关。

证治：肝主疏泄，调畅气机，气上逆与肝有关。痰随气升，痰气可分不可离。久痛伤络，瘀血为患，以上为实。精血不足，脑海失养，络脉空虚，收缩挛急而痛，此则为虚。治疗应分虚实，平肝潜阳，降逆化痰，活血通络，填精养血。16字备矣。

1. 痰浊上逆

主证：一侧头痛或满头痛，反复发作，恶心呕吐，失眠多梦，心悸，视力疲劳，注意力不易集中，舌质正常，苔滑腻，脉弦滑。

主方：导痰汤加味。基本处方：茯苓30g、半夏10g、陈皮10g、炒枳壳10g、竹茹30g、天南星10g、甘草6g、白芍30g、钩藤30g、菊花15g、生龙骨30g、生牡蛎30g、白芷15g、白蒺藜30g。方用导痰汤化痰理气；钩藤、菊花平肝息风；白芷、白蒺藜祛风止痛；白蒺藜、菊花祛风明目；白芍、甘草缓急止痛。

2. 肝火上冲

主证：一侧头痛或满头痛，反复发作，心烦易怒，升火口苦，心悸失眠，胸脘痞闷，舌质红，苔黄，脉弦数。

主方：龙胆泻肝汤加味。基本处方：龙胆草10g、栀子10g、车前子30g、生地30g、木通6g、柴胡10g、当归10g、黄芩10g、泽泻20g、甘草6g、白芍30g、钩藤30g、菊花15g、白蒺藜30g、生龙骨30g、生牡蛎30g。方用龙胆泻肝汤清泻肝火；钩藤、菊花、白蒺藜平肝清头目；龙骨、牡蛎宁心安神；白芍、甘草缓急止痛。

3. 瘀血阻络

主证：一侧头痛或满头痛，反复发作，日久不愈，失眠多梦，胸闷胸痛，面色晦暗，肢端麻木，舌质暗或有瘀斑瘀点，苔薄白，脉沉细涩。

主方：血府逐瘀汤加减。基本处方：当归10g、川芎10g、生地30g、白芍30g、桃仁10g、红花10g、柴胡10g、川牛膝20g、钩藤30g、菊花15g、丹参30g、生龙骨30g、生牡蛎30g、白蒺藜30g、甘草6g。方中四物汤加桃仁、红花、丹参活血化瘀；牛膝活血引气血下行；柴胡走少阳治一侧头痛；钩藤、菊花、白蒺藜平肝清头目；龙骨、牡蛎宁心安神；白芍、甘草缓急止痛。

4. 肾精不足

主证：一侧头脑空痛或满头痛，反复发作，眩晕耳鸣，目昏干涩，腰酸腿软，精神恍惚，注意力不能高度集中，舌质淡或嫩红，苔薄白，脉沉细。

主方：杞菊地黄汤加减。基本处方：熟地15g、炒山药15g、山萸肉10g、茯苓30g、泽泻20g、丹皮10g、枸杞子15g、菊花15g、钩藤30g、龟板10g、白芍30g、白蒺藜30g、甘草6g。方用杞菊地黄汤加龟板培补肾精；钩藤、菊花、白蒺藜息风清头目；白芍、甘草缓急止痛。

5. 血虚失养

主证：一侧头痛或满头痛，反复发作，面色苍白，眩晕目昏，体倦乏力、心悸气短，失眠多梦，舌质淡，苔薄白，脉细数。

主方：参芪四物汤加味。基本处方：生晒参10g、黄芪30g、当归10g、川芎10g、生地30g、白芍30g、炒枣仁15g、钩藤30g、菊花15g、白蒺藜30g、生龙骨30g、生牡蛎30g、甘草6g。方中人参、黄芪补气；四物汤养血；炒枣仁养心血宁心神；钩藤、菊花、白蒺藜息风清头目；白芍、甘草缓急止痛；龙骨、牡蛎安神定志。

〖提示〗　痰浊上逆在此病中很常见，约占发病人数的50%。辨证的要点是头痛兼恶心或呕吐，导痰汤加味疗效较肯定。

各型头痛均要加白芍、甘草、白芷、川芎、钩藤、菊花、白蒺藜，白芍用量宜大，一般用30g，必要时用60g；钩藤、菊花不可少，与白蒺藜合用祛风清头目，屡试不爽。

二、蛛网膜下腔出血

此病系颅内脑外非外伤性动脉破裂，血液流入蛛网膜下腔的一种病症。中医古籍中之真头痛与此病类似。

主证：突发剧烈爆炸样头痛，呕吐，面色苍白，意识朦胧，舌质淡暗，苔白腻，脉细数。

主方：茜降四物汤加味，基本处方：茜草10g、降香10g、当归10g、生地30g、川芎10g、白芍30g、牛膝炭20g、蒲黄炭10g、仙鹤草15g、生龙骨

30g、生牡蛎 30g、生磁石 30g、钩藤 30g、菊花 15g、甘草 6g。方用四物汤活血养血；茜草、牛膝炭、蒲黄炭、仙鹤草止血；降香降气散瘀；龙骨、牡蛎、磁石安神潜降；钩藤、菊花息风清头目；甘草调和诸药。

〖提示〗 突发剧烈头痛伴呕吐，短暂意识障碍为诊断要点。

处方心得：除茜降四物汤外，通窍活血汤加钩藤、菊花、白芍、甘草效果亦很好。

用药心得：钩藤可用至 60g，菊花可用至 30g，白芍 30～60g，要加牛膝炭、蒲黄炭。

三、紧张性头痛

此类头痛门诊很常见，任何年龄均可发生，与长期工作紧张、用脑过度有关，应激、失眠、抑郁、焦虑、情绪紧张可促发或加重，常伴眩晕、失眠、烦躁、注意力不易集中等症状。体检无器质性疾病发现。中医有虚实之分，实者责之痰扰；虚者责之阴血不足。

1. 痰邪上扰

主证：头痛如箍，额、颞、枕部明显，伴失眠多梦，恶心，心悸，乏力，舌质正常，苔白腻或滑，脉弦滑。

主方：温胆汤加减，基本处方：茯苓 30g、半夏 10g、陈皮 10g、炒枳壳 10g、竹茹 20g、钩藤 30g、菊花 15g、生龙骨 30g、生牡蛎 30g、生磁石 30g、白芍 30g、白芷 15g、川芎 10g、甘草 6g。方用温胆汤理气化痰；钩藤、菊花息风清头目；龙骨、牡蛎、磁石安神；白芍、白芷、川芎活血止痛。

2. 血虚失养

主证：头胀痛，额、颞、枕部明显，伴失眠多梦，健忘，注意力不能集中，面色不华，心悸易惊，头晕目昏，舌质淡，苔薄白，脉细数。

主方：归脾汤加减，基本处方：生晒参 10g、黄芪 30g、茯苓 30g、白术 10g、当归 10g、生地 30g、川芎 10g、白芍 30g、炒枣仁 15g、钩藤 30g、菊花 15g、生龙骨 30g、生牡蛎 30g、石菖蒲 10g、甘草 6g。方中人参、黄芪、茯苓、白术补气健脾；四物汤合枣仁养血；钩藤、菊花息风清头目，合白芍止头痛；龙骨、牡蛎、安神定志；石菖蒲开窍；甘草调和诸药。

〖提示〗 血虚日久可聚湿生痰，痰浊阻滞亦可导致心脾血虚，用脑过度之人尤为常见，故温胆汤和归脾汤二方可交替应用。

四、外伤后头痛

头部外伤后，头痛日久可影响睡眠，出现头晕、健忘等症状。中医学认为是气血瘀滞，经气受阻之故。

主证：头部外伤后头痛，多为刺痛或撕裂痛，常伴睡眠不宁，心烦焦虑，舌质暗，苔薄白，脉沉涩。

主方：血府逐瘀汤加减，基本处方：当归10g、川芎10g、白芍30g、桃仁10g、红花10g、钩藤30g、菊花15g、丹参30g、石菖蒲10g、远志10g、甘草6g、麝香0.1g（吞服）。方中当归、川芎、桃仁、红花、丹参活血祛瘀；钩藤、菊花息风清头目，合白芍止头痛；石菖蒲、远志、麝香开窍安神；甘草调和诸药。

【提示】 活血化瘀、开窍缓急是治疗此病的着眼点，如无麝香，可用冰片0.5g、羚羊角粉2g，温开水送服，效果亦可。

第二节 胸 痛

胸痛是诸多疾病的一个症状，最常见的疾病是：冠心病心绞痛、食管炎、肋间神经痛、带状疱疹、外伤。其他如肺和胸膜疾病、局部感染等也可出现胸痛，不在本节论述。中医学称为"胸痹"，或称"心痛"。严重者谓之"真心痛"，《灵枢·厥病》说："真心痛，手足青至节，心痛甚，旦发夕死，夕发旦死。"所述症状类似心肌梗死。

一、冠心病心绞痛

中医学称此病为"胸痹"，传统的认识是寒滞胸中，脉络不通，故阴寒阻滞，胸阳不宣便成为胸痹心痛公认的病因病机。自宋以来才扩大了对此病病因病机的认识，有的提出气滞，有的提出血瘀，有的认为是劳倦气虚或痰邪作祟等。

证治：阴寒凝滞、饮食不节、七情不和、劳倦内伤等都是本病的发病原因。病机可概括为气、血、痰三字，气，多气滞、气虚；血，为血虚、血瘀；痰，乃痰邪阻滞脉络，气血不通。痰邪为患临床并不少见，不可小视。必须指出，以上气血痰病机，在多数情况下合并为患，单独出现的情况并不多见，只是有所侧重而已。

1. 气血不足

主证：阵发性胸痛或憋闷，心悸气短，面色苍白，舌质淡暗，苔薄白，脉结代，心电图示心肌缺血。

主方：炙甘草汤加减。基本处方：炙甘草10g、生晒参10g、桂枝10g、生地30g、麦冬15g、生龙骨30g、生牡蛎30g、石菖蒲10g、远志10、炒枣仁15g、五味子10g、丹参30g、生山楂20g、生蒲黄10g、炒灵脂10g、全瓜蒌10g、郁金10g。方中炙甘草、人参补气；生地、枣仁、五味子养血；桂枝温阳通脉；麦冬滋阴；龙骨、牡蛎、石菖蒲、远志安神定志；丹参、山楂活血化瘀；瓜蒌、郁金宽胸散结；蒲黄、灵脂活血止痛。

2. 气滞血瘀

主证：阵发性胸痛或憋闷，痛连胁肋，面色不华，舌质暗或有瘀点瘀斑，苔薄白，脉弦细涩，心电图示心肌缺血。

主方：利膈汤加味。基本处方：全瓜蒌 10g、郁金 10g、降香 10g、丹参 30g、生山楂 20g、生蒲黄 10g、炒灵脂 10g、香附 15g、川楝子 10g、川芎 10g、红花 10g、炒枳实 10g、甘草 6g。方中瓜蒌、郁金、降香宽胸散结；香附、川楝子、枳实理气；丹参、山楂、川芎、红花活血化瘀；蒲黄、灵脂活血止痛；甘草调和诸药。

3. 阴寒凝滞

主证：阵发性胸痛或胸闷，畏寒肢冷，遇寒易发，舌质有紫气，苔薄白，脉沉细，心电图示心肌缺血。

主方：瓜蒌薤白汤合当归四逆汤加减。基本处方：全瓜蒌 10g、薤白 10g、桂枝 10g、当归 10g、茯苓 30g、细辛 6g、白芍 30g、丹参 30g、生山楂 20g、生蒲黄 10g、炒灵脂 10g、甘草 6g。方中瓜蒌宽胸散结；薤白、桂枝、细辛温阳通脉；茯苓安神；丹参、当归、山楂活血化瘀；蒲黄、灵脂活血止痛；白芍、甘草缓急止痛。

4. 痰邪阻络

主证：阵发性胸痛或憋闷，心悸失眠，眩晕恶心，舌质暗或正常，苔白腻或白滑，脉弦滑，心电图示心肌缺血。

主方：导痰汤加减。基本处方：云苓 30g、半夏 10g、陈皮 10g、炒枳实 10g、竹茹 30g、天南星 10g、全瓜蒌 10g、郁金 10g、丹参 30g、生山楂 20g、生龙骨 30g、生牡蛎 30g、生蒲黄 10g、炒灵脂 10g、甘草 6g。方用导痰汤化痰；瓜蒌、郁金宽胸散结；丹参、山楂活血化瘀；蒲黄、灵脂活血止痛；龙骨、牡蛎安神宁心。

〖提示〗　中年以上患者诉阵发性胸痛、舌痛、咽痛、胃脘痛，应注意心绞痛的发作，需做心电图检查，谨防误诊。

治法心得：理气、化痰、活血为治疗此病的大法。

处方心得：利膈汤对各型冠心病心绞痛均有效，亦可配制成丸药常服，可预防心肌梗死。处方：全瓜蒌 500g、郁金 400g、降香 400g、丹参 500g、生蒲黄 400g、炒五灵脂 400g，各药单包，共为细面，水丸，每服 6g，一日 3 次。

临床各型主诉不一定十分典型，症状往往相互兼夹，故可二方或三方合并加减应用。

用药心得：瓜蒌、郁金、降香为蓝云祥先生治疗胸闷胸痛常用之药，用于冠心病心绞痛效果良好。气滞者加用香附、川楝子；血瘀者加用生蒲黄、炒灵脂；血脂增高者要加用丹参、生山楂。

二、肋间神经痛

原发性单纯肋间神经痛并不多见，多继发于胸部外伤、胸部软组织感染、带状疱疹、脊神经受压等。这些疾病引起的胸痛要与心绞痛鉴别，一般来说凡自述胸痛的患者都应作心电图和胸部 X 光摄片检查，排除心肺疾患。中医学诊治此病多应注意瘀血、热毒阻滞经脉。

1. 胸壁外伤

症状：胸痛，部位固定，咳嗽、喷嚏、深呼吸时疼痛加重，胸部有外伤史。

主方：活络效灵丹合金铃子散加减，基本处方：当归 10g、丹参 30g、制乳香 10g、制没药 10g、白芍 30g、元胡 10g、香附 15g、川楝子 10g、生山楂 30g、威灵仙 15g、甘草 6g。方中当归、丹参、乳香、没药活血化瘀，通络止痛；香附、川楝子、元胡理气止痛；威灵仙合生山楂祛风消瘀；白芍甘草缓急止痛。

2. 带状疱疹

症状：胸部一侧疼痛，数日后出现簇集性水疱，绿豆大小，发生于胸部一侧，不超过正中线，年龄越大疼痛越甚。

主方：凉血四物汤合止痛饮加减，基本处方：当归 10g、川芎 10g、生地 30g、白芍 30g、丹皮 10g、水牛角 30g、全瓜蒌 30g、红花 10g、鱼腥草 30g、威灵仙 15g、元胡 10g、生蒲黄 10g、炒五灵脂 10g、炒枳壳 10g、防己 10g、甘草 6g。方用四物汤加红花、元胡、生蒲黄、炒五灵脂、水牛角、丹皮活血凉血止痛；瓜蒌、枳壳宽胸散结；鱼腥草、防己清热止痛；威灵仙祛风止痛；白芍、甘草缓急止痛。疱疹局部可用鲜芦荟叶汁外涂。

3. 肋软骨炎

症状：多发于青壮年，局部肋软骨增粗、隆起、疼痛，压痛明显，皮肤色泽一般无改变。

主方：鳖甲丹参饮加减，基本处方：鳖甲 15g、丹参 30g、檀香 10g、生山楂 30g、当归 30g、白芍 30g、威灵仙 15g、金银花 30g、鱼腥草 30g、甘草 6g。方中鳖甲、丹参、当归、山楂活血散结；金银花、鱼腥草清热解毒；威灵仙祛风；檀香理气止痛；白芍、甘草缓急止痛。外用痛宁散热敷，处方：乳香 15g、没药 15g、大黄 30g、芒硝 30g、肉桂 20g、地龙 20g。布包，水煎局部热敷，每次 1 小时，一日 2 次。

【提示】 胸椎病变如骨质增生、肿瘤、脊柱炎等脊神经受压，均可出现胸痛的症状，参见肢体痛等有关章节。元胡、生蒲黄、炒灵脂、枳壳、防己均可在证型中加入。

三、食管炎

此病的主要临床表现是：吞咽食物时胸痛，烧心，反酸，胃内容物可反至咽喉或吐出，尤以平卧和夜间严重。中医学将此病涵盖在胸痛、噎膈、吞酸吐酸等证之中，病因病机主要与气滞、血瘀、痰凝、食阻、火热有关，气机不降为本，食、痰、血、火郁滞为标，与情志的关系十分密切。

证治：泛酸、食积、痰阻、血瘀、火热等都与气滞气逆有关，气机畅顺，则无胸痛、泛酸之患，所以其治疗应着眼于疏肝、调气、降逆，视兼夹食、痰、火热、血瘀之不同而辨证立方。

1. 饮食积滞

主证：食后胃脘撑胀，烧心泛酸，尤以晚饭后为甚，睡后酸水和食物可上逆至咽喉，甚则吐出，常伴胸骨后灼痛，舌质暗，苔厚，脉弦滑。

主方：枳实导滞丸合左金丸加减。基本处方：大黄8g、枳实10g、神曲15g、白术10g、茯苓30g、黄连10g、吴茱萸2g、炒莱菔子30g、紫苏梗10g、生牡蛎30g、瓦楞子30g、薄荷10g、莪术10g、甘草6g。方中大黄通腑泻积；茯苓、白术、莪术、神曲健脾化食；枳实、莱菔子、苏梗理气化滞；黄连、吴茱萸、瓦楞子、薄荷泻火制酸；甘草调和诸药。

2. 痰饮上泛

主证：食后泛酸吐酸，恶心，眩晕，失眠，胸闷，胸骨后灼痛，舌质正常，苔白滑，脉弦细。

主方：温胆汤合左金丸加减。基本处方：茯苓30g、半夏10g、陈皮10g、炒枳壳10g、竹茹30g、黄连10g、吴茱萸2g、生牡蛎30g、瓦楞子30g、炒莱菔子30g、紫苏梗10g、生龙骨30g、钩藤30g、菊花15g、全瓜蒌10g、薄荷10g、甘草6g。方用温胆汤化痰和中；黄连、吴茱萸、牡蛎、薄荷、瓦楞子泻火制酸；莱菔子、苏梗理气消食；钩藤、菊花息风清眩；龙骨、牡蛎安神；瓜蒌化痰散结。

3. 胃中积热

主证：烧心泛酸，恶心吐食，胃脘和胸骨后灼痛，大便秘结，舌质暗红，苔黄、脉滑数。

主方：大柴胡汤合左金丸加减。基本处方：柴胡10g、黄芩10g、半夏10g、大黄10g、炒枳壳10g、白芍30g、炒莱菔子30g、紫苏梗10g、黄连10g、吴茱萸2g、薄荷10g、生牡蛎30g、瓦楞子30g、蒲公英15g、莪术10g、全瓜蒌 10g、苇根 30g、甘草 6g。方用大柴胡汤通腑泻热；莱菔子、苏梗理气消食；黄连、吴茱萸、薄荷、牡蛎、瓦楞子泻火制酸；蒲公英、苇根、莪术清热和胃；瓜蒌化痰散结；甘草调和诸药。

4. 气滞血瘀

主证：烧心作酸，胸骨后堵塞疼痛，饮食不下，呕吐痰涎，舌质暗或有瘀斑瘀点，苔白不匀，脉弦细。

主方：柴胡利膈汤合左金丸加减。基本处方：柴胡 10g、全瓜蒌 10g、郁金 10g、降香 10g、香附 15g、川楝子 10g、三棱 10g、莪术 10g、青皮 10g、炒莱菔子 30g、紫苏梗 10g、炒枳实 10g、黄连 10g、吴茱萸 2g、薄荷 10g、生牡蛎 30g、甘草 6g。方中柴胡、郁金疏肝解郁；降香活血降逆；瓜蒌化痰散结；枳实、青皮、三棱、莪术消积化滞；莱菔子、苏梗理气消食；香附、川楝子理气止痛；黄连、吴茱萸、薄荷、牡蛎泻火制酸；甘草调和诸药。

【提示】　反酸、气逆、胸骨后烧灼感、吞咽食物疼痛为诊断要点。情志不舒者发病率高。

处方心得：宽胸理气、疏肝降逆为治疗大法，大柴胡汤合利膈汤为通治之方，反酸加左金丸。

用药心得：大黄、枳壳理气降逆；黄连、吴茱萸、牡蛎、瓦楞子抑酸；薄荷疏肝解郁，茵陈清热利胆。合用对反酸、气逆者疗效良好。以上诸药均可在主方内加入。

第三节　胁　肋　痛

疼痛部位在两侧胁肋或胁下，肝炎、胆囊炎、结肠曲综合征、神经症均可出现，常伴不同疾病的特有症状。中医学称"胁痛"，与肝胆关系密切，《灵枢·五邪》说："邪在肝，则两肋中痛。"《症因脉治·胁痛论》说："凡胁痛多火，皆肝脏症也。"

一、慢性病毒性肝炎

病毒性肝炎分甲、乙、丙、丁、戊型，甲型和戊型肝炎经粪-口途径传播，不形成慢性，而乙、丙、丁型肝炎可形成慢性。因此，这里所谓之慢性病毒性肝炎实指乙肝、丙肝、丁肝。乙肝最多见，其次为丙肝。此类肝炎病毒经血液和体液传播。病毒进入肝脏后，在复制过程中，引起机体细胞免疫和体液免疫应答，激发自身免疫反应，免疫反应在清除病毒的同时，造成肝细胞免疫性损伤，由于病毒不易被彻底清除，故这种损伤持续存在，导致病情迁延。临床表现有轻度、中度、重度之分，轻度可无症状，或见肝功能轻度异常。重度有乏力，纳差，腹胀，便溏，肝功能中度异常，肝掌、脾大、门静脉高压等。中度介于二者之间。中医学不易归属于某一种疾病，大致可于胁痛、痞证中求之。

证治：肝主疏泄，调畅气机，与胆相表里，肝病最易气郁，出现胁肋胀痛，郁闷不舒，横克脾胃，出现肝脾不调，肝胃不和。日久气滞血瘀，形成痞块。故其治疗不要受病毒的约束，机械地清热解毒，而应从中医的辨证入手，立方施治。《伤寒论》第 37 条说："胸满胁痛者，与小柴胡汤。"第 165 条说："伤寒发热，汗出不解，心中痞硬，呕吐而下利者，大柴胡汤主之。"大抵疏肝理气，健脾和胃，补虚泻实，清热解毒，可作为治疗此病的大纲。

1. 少阳不和，气机不利

主证：右胁下胀痛，胃脘痞闷，体倦乏力，口干口苦，肝功能轻度异常，舌质正常，苔薄黄，脉弦细。

主方：小柴胡汤加减。基本处方：柴胡 10g、黄芩 10g、半夏 10g、生晒参 10g、黄芪 30g、当归 10g、板蓝根 30g、茵陈 10g、香附 15g、川楝子 10g、炒莱菔子 30g、紫苏梗 10g、五味子 20g、陈皮 10g、白芍 30、甘草 6g。方用柴胡、黄芩、茵陈清肝热；半夏、陈皮化痰和胃；人参、黄芪补气；当归活血养血；香附、川楝子理气止痛；白芍、甘草缓急止痛；莱菔子、苏梗消胀除满；五味子维护肝功能。

2. 脾胃气虚，运化无权

主证：纳呆食减，腹胀便溏，全身乏力、右胁下不舒，肝功能轻度异常，舌质淡，苔薄燥，脉沉细。

主方：五味异功散加味。基本处方：生晒参 10g、茯苓 30g、白术 10g、陈皮 10g、甘草 6g、炒莱菔子 30g、紫苏梗 10g、焦山楂 20g、麦冬 15g、石斛 15g、板蓝根 30g、茵陈 10g、五味子 20g、炒枳壳 10g。方用五味异功散健脾和胃；麦冬、石斛养胃阴；莱菔子、苏梗、枳壳消胀除满；山楂消食化积；板蓝根、茵陈清热解毒；五味子改善肝功能。

3. 肝胃不和，浊气上逆

主证：右胁下隐痛，脘腹胀满，纳呆食少，恶心呕逆，全身乏力，肝功能异常，舌质红，苔厚腻，脉弦数。

主方：大柴胡汤加减。基本处方：柴胡 10g、黄芩 10g、半夏 10g、大黄 10g、炒枳壳 10g、白芍 30g、炒莱菔子 30g、紫苏梗 10g、板蓝根 30g、茵陈 10g、香附 15g、川楝子 10g、五味子 20g、生晒参 10g、甘草 6g。方用大柴胡汤通腑降逆；莱菔子、苏梗消胀除满；板蓝根、茵陈清热解毒；香附、川楝子理气止痛；人参补气；五味子改善肝功能；甘草和中。

4. 气滞血瘀，胁下痞块

主证：右胁下胀痛，触之坚硬，全身乏力，恶心不欲食，脘腹胀满，面色灰暗，肝功能严重异常，舌质暗，苔少而燥，脉沉细。

主方：鳖甲散瘀汤（经验方）。基本处方：鳖甲 15g、鸡内金 10g、炒枳壳 10g、三棱 10g、莪术 10g、当归 10g、丹参 15g、炒莱菔子 30g、紫苏梗 10g、五味子 30g、茵陈 30g、甘草 6g。方用鳖甲、鸡内金、三棱、莪术软坚散结；当归、丹参活血化瘀；枳壳、莱菔子、苏梗消胀除满；五味子、茵陈改善肝功能；甘草调和诸药。

【提示】 40 岁以下青壮年多见，面色不华，腹胀纳呆，体倦乏力为辨病要点。应做肝功能及 B 超肝、胆、脾检查。

处方心得：鳖甲散瘀汤为自拟治疗肝硬化的方子，慢性病毒性肝炎后期一般要用，有益无碍，根据临床表现可随症加减。如果乙肝病毒或乙型肝炎 e 抗原（HBeAg）阳性，说明病毒仍在复制，此时可配合应用肝复宁（经验方），处方：土茯苓 500g、贯众 500g、水牛角 500g、连翘 500g、黄芩 400g，上药共为细面，水泛为丸，每次 6g，一日 3 次。

用药心得：五味子可降低转氨酶，改善肝功能。茵陈清肝胆郁热，与五味子配合有协同作用；人参、黄芪补气，提高机体免疫功能。当归、丹参活血化瘀，能抑制免疫反应。以上诸药各证型均宜在主方内加入。

二、胆囊炎

此病分急性与慢性两种，前者发病急，病情重，突然右侧胁下或上腹剧烈疼痛，发热，恶心呕吐；后者起病缓慢，右胁下或上腹疼痛，食欲不振，恶心口苦，时轻时重或反复发作。中医学可列入胁痛一证之中，病在肝胆，有黄疸者结合黄疸病辨证施治。

证治：实火、湿热、气滞、血瘀、脾失健运、胃气上逆、砂石阻滞、蛔虫上扰等，形成了此病的复杂病机。临床所见主要是实证，疾病的前期和中期一般无虚，疾病后期，正气消耗，出现虚实夹杂，单纯虚证基本不见。故其治疗立足于去实，去实的方法主以泻腑。

1. 热毒炽盛

主证：寒战高热，右胁下牵及胃脘疼痛，恶心呕吐，口干口苦，便秘溲赤，舌质边尖红，苔黄，脉数。

主方：五味消毒饮合大黄黄连泻心汤加减。基本处方：金银花 30g、连翘 30g、蒲公英 15g、地丁 15g、黄连 10g、黄芩 10g、大黄 10g、炒枳壳 10g、生石膏 30g、知母 10g、寒水石 30g、香附 15g、川楝子 10g、甘草 6g。有黄疸加茵陈 50g。方中金银花、连翘、公英、地丁、黄连、黄芩清热解毒；大黄通腑泻热；石膏、知母、寒水石清热泻火；香附、川楝子理气止痛；枳壳理气降逆；甘草调和诸药。

2. 肝胆湿热

主证：发热午后为甚，胃脘及右胁疼痛，恶心不食，黄疸，口苦口粘，舌质边尖红，苔黄腻，脉弦数。

主方：龙胆泻肝汤加减。基本处方：龙胆草10g、栀子10g、车前子30g、生地15g、木通6g、柴胡10g、当归10g、黄芩10g、泽泻20g、茵陈30g、炒枳壳10g、香附15g、川楝子10g、甘草6g。方用龙胆泻肝汤清利肝经湿热；茵陈清热退黄；枳壳理气降逆；香附，川楝子理气止痛。

3. 气机阻滞

主证：右胁疼痛，牵及右侧肩背，心情不舒时疼痛加重，纳呆食减，嗳气口苦，舌质正常，苔薄白，脉弦。

主方：柴胡疏肝散加减。基本处方：柴胡10g、川芎10g、炒枳壳10g、白芍30g、香附15g、川楝子10g、炒莱菔子30g、紫苏梗10g、黄芩10g、鱼腥草30g、茵陈30g、当归10g、甘草6g。方用柴胡疏肝散疏肝理气止痛；莱菔子、苏梗降逆和胃；黄芩、茵陈、鱼腥草清肝热；当归配川芎活血；甘草调和诸药。

4. 瘀血阻络

主证：右胁牵及胃脘疼痛，日久不愈，纳呆食减，嗳气口苦，舌质暗或有瘀斑瘀点，苔薄白，脉细。

主方：桃红四物汤合失笑散加减。基本处方：当归10g、川芎10g、生地30g、白芍30g、桃仁10g、红花10g、柴胡10g、黄芩10g、丹参30g、香附15g、川楝子10g、炒莱菔子30g、紫苏梗10g、茵陈30g、生蒲黄10g、炒灵脂10g、甘草6g。方用桃红四物汤活血；白芍、甘草缓急止痛；香附、川楝子理气止痛；蒲黄、灵脂活血止痛；柴胡疏肝；茵陈清热；莱菔子、苏梗下气消食。

5. 胃气上逆

主证：右胁疼痛，胃脘撑胀，恶心呕吐，嗳气口苦，纳呆不欲食，大便秘结，舌质正常，苔厚，脉弦滑。

主方：大柴胡汤加减。基本处方：柴胡10g、黄芩10g、半夏10g、大黄10g、炒枳壳10g、白芍30g、炒莱菔子30g、紫苏梗10g、香附15g、川楝子10g、竹茹20g、龙胆草10g、甘草6g。方中柴胡疏肝；黄芩、龙胆草清热；大黄通腑泻热；枳壳、莱菔子、苏梗理气降逆；半夏、竹茹化痰止呕；香附、川楝子理气止痛；白芍、甘草缓急止痛。

6. 蛔虫上扰

主证：右胁钻痛，突发突止，疼痛向胃脘、右肩放射，痛时恶心呕吐，或有蛔虫吐出，不发作时右胁憋胀，口苦纳呆，舌质有瘀点，苔薄白，脉紧。

　　主方：乌梅丸加减。基本处方：乌梅 15g、川椒 6g、当归 10g、黄芩 10g、黄连 10g、白芍 30g、炒枳壳 10g、大黄 10g、香附 15g、川楝子 10g、半夏 10g、陈皮 10g、甘草 6g。方中乌梅酸敛安蛔；川椒杀虫止痛；当归活血通络；黄芩、黄连清热；枳壳、陈皮、半夏理气和胃止呕；大黄通腑泻积；香附、川楝子理气止痛；白芍、甘草缓急止痛。

　　7. 砂石阻塞

　　主证：右胁支撑疼痛，痛连胃脘，脘腹憋胀，食后不舒，有时可伴黄疸，B 超可见胆囊或胆道有结石存在，舌质有瘀点，苔薄白、脉沉弦。

　　主方：清胆排石汤（经验方）。处方：金钱草 30g、海金沙 15g、火硝 10g、芒硝 6g、威灵仙 15g、鸡内金 10g、炒枳壳 10g、香附 15g、川楝子 10g、鱼腥草 30g、甘草 6g。方中金钱草、海金沙清热排石；火硝、芒硝清热化石；威灵仙、鸡内金消积化滞；枳壳、香附、川楝子理气止痛；鱼腥草清热止痛；甘草调和诸药。

　　〖提示〗 胆囊炎的主症除右下胁疼痛外。恶心呕吐、不能进食为常见症状，易与急性胃炎混淆，应予注意。右胁下疼痛为其鉴别要点。多数可伴低热，应做肝胆 B 超检查。

　　处方心得：通腑泄热、疏肝理气为治疗此病的大法，大柴胡汤为有效方剂，根据临床表现随症加减。

　　患者呕吐气逆，服药困难，方药煎好后少量频服。对药不能入者，可将药物装布袋内水煎局部热敷。

　　用药心得：大黄通腑泄热，一般要用；香附、川楝子擅治胸胁疼痛；甘草、白芍缓急止痛。以上四味在主方中应加入。

三、结肠曲综合征

　　此病是由结肠在肝或脾的弯曲部积气过多而出现的一组证候群。临床并不少见，须与慢性肝炎、胃炎、心绞痛等病鉴别，这些疾病存在时此病易被忽略。中医学属于胁痛、谷气之范畴，《金匮要略·五脏风寒积聚病脉证并治》说："榖气者，胁下痛，按之则愈，复发，为榖气。"

　　证治：肝气郁结，经脉阻滞，见胁下疼痛。肝气横克脾胃，或饮食所伤，出现脘腹胀闷。心经被邪所扰而精神抑郁，心悸失眠。气机不调，聚湿生痰，痰浊中阻，又可加重病情。故其治疗应注重调气、活血，化痰。

　　1. 肝气郁结

　　主证：胁下憋胀疼痛，或一侧或双侧，按之疼减，随情绪变化发作或加重，纳谷不香，心烦易怒，睡眠不宁，或伴胸闷胸痛，舌质正常或略暗，苔薄白，脉弦。

主方：柴胡疏肝散加减。基本处方：柴胡 10g、川芎 10g、白芍 30g、炒枳壳 10g、香附 15g、川楝子 10g、炒莱菔子 30g、紫苏梗 10g、郁金 10g、生山楂 20g、茵陈 10g、甘草 6g。大便秘结加大黄 8g。方用柴胡疏肝散加郁金，重用白芍疏肝解郁，理气止痛；莱菔子、苏梗消胀除满；山楂消食化滞；茵陈清肝胆之热，调和肝脾。

2. 气滞血瘀

主证：胁下胀闷疼痛，按之不减或痛甚。纳呆食减，心烦惊悸，或伴胸闷胸痛，舌质暗或有瘀点瘀斑，苔薄白，脉弦细涩。

主方：柴胡四物汤加减。基本处方：柴胡 10g、黄芩 10g、半夏 10g、北沙参 10g、当归 10g、川芎 10g、生地 15g、白芍 30g、生蒲黄 10g、炒灵脂 10g、香附 15g、川楝子 10g、生山楂 20g、茵陈 10g、甘草 6g，大便秘结加大黄 8g。方用小柴胡汤和解少阳；四物汤活血；蒲黄、灵脂活血止痛；香附、川楝子理气止痛；山楂消食化滞；茵陈清肝热而和胃。

3. 痰浊中阻

主证：胁下胀闷疼痛，按之不减，恶心吐食，头痛眩晕，心悸失眠，体倦乏力，舌质正常，苔腻，脉弦滑。

主方：导痰汤加减。基本处方：茯苓 30g、半夏 10g、陈皮 10g、炒枳壳 10g、竹茹 20g、白芍 30g、香附 15g、川楝子 10g、天南星 10g、钩藤 30g、菊花 15g、生龙骨 30g、生牡蛎 30g、琥珀 30g、甘草 6g。大便秘结加大黄 8g。方用导痰汤涤痰开结；香附、川楝子理气止痛；白芍、甘草缓急止痛；钩藤、菊花息风止眩；龙骨、牡蛎、琥珀镇惊安神。

【提示】　主诉为左或右胁下胀痛不舒，左侧多见，极易与肝胆脾胃病或心绞痛混淆，在肝胆 B 超和心电图检查无异常的情况下应想到结肠曲综合征。此病与情志关系密切，精神强迫、神经敏感者易发，属于功能性疾病的范畴。

处方心得：柴胡疏肝散和柴胡四物汤为治疗此病的有效方剂。伴头痛眩晕、心悸失眠者用导痰汤。

用药心得：大黄通腑泻积；莱菔子、苏梗、陈皮消胀除满；香附、川楝子理气止痛。上药在主方中均宜随症加入。

第四节　乳　房　痛

此病多见于中青年女性，以乳房疼痛或以肿块结节为主诉的就诊率各占 50%。最常见的疾病是：乳腺增生症、乳腺炎、乳腺瘤、乳腺癌。其主要鉴别点是：乳腺增生症于月经来潮前疼痛，月经过后缓解或消失，双侧性，触诊有砂粒或麦粒样感觉。乳房纤维腺瘤多为圆形，光滑，边界清楚，活动度大，触痛不明显，常为多发。乳腺癌肿块质地硬，边界不清，活动度小，触痛不明显，多为单发。乳腺炎常发生于哺乳期，局部红肿热痛。中医学称增生、肿块为乳癖，多由情志不舒，肝气郁结，或气滞血瘀，痰核结聚而成。称化脓性炎症为乳痈，病因多为乳汁蓄积，化热而成脓。

一、乳腺增生症

本病是乳腺组织增生的一种良性疾病，好发于 25～45 岁的中青年女性，主要临床表现是：疼痛、肿块、溢乳。中医学称为乳癖，情志不和，肝气郁结为重要病因病机。

证治：乳房为肝胃经络所属，肝气郁结，肝脾不调，气滞而致血瘀，聚液变生痰核，治肝、治脾、治痰、治气是辨证施治的目标。疏肝解郁，化痰散结，活血理气，是立方用药的法则和依据。

1. 肝气郁结

主证：乳房胀痛，牵及胸胁，经前痛甚，经后痛减，乳房上外侧可触及条索状或砂粒样结节，烦躁易怒，舌质正常，苔薄白，脉弦。

主方：柴胡利膈汤（经验方）加减。基本处方：柴胡 10g、全瓜蒌 10g、郁金 10g、降香 10g、炒枳实 10g、青皮 10g、香附 15g、川楝子 10g、苏叶 10g、甘草 6g。方中柴胡、郁金疏肝解郁；瓜蒌、降香、苏叶、枳实、青皮宽胸理气，化痰散结；香附、川楝子理气止痛；甘草调和诸药。

2. 痰核结聚

主证：乳房结块，多在外上方和乳晕周围，豆大、花生米大、枣核大不等，按之疼痛，表面光滑、活动度好，月经后变小变软，但不消失，可伴心悸眩晕，舌质正常，苔腻，脉弦滑。

主方：海藻玉壶汤加减。基本处方：海藻 15g、昆布 15g、浙贝母 10g、炒枳实 10g、青皮 10g、三棱 10g、莪术 10g、鳖甲 20g、夏枯草 10g、茯苓 30g、半夏 10g、生牡蛎 30g。方中海藻、昆布、牡蛎软坚散结；茯苓、半夏、贝母化痰散结；夏枯草清热散结；枳实、青皮理气破积；三棱、莪术消瘀破积。

3. 气滞血瘀

主证：胸胁乳房疼痛，乳晕周围和乳房外上方有结节，乳泣或流出血性液体，经前严重，经后症状减轻，舌质暗或有瘀点，苔薄白，脉细涩。

主方：柴胡利膈汤合失笑散加减。基本处方：柴胡 10g、郁金 10g、全瓜蒌 10g、降香 10g、三棱 10g、莪术 10g、炒枳实 10g、青皮 10g、香附 15g、川楝子 10g、蒲黄炭 10g、炒灵脂 10g、当归 10g、丹参 15g、仙鹤草 15g、牛膝炭 20g、甘草 6g。方中柴胡、郁金疏肝解郁；瓜蒌、降香、枳实、青皮宽胸散结；当归、丹参、灵脂活血止痛；牛膝炭、蒲黄炭、仙鹤草止血；甘草调和诸药。

4. 肝脾不调

主证：乳房结块，表面光滑，活动度好，按之疼痛，乳泣，流出白色或淡黄色液体，腰背酸痛，纳呆食减，舌质淡暗，苔薄白，脉弦细。

主方：逍遥散加减。基本处方：当归 10g、白芍 30g、柴胡 10g、茯苓 30g、甘草 6g、白术 10g、干姜 6g、薄荷 10g、三棱 10g、莪术 10g、炒枳壳 10g、焦山楂 20g。方用逍遥散疏肝健脾；三棱、莪术化瘀消积；枳壳、山楂理气消积。

【提示】 青春期经前乳房胀痛，月经来潮缓解或消失，多为生理性，无需治疗；中年多为气滞血瘀，治应疏肝理气、活血化瘀；绝经期后多见痰核结聚，注意癌变，需做病理活检。

处方心得：柴胡利膈汤为利膈汤加柴胡，适用于增生微小、胀痛明显者；结节较大，经来不缩小者用海藻玉壶汤。

用药心得：三棱、莪术、香附、川楝子在主方内均应加入。鳖甲软坚散结，亦为常用之品。

二、急性乳腺炎

本病是由细菌感染的乳房化脓性疾病，中医学谓之乳痈、发乳、妒乳。《外科正宗》又提出吹乳，即因婴儿吸吮而导致的感染。

证治：传统的治疗方法分为三个阶段，即瘀乳期、酿脓期、溃脓期。溃脓期是痈已溃破，脓液流出，治疗方法为引流、托毒、生肌、收口，本节从略。瘀乳期、酿脓期是治疗的重点，目的是不使其成脓，或已成脓使之内消。然此二期的界限临床上很难分清和把握，辨证可分三个证型，即：脉络瘀阻、肝胃热盛、热毒内积。

1. 脉络瘀阻

主证：乳房或某一部位肿胀，坚硬，疼痛，触之痛甚，发热，体温升高，身痛乏力，乳汁排出不畅，舌质边尖红，苔薄黄，脉滑数。

主方：牛蒡解肌汤加减。基本处方：牛蒡子 15g、金银花 30g、连翘 30g、栀子 10g、薄荷 10g、丹皮 10g、石斛 15g、夏枯草 15g、生石膏 30g、知母 10g、鱼腥草 30g、青皮 10g、路路通 10g、甘草 6g。方用牛蒡解肌汤加银花疏风清热，解毒消肿；石膏、知母清热泻火；青皮宽胸理气；鱼腥草解毒止痛；路路通活血通络；甘草调和诸药。

2. 肝胃热盛

主证：乳房红肿热痛，乳汁排出不畅，寒战高热，头痛身痛，恶心呕吐，不欲饮食,舌质红,苔黄,脉洪数。

主方:五味消毒饮合白虎汤加减。基本处方:金银花 30g、连翘 30g、蒲公英 15g、地丁 15g、黄连 10g、黄芩 10g、栀子 10g、生石膏 30g、知母 10g、寒水石 30g、青皮 10g、路路通 10g、甘草 6g。便秘加大黄 10g。方用银花、连翘、公英、地丁、黄连、黄芩清热解毒;栀子、石膏、知母、寒水石清热泻火;青皮宽胸理气;路路通活血通络;甘草调和诸药。

3. 热毒内积

主证:高热,乳房红肿热痛,局部按之变软,乳汁色微黄,排出不畅,头痛身痛,恶心不欲食,舌质红,苔黄腻,脉滑数。

主方:透脓散加味。基本处方:生黄芪 50g、当归 10g、川芎 10g、炮山甲 10g、皂角刺 15g、路路通 10g、桔梗 10g、王不留行 15g、生石膏 50g、知母 10g、金银花 50g、连翘 30g、大黄 10g、甘草 6g。方用透脓散托毒散瘀;路路通、桔梗、王不留行通络消肿;银花、连翘清热解毒;石膏、知母清热泻火;大黄通腑泻热;甘草调和诸药。

【提示】 此病多发于产后,初产妇多见,发热、局部红肿热痛。

处方心得:大柴胡汤加金银花、连翘、生石膏、知母可用于各证型。机理为发表泄热、解毒。

用药心得:黄芪生用益气托毒,炙用补气生肌,无托毒之力,反能助火,故治疗此病黄芪必须生用。穿山甲、王不留行、路路通通经散瘀,又能下乳,各证型均可在方内加入。

此病可用药外敷,比较有效的药物是鲜芦荟或鲜仙人掌,捣烂外敷。芒硝有软坚散结的作用,但易回乳,可择而用之。

热毒内积阶段,应停止哺乳。

第五节 急性腹痛

发病快而腹部疼痛剧烈谓之急性腹痛,多见于腹腔内脏器的急性炎症或内脏破裂、穿孔等,各年龄段均可发生,属于急腹症,失于治疗可出现严重并发症甚至危及性命。中医学根据发病部位不同分大腹痛、胃脘痛、小腹痛、少腹痛。寒热之邪所客,食积痰饮、瘀血阻滞均为发病的重要原因。急骤而疼痛剧烈者一般都是实证,治疗以攻邪通腑为要。

一、急性胃炎

中医学将此病涵盖在胃脘痛和呕吐之中,病因有外感、内伤之不同。

证治:治疗须辨清寒、热、痰、食,针对病因寒则热之,热则寒之,食则消之，痰则除之，但都要兼施理气降逆，和胃止呕之法。

1. 寒邪客胃

主证：胃脘疼痛，恶心呕吐，遇寒加重，得温暖则舒，可兼腹痛泄泻，舌质有紫气，苔薄白，脉弦小紧。

主方：理中汤加减。基本处方：北沙参 10g、干姜 6g、白术 10g、川椒 6g、白芍 30g、吴茱萸 3g、半夏 10g、陈皮 10g、甘草 6g。泄泻加黄连 10g、肉桂 6g。方用理中汤加川椒、吴茱萸温中祛寒；芍药、甘草缓急止痛；半夏、陈皮理气止呕。

2. 胃中积热

主证：胃脘疼痛，恶心呕吐，或呕血，脘腹撑胀，可兼泄泻、发热，舌质红，苔黄，脉数。

主方：大黄黄连泻心汤加味。基本处方：大黄 10g、黄芩 10g、黄连 10g、炒莱菔子 30g、紫苏梗 10g、竹茹 30g、陈皮 10g、白芍 30g、甘草 6g。呕血加仙鹤草 15g、藕节 15g。方用泻心汤清热泻火；莱菔子、苏梗、陈皮理气和胃；竹茹清胃热生津止呕；芍药、甘草缓急止痛。

3. 饮食积滞

主证：胃脘疼痛，嘈杂不舒，恶心呕吐，嗳腐反酸，纳呆厌食，大便不爽，舌质正常，苔白厚，脉涩。

主方：枳实导滞丸加减。基本处方：大黄 10g、枳实 10g、神曲 15g、焦山楂 10g、黄连 10g、吴茱萸 2g、炒莱菔子 30g、紫苏梗 10g、蒲公英 15g、莪术 10g、香橼 10g、陈皮 10g、甘草 6g。方中枳实消积下气；大黄通腑泻积；山楂、神曲、莱菔子、苏梗消食和胃；黄连、吴茱萸清热制酸；蒲公英清热配莪术消食止痛；香橼、陈皮理气止痛；甘草调和诸药。

【提示】 反胃、呕吐为本病特点，疼痛一般不甚，若剧痛应排除内脏其他疾病，做相关检查。

处方心得：大黄黄连泻心汤可作为通治方，有寒加温热药，食积加消食药。此病因呕吐不能进食，故煎煮药汤量不宜大，取少量频服法，务使药物能入。

用药心得：大黄、竹茹、半夏、干姜为治疗急性胃炎之要药，单此四味亦可获效。

二、阑尾炎

证治：热毒是本病的重要致病因素。肠腑以通为健，热毒蕴结，腑气不通，加重了邪热结聚，故通腑泻热便是治疗此病的有效方法。在通腑泄热的同时施以解毒化瘀之剂。通过治疗，热毒已解，但湿热留连，不易速去，使病情缠绵，反复发作，是慢性阑尾炎的重要病机，此时治疗则应转为理气活血，清利湿热。

1. 热毒内蕴

主证：初起上腹或脐周痛，数小时至 24 小时后转移至右少腹痛，有压痛、反跳痛的特征，常伴恶心，呕吐，发热，血常规检查白细胞增高，舌质边尖红，苔黄、脉数。

主方：大黄牡丹皮汤加减，基本处方：大黄 10g、丹皮 10g、桃仁 10g、冬瓜子 30g、芒硝 6g、金银花 30g、连翘 30g、蒲公英 15g、炒莱菔子 30g、紫苏梗 10g、白芍 30g、香附 15g、川楝子 10g、甘草 6g。方用大黄牡丹皮汤通腑泻热，化瘀消痈；银花、连翘、公英清热解毒；莱菔子、苏梗下气；香附、川楝子理气止痛；白芍、甘草缓急止痛。

2. 肉腐积脓

主证：右少腹疼痛，触之腹肌紧张而硬，高热，恶心呕吐，血常规检查白细胞增高，B超检查右少腹内见包块形成，舌质暗红，苔黄腻，脉洪数。

主方：仙方活命饮加减。基本处方：金银花 30g、连翘 30g、黄连 10g、炮山甲 10g、皂角刺 15g、天花粉 20g、知母 10g、香附 15g、川楝子 10g、甘草 6g、白芍 30g、大黄 10g、炒枳壳 10g、生石膏 6g。方中银花、连翘、黄连清热解毒；石膏、知母清热泻火；穿山甲、皂角刺、天花粉消痈排脓；大黄通腑泻热；枳壳理气除满；香附、川楝子理气止痛；白芍、甘草缓急止痛。

3. 气滞血瘀

主证：右少腹疼痛，时轻时重，反复发作，脘腹胀满，大便不爽，舌质暗或有瘀斑瘀点，苔薄白，脉弦。

主方：大黄黄连泻心汤合金铃子散加减。基本处方：大黄 10g、黄芩 10g、黄连 10g、川楝子 10g、延胡索 10g、当归 10g、金银花 30g、连翘 30g、炒枳壳 10g、炒莱菔子 30g、紫苏梗 10g、白芍 30g、甘草 6g。方用大黄泻心汤通腑泻热；金铃子散加当归活血止痛；白芍、甘草缓急止痛；枳壳、莱菔子、苏梗理气消胀。

4. 胃肠湿热

主证：胃脘、右少腹疼痛，纳呆食减，腹胀便秘，恶心气逆，午后发热，舌质正常，苔厚腻，脉濡数。

主方：大柴胡汤加减。基本处方：柴胡 10g、黄芩 10g、半夏 10g、大黄 10g、炒枳壳 10g、白芍 30g、厚朴 10g、薏苡仁 30g、败酱草 30g、香附 15g、川楝子 10g、白芍 30g、滑石 20g、甘草 6g。方用大柴胡汤表里双解，通腑泻热；厚朴行气燥湿；薏苡仁利湿消痈；败酱草清热解毒；滑石清热利湿；香附、川楝子理气止痛；白芍、甘草缓急止痛。

【提示】 辨证心得：热毒内蕴、肉腐积脓见于急性阑尾炎。气滞血瘀、胃肠积热见于慢性阑尾炎。女性患者注意与卵巢疾患鉴别，B超盆腔检查不可少。

处方心得：大柴胡汤表里双解，通腑泄热，随症加减可用于各型阑尾炎。除内服药外，局部用药热敷可提高疗效，处方：大黄 30g、芒硝 30g、乳香 15g、没药 15g，装布袋内，水煮，右少腹热敷，一日 2 次，每次 60 分钟。

用药心得：大黄、金银花、连翘、香附、川楝子、白芍、甘草为治疗此病的要药。

三、急性胰腺炎

此病是因胰外分泌液胰酶外漏，导致胰腺和其周围组织的自身消化而形成的疾病。中医学可列入心腹痛或胃脘痛的范畴，病因与纵酒醉饱有关。

证治：急性胰腺炎发病急，病情重，发展快，剧烈腹痛，恶心呕吐是其特征。病因多为暴饮暴食，七情不和，肝气郁结。病机为饮食壅塞，气机凝滞，湿热困着，痰饮中盛。治疗的重点是通腑泻积，理气清热。泻大便，利小便为常用的方法。务使气降积除，三焦通利。

1. 酒食伤中

主证：食后或食中突然胃脘疼痛，恶心呕吐，疼痛逐渐加重，牵及后背，眩晕，发热，舌质红，苔厚，脉数。

主方：枳实导滞丸加减。基本处方：大黄 10g、炒枳实 10g、半夏 10g、黄连 6g、黄芩 10g、炒莱菔子 30g、紫苏梗 10g、陈皮 20g、白芍 30g、香附 15g、川楝子 10g、生山楂 30g、甘草 6g。发热加生石膏 30g、知母 10g。方中大黄、枳实通腑导滞；黄芩、黄连清热；半夏、陈皮化痰止呕；莱菔子、苏梗、陈皮理气除满；山楂消食化滞；香附、川楝子理气止痛；芍药、甘草缓急止痛。

2. 湿热壅盛

主证：突发中上腹疼痛，牵及右胁，恶心呕吐，发热，黄疸，大便不爽，小便短赤，舌质红，苔腻，脉弦滑。

主方：茵陈蒿汤合五苓散加减。基本处方：茵陈 30g、大黄 10g、茯苓 30g、白术 10g、猪苓 30g、泽泻 20g、黄柏 15g、栀子 10g、车前子 30g、半夏 10g、炒枳壳 10g、白芍 30g、香附 15g、川楝子 10g、甘草 6g。发热加生石膏 30g、知母 10g。方中茵陈清热退黄疸；大黄通腑泻热；茯苓、白术、猪苓、泽泻、车前子利湿；栀子、黄柏清热；枳壳理气；半夏止呕；香附、川楝子理气止痛；白芍、甘草缓急止痛。

3. 痰饮中阻

主证：脘腹疼痛，胸膈胀满，恶心呕吐，痰涎壅盛，头痛眩晕，心悸怔怦，舌质胖大，苔滑腻，脉弦数。

主方：小胃丹。处方：制甘遂、制大戟、制芫花各 10g、大黄 20g、黄柏 15g。共为细面，装胶囊，每次 3g，空腹温开水送服，每日一次，可连服三日。此方出自《丹溪心法》，原治膈上痰、热风痰、湿痰、食积痰。攻逐之力甚强，得下后再用和胃之剂以收功。

4. 肝胃气逆

主证：胃脘胸胁疼痛，痛连后背，恶心呕吐，烦躁不安，腹胀肠鸣，大便不爽，发热，或见黄疸，舌质暗，苔白厚，脉沉弦。

主方：大柴胡汤加减。基本处方：柴胡 10g、黄芩 10g、半夏 10g、炒枳壳 10g、大黄 10g、白芍 30g、炒莱菔子 30g、紫苏梗 10g、香附 15g、川楝子 10g、陈皮 10g、生石膏 30g、知母 10g、甘草 6g。黄疸加茵陈 30g。方中柴胡、白芍疏肝；大黄通腑泻积；枳壳、莱菔子、苏梗、陈皮理气除满；半夏、陈皮化痰止呕；黄芩、石膏、知母清热；香附、川楝子理气止痛；白芍、甘草缓急止痛。

〖提示〗 突发上腹疼痛，痛连右胁、后背，恶心呕吐、发热为诊断要点，与急性胃炎的鉴别是本病上腹疼痛剧烈，难以忍受。

处方心得：小胃丹不仅治痰，通过泻下能缓解本病急性期之疼痛和呕吐，急性症状缓解之后再辨证立方施治。

用药心得：大黄治疗本病绝不可少，枳壳、莱菔子、苏梗理气降逆，亦为治疗本病的要药。

休克或合并多脏器功能衰竭，应中西医结合治疗。

四、急性化脓性腹膜炎

此病是致病因素侵犯腹膜而导致腹膜腔炎性病变的疾病，多继发于腹腔内脏器的急性炎症或其他器质性病变，以剧烈腹痛、腹肌紧张为特征。中医学属于腹痛一证。

证治：此病的主要病机是热毒内蕴，充斥三焦，初期以剧烈腹痛，高热为主。进一步发展则三焦热盛，腑气不通，上逆而呕，大便秘结。如不愈，后期易发生感染性休克，出现脱水、昏迷、多脏器功能衰竭而危及生命。初期治疗的重点是清热解毒，中期通腑泻热，后期固脱。

1. 热毒内蕴

主证：剧烈腹痛，按之痛甚，寒战高热，恶心不食，舌质红，苔黄，脉洪数。

主方：银连解毒汤加减，基本处方：金银花 30g、连翘 30g、黄芩 10g、黄柏 15g、大黄 10g、栀子 10g、炒枳壳 10g、生石膏 30g、知母 10g、香附

15g、川楝子 10g、炒莱菔子 30g、紫苏梗 10g、甘草 6g。方中金银花、连翘、黄芩、黄柏清热解毒；大黄通腑泻热；石膏、知母、栀子清热泻火；香附、川楝子理气止痛；莱菔子、苏梗消胀降逆；甘草调和诸药。同时兼用外治，处方：大黄 30g、芒硝 30g、乳香 15g、没药 15g，上药装布袋内，水煎局部热敷。

2. 三焦热盛

主证：腹痛、高热持续，腑气不通，上则为呕，下则便难，汗出热不退，心悸不宁，精神昏愦，舌质暗红，苔黄厚，脉滑数。

主方：大柴胡汤加减，基本处方：柴胡 15g、黄芩 15g、半夏 10g、大黄 10g、炒枳壳 10g、白芍 30g、生石膏 30g、知母 10g、栀子 10g、炒莱菔子 30g、紫苏梗 10g、香附 15g、川楝子 10g、甘草 6g。方用大柴胡汤通腑泻热；白芍、甘草缓急止痛；香附、川楝子理气止痛；石膏、知母、栀子清热泻火；莱菔子、苏梗消胀除满。同时兼以药袋外敷（方见热毒内蕴）。

3. 元气虚衰

主证：汗出肢冷，面色苍白，神志昏愦，脉微欲绝，舌质淡暗，苔厚腻。

主方：参附汤加味，基本处方：红参 10g、制附片 10g、干姜 6g、桂枝 10g、山萸肉 10g。水煎灌服。

〖提示〗 此病如在前期不能得到控制，后期危重，应中西医结合进行救治。

五、异位妊娠

受精卵在子宫腔外着床谓之异位妊娠，习惯上称"宫外孕"。中医学属于妊娠腹痛、妊娠漏下证之范畴。

证治：此病早期多为胞络瘀阻，气血不通。发展下去脉络破裂，阴道可有出血。失于治疗，易发生阳气虚脱，危及生命。如果以上阶段安全过去，残留之血阻滞胞络，常见慢性小腹疼痛，月经失调。治疗应视病情辨证施治。

1. 胞络瘀阻

主证：妊娠 8 周以内，小腹酸胀疼痛，伴停经和恶心呕吐，体倦乏力等早孕反应，舌质正常，苔薄白，脉滑数。B 超检查有宫外孕提示。

主方：当归芍药散加味，基本处方：当归 30g、川芎 10g、白芍 30g、茯苓 30g、白术 10g、泽泻 20g、天花粉 20g、王不留行 15g、丹参 30g、生山楂 30g、炒枳壳 20g、木通 6g、甘草 6g。方中当归、川芎、丹参活血化瘀；茯苓、白术、泽泻利湿，合天花粉、山楂破积下胎；王不留行、木通通经；枳壳理气；甘草合白芍缓急止痛。

2. 脉络损伤

主证：突然剧烈腹痛，小腹下坠有排便感，阴道见少量出血，舌质淡暗，苔薄白，脉细数。B超检查为宫外孕。

主方：胶艾四物汤加减，基本处方：阿胶10g、艾叶炭10g、当归10g、生地30g、川芎10g、白芍30g、仙鹤草15g、牛膝炭20g、蒲黄炭10g、生龙骨30g、生牡蛎30g、香附15g、川楝子10g、甘草6g。方用四物汤加阿胶活血养血；艾叶炭、仙鹤草、牛膝炭、蒲黄炭止血；龙骨、牡蛎固摄安神；香附、川楝子理气止痛；甘草合白芍缓急止痛。

3. 阳气虚脱

主证：剧烈腹痛，面色苍白，冷汗淋漓，呼吸急促，烦躁不宁，舌质淡暗，苔薄白，脉微细。B超检查输卵管破裂。

主方：参附汤加味，基本处方：红参10g、制附片10g、山萸肉10g、生龙骨30g、生牡蛎30g、桂枝10g、甘草6g。方用人参补气；附子、桂枝、甘草温阳；山萸肉、龙骨、牡蛎固脱。

4. 瘀血阻络

主证：疾病后期，小腹持续疼痛，按之痛甚，月经不调，舌质暗，苔薄白或苔剥，脉细涩。

主方：活络效灵丹合失笑散加减，基本处方：当归30g、丹参30g、制乳香10g、制没药10g、生蒲黄10g、炒灵脂10g、香附15g、川楝子10g、炒枳壳10g、甘草6g。方用活络效灵丹合失笑散活血通络止痛；香附、川楝子、枳壳理气止痛；甘草调和诸药。

〖提示〗 此病为妇科急腹症，输卵管破裂或输卵管流产，因大量出血可致休克而危急生命，应中西医结合进行抢救，早期手术处理可避免休克的发生。

第六节 慢性腹痛

慢性腹痛是指腹部疼痛并不剧烈，但一般病史较长，隐隐作痛，时发时止。精神紧张、郁怒、受凉、饮食、劳累等可诱发。腹腔脏器的诸多疾病、神经系统疾病等均可出现慢性腹痛的症状。中医学认为：饮食不节，七情不和，外邪所客，痰饮瘀血等是常见的病因病机，治疗此病应注重理气通腑，活血化瘀，消积化痰，清热散寒。

一、慢性胃炎

证治：此病的病因是寒热痰湿食和情志所伤，病机为脾不运化，胃失和降。因脾气宜升，喜燥恶湿。胃气宜降，喜润恶燥。二者燥湿相济，升降相因，胃病可影响到脾，脾病可影响到胃。治疗大法：祛湿与健脾升清并行，养阴与和胃降浊同施。食积宜消宜导，气滞宜利宜疏，寒者热之，痰饮化之。

1. 湿邪困脾

主证：心下痞满，食后不舒，恶心嗳气，上腹隐痛，大便溏薄，口淡流涎，舌质淡，苔白腻，脉濡。

主方：平胃散加减。基本处方：厚朴10g、苍术10g、陈皮10g、甘草6g、生姜6g、茯苓30g、炒白术10g、焦山楂20g、炒莱菔子30g、紫苏梗10g、蒲公英15g、莪术10g、半夏10g。方中茯苓、苍术、白术化湿健脾；厚朴、陈皮、莱菔子、苏梗理气宽中；山楂、莪术消积化食；半夏、生姜化痰止呕；公英清热和胃；甘草调和诸药。

2. 寒滞中焦

主证：胃脘疼痛，嘈杂作酸，遇寒加重，得温则舒，舌质有紫气，苔薄白滑，脉沉细。

主方：理中汤加味。基本处方：北沙参10g、炒白术10g、干姜6g、川椒6g、白芍30g、香橼10g、炒枳壳10g、甘草6g。作酸加黄连10g、吴茱萸2g、炒莱菔子30g、紫苏梗10g。方中干姜、川椒温中散寒；白术健脾；北沙参益胃，防温热药化燥伤阴；香橼、枳壳理气止痛；芍药、甘草缓急止痛。

3. 饮食积滞

主证：胃脘撑胀疼痛，嗳腐吞酸，恶心欲吐，食后加重，舌质正常，苔厚，脉沉弦。

主方：枳实导滞丸加减。基本处方：大黄10g、枳实10g、神曲15g、焦山楂20g、茯苓30g、白术10g、黄连10g、吴茱萸2g、炒莱菔子30g、紫苏梗10g、蒲公英15g、莪术10g、甘草6g。方中大黄通腑泻积；枳实破气消积；神曲、山楂、莪术消食化滞；茯苓、白术健脾和胃；莱菔子、苏梗消胀除满；黄连、蒲公英清热，配吴茱萸制酸；甘草调和诸药。

4. 肝气犯胃

主证：胃脘疼痛，连及胁肋，胸腹满闷，嘈杂反酸，不欲饮食，心烦叹息，舌边红，苔薄白或薄黄，脉弦。

主方：大柴胡汤加减。其本处方：柴胡10g、黄芩10g、半夏10g、大黄8g、炒枳壳10g、白芍30g、香附15g、川楝子10g、炒莱菔子30g、紫苏梗10g、蒲公英15g、莪术10g、甘草6g。胸闷加郁金10g；反酸加黄连10g、吴茱萸2g。方用大柴胡汤疏肝降逆；香附、川楝子理气止痛；莱菔子、苏梗消胀除满；蒲公英清热；莪术消食祛积；重用白芍合甘草缓急止痛。

5. 肝热泛酸

主证：醋心反酸，食后加重，胃脘嘈杂，隐痛连胁，口干口苦，饮食乏味，舌边红，苔薄黄或薄白而干，脉弦细。

主方：泻心汤合左金丸加味。基本处方：大黄 10g、黄连 10g、黄芩 10g、吴茱萸 2g、生牡蛎 30g、瓦楞子 30g、薄荷 10g、炒莱菔子 30g、紫苏梗 10g、龙胆草 10g、麦冬 15g、石斛 15g、茵陈 10g、甘草 6g。方用泻心汤通腑泻热；左金丸合牡蛎、瓦楞子制酸；莱菔子、苏梗理气消食；龙胆草、茵陈、薄荷清肝热；麦冬、石斛养胃阴；甘草调和诸药。

6. 胃阴不足

主证：胃脘隐痛，饥不欲食，口干乏味，体倦无力，舌质正常或舌质光红，无苔或少苔，脉细数。

主方：五味异功散加味。基本处方：北沙参 10g、茯苓 30g、白术 10g、陈皮 10g、甘草 6g、麦冬 15g、石斛 15g、茵陈 10g、神曲 15g、生山楂 10g、蒲公英 15g。方中北沙参、麦冬、石斛养阴；茯苓、白术健脾；陈皮理气；茵陈、公英清热；神曲、山楂消食；山楂、甘草酸甘化阴。

【提示】 治法心得：脾胃燥湿相济，升降相因，治脾重在补气、祛湿、升清；治胃重在养阴、消食、降浊。治脾有益于胃，治胃有益于脾。

处方心得：异功散、泻心汤、左金丸为常用之方。

用药心得：大黄通腑泻热，消积化瘀，脾胃病皆宜；茵陈善清肝胆之热，薄荷疏肝和胃，二药可治烧心反酸。左金丸加莱菔子、苏梗、茵陈、生牡蛎、瓦楞子治疗烧心反酸的疗效肯定。

二、消化性溃疡

证治：寒热客犯、痰食停积、气滞血瘀是此病的主要病因，腑气不通则是重要病机，治疗应在辨证立方的同时，注重通腑降逆。腑气以通为顺，胃气以降为和，通腑一法不但顺应了胃腑的生理功能，而且使病邪亦有了出路，大黄一味很常用，寒证可佐温热药。

1. 寒邪客胃

主证：胃脘隐痛，遇寒凉即发或痛甚，反复发作，胃胀，嘈杂，时有恶心，舌质淡紫，苔薄白，脉沉细。

主方：理中汤加味。基本处方：党参 10g、白术 10g、干姜 6g、川椒 6g、吴茱萸 3g、白芍 30g、元胡 10g、香橼 10g、甘草 6g、茯苓 30g、炒枳壳 10g。撑胀呕吐加大黄 8g。方中党参、白术、茯苓、甘草补气健脾；干姜、川椒、吴茱萸温中祛寒；枳壳消胀除满；芍药、甘草缓急止痛；元胡、香橼活血理气止痛。

2. 胃中积热

主证：胃脘灼热疼痛，烧心，嘈杂反酸，脘痞嗳气，可伴呕血黑便，舌质红，苔黄厚，脉数。

主方：泻心汤加味。基本处方：大黄 10g、黄芩 10g、黄连 6g、连翘 15g、蒲公英 15g、苇根 30g、白芍 30g、香橼 15g、炒枳壳 10g、甘草 6g。烧心黄连用 10g，加吴茱萸 2g、薄荷 10g、生牡蛎 30g；呕血或黑便加白及粉 3g（冲服）、仙鹤草 15g、生地炭 30g。方用泻心汤通腑泻热；连翘、公英清热解毒；苇根清胃止呕；芍药、甘草缓急止痛；香橼、枳壳理气止痛。

3. 饮食积滞

主证：胃脘疼痛，食后为甚，嗳腐吞酸，撑胀嘈杂，恶心吐食，大便不爽，舌质略红，苔厚，脉弦滑。

主方：枳实导滞丸加减。基本处方：炒枳实 10g、大黄 10g、茯苓 30g、白术 10g、黄芩 10g、黄连 6g、神曲 15g、焦山楂 30g、炒莱菔子 30g、紫苏梗 10g、蒲公英 15g、莪术 10g、香橼 15g、甘草 6g。烧心黄连用 10g，加吴茱萸 2g。方中大黄、枳实通腑导滞；茯苓、白术利湿健脾；神曲、山楂、莪术消食化积；莱菔子、苏梗消胀除满；黄芩、黄连、公英清热；香橼理气止痛；甘草调和诸药。

4. 痰饮中阻

主证：胃脘隐痛，恶心呕吐、头痛眩晕、心悸失眠，嗳气泛酸，舌质略暗，苔滑腻，脉弦滑。

主方：导痰汤加减。基本处方：茯苓 30g、半夏 10g、陈皮 10g、炒枳实 10g、天南星 10g、甘草 6g、竹茹 20g、炒莱菔子 30g、紫苏梗 10g、大黄 8g、黄连 6g、苇根 30g、白芍 30g。头痛眩晕加钩藤 30g、菊花 15g；心悸失眠加生龙骨 30g、生牡蛎 30g、炒枣仁 15g；烧心泛酸黄连用 10g、加吴茱萸 2g。方用导痰汤祛痰和胃；大黄通腑，助导痰汤下痰化饮；黄连清热，配苇根和胃止呕；莱菔子、苏梗消胀除满；芍药、甘草缓急止痛。

5. 肝气犯胃

主证：胃脘疼痛，痛连胁肋，胸闷喜叹息，嗳气痞满，烧心反酸，恶心不欲食，或伴呕血或黑便，舌质暗红，苔黄，脉弦。

主方：大柴胡汤加减。基本处方：柴胡 10g、黄芩 10g、半夏 10g、大黄 10g、炒枳壳 10g、白芍 30g、香附 15g、川楝子 10g、炒莱菔子 30g、柴苏梗 10g、蒲公英 15g、莪术 10g、甘草 6g。呕血或黑便加白及粉 3g（冲服）、牛膝炭 20g、蒲黄炭 10g、仙鹤草 15g；烧心加黄连 10g、吴茱萸 2g。方用大柴胡汤疏肝理气通腑；大黄合蒲公英清热；莱菔子、苏梗消胀除满；莪术消积化食；香附、川楝子理气止痛；重用白芍合甘草缓急止痛。

6. 瘀血阻络

主证：胃脘疼痛，呕血黑便，烧心反酸，痞满嘈杂，食后不舒，病程较长，舌质暗或有瘀斑瘀点，苔薄燥，脉细。

主方：丹参饮合失笑散加味。基本处方：丹参 15g、檀香 6g、砂仁 6g、生蒲黄 10g、炒灵脂 10g、黄连 10g、吴茱萸 2g、白及粉 3g（冲服）、仙鹤草 15g、牛膝炭 20g、地榆炭 20g、生龙骨 30g、生牡蛎 30g、甘草 6g。方用丹参饮、失笑散活血通络止痛；黄连、吴茱萸清热制酸；白及、仙鹤草、牛膝炭、地榆炭止血；龙骨、牡蛎潜阳固涩。

【提示】 治法心得：理气通腑，活血化瘀为重要治疗法则。寒证治宜温中，但寒证日久易化热，故在温中方剂内宜酌加清热之品。

处方心得：大柴胡汤疏肝理气，通腑泻热，随症加减可作为通用方。

用药心得：川楝子、干姜治寒痛；大黄、蒲公英治热痛；香附、川楝子治气滞痛；枳实、莪术治食积痛；蒲黄、五灵脂治血瘀痛；白芍、甘草治痉挛性疼痛。

三、胃癌

证治：此病乃胃的有形之疾，外表不易诊察，更不能定性，须用现代医学的诊断方法才能确诊。其病机：局部邪气结聚为实，整体正气消耗为虚，邪实多为痰凝、气滞、血瘀。日久化生火热，壮火食气，渐至虚羸。因此，治疗的着眼点应为：既要攻削局部之实，又要培补正气之虚。攻实采用《内经》"坚者削之"、"结者散之"、"留者攻之"的方法。《类证治裁·积聚》说："量新久，酌虚实，或一补一攻，或三补一攻，以积聚由渐而成，治必由渐而去。"现代多用西医的方法，手术切除加放疗和化疗，中医中药协助以增强疗效和减轻痛苦。但亦有不适合手术和放疗化疗者，单纯用中医中药治疗亦可减轻患者痛苦，延长寿命。因此中医治疗此病可分独治和协治两个方面。

1. 独治

（1）实邪结聚

主证：胃脘疼痛，撑胀不舒，恶心呕吐，纳呆食减，肌肤消瘦，面色萎黄，胃镜或 X 光检查，胃有占位发现，舌质暗红，苔黄厚，脉弦数。

主方：磨积饮（经验方），处方：炒枳实 10g、鸡内金 10g、三棱 10g、莪术 10g、山慈菇 10g、连翘 30g、急性子 10g、炒莱菔子 30g、紫苏梗 10g、大黄 10g、陈皮 10g、甘草 6g。胃痛明显加白芍 30g。呕吐加竹茹 30g、半夏 10g。纳呆加焦山楂 20g、神曲 15g、茵陈 10g。方中枳实、鸡内金消食散结；三棱、莪术、山慈菇、急性子行瘀散结；连翘合山慈菇清热解毒；莱菔子、苏梗、陈皮理气除满；大黄通腑去积。

（2）正气虚衰

主证：胃脘满闷疼痛，恶心吐涎，不能进食，面色萎黄，肌肤羸瘦，心悸眩晕，气短懒言，舌质暗红，苔黄剥，脉细数。

主方：八珍汤加减。基本处方：生晒参 10g、茯苓 30g、白术 10g、当归 10g、生地 30g、川芎 10g、白芍 10g、黄芪 30g、炒枳壳 10g、三棱 10g、莪术 10g、连翘 30g、麦冬 15g、石斛 15g、鸡内金 10g、甘草 6g、竹茹 30g。腹胀 甚加炒莱菔子 30g、紫苏梗 10g。方用八珍汤补气养血；加黄芪增强补气之力；三棱、莪术、鸡内金消积化滞；枳壳消胀除满；连翘清热解毒；麦冬、石斛滋养胃阴；竹茹和胃止呕；甘草合芍药缓急止痛。磨积饮和八珍汤，一攻一补，可交替服用。

2. 协治

(1) 脾胃虚弱

主证：胃脘撑胀疼痛，纳呆食减，嗳气作呕，口干口粘，大便或干或溏，舌质淡暗，苔白腻，脉弦细。

主方：五味异功散加味。基本处方：生晒参 10g、茯苓 30g、白术 10g、陈皮 10g、麦冬 15g、石斛 15g、茵陈 10g、神曲 10g、竹茹 30g、炒莱菔子 30g、紫苏梗 10g、白芍 30g、三棱 10g、莪术 10g、甘草 6g。方中四君子汤补气健脾，加陈皮谓五味异功散，可改善脾胃的运化功能；麦冬、石斛滋养胃阴；茵陈入脾胃肝胆经，升发清阳之气，佐神曲能增进食欲；莱菔子、苏梗消胀除满；三棱、莪术消积化滞；白芍、甘草缓急止痛；竹茹和胃止呕。

(2) 胃中积热

主证：胃脘灼热疼痛，烧心反酸，不欲饮食，嗳气作呕，口干口苦，大便秘结，舌质红有瘀点，苔黄、脉数。

主方：大柴胡汤加减。基本处方：柴胡 10g、黄芩 10g、半夏 10g、大黄 10g、炒枳壳 10g、白芍 30g、黄连 10g、吴茱萸 2g、炒莱菔子 30g、紫苏梗 10g、麦冬 15g、石斛 15g、三棱 10g、莪术 10g、甘草 6g。方中柴胡、黄芩清热，疏肝和胃；半夏化痰止呕；大黄通腑泻热；枳壳、莱菔子，苏梗理气消胀；黄连、吴茱萸清热制酸；麦冬、石斛养阴；三棱、莪术消积化滞；芍药、甘草缓急止痛。

(3) 痰饮中阻

主证：胃脘痞闷隐痛，恶心呕吐，不欲饮食，头痛眩晕，心悸失眠，舌质淡暗，苔白腻，脉弦滑。

主方：温胆汤加减。基本处方：茯苓 30g、半夏 10g、陈皮 10g、炒枳壳 10g、竹茹 30g、黄连 6g、炒莱菔子 30g、紫苏梗 10g、全瓜蒌 10g、三棱 10g、莪术 10g、甘草 6g。头痛眩晕明显加钩藤 30g、菊花 15g、白芍 30g；心悸失眠严重加生龙骨 30g、生牡蛎 30g、琥珀 30g。方用温胆汤化痰和中；黄连清胃热，协温胆汤安神止呕；莱菔子、苏梗理气消胀；三棱、莪术消积化滞；瓜蒌散结除痞。

（4）气滞血瘀

主证：胃脘撑胀疼痛，痛连肩背，纳呆食减，食后痛甚，嗳气呕恶，或伴呕血黑便，舌质暗有瘀斑，苔薄白，脉细涩。

主方：丹参饮合橘皮竹茹汤加减。基本处方：丹参15g、檀香6g、砂仁6g、陈皮10g、竹茹30g、炒枳壳10g、炒莱菔子30g、紫苏梗10g、元胡10g、白芍30g、生蒲黄10g、炒灵脂10g、甘草6g。呕血或黑便加仙鹤草15g、白及粉3g（吞服）、地榆炭20g，生蒲黄改为蒲黄炭。方用丹参饮合失笑散加元胡活血止痛；芍药、甘草缓急止痛；枳壳、莱菔子、苏梗、陈皮理气；竹茹止呕。

【提示】　治法心得：一般三攻三补，攻积解毒、补气养血交替应用。

处方心得：磨积饮为治疗本病的主方，独治、协治均可应用，亦可制成丸药常服。

用药心得：三棱、莪术消积攻坚，无不良副作用。人参、黄芪顾护正气，为常用之品。

四、十二指肠淤积症

此病又称肠系膜上动脉综合征，是因先天肠系膜上动脉解剖部位异常，或因内脏下垂，腹壁松弛，肠系膜向下牵引，致使肠系膜上动脉压迫十二指肠水平部，十二指肠阻塞，近阻塞的上部扩张，食糜滞留所致。主要临床表现是脘腹撑胀、疼痛、呕吐，进食后加重。此病与中医学中之结胸证和心下痞相通。

证治：此病的主要病变是饮食物壅滞十二指肠而不下，导致脘腹撑胀、疼痛、嗳气，纳呆食减，恶心呕吐，日久化热，还可出现口干、烧心、大便秘结等，因此，治疗的主要目的是使胃肠通顺，其方法则以通腑为主，辨证施治。

1. 食积化热

主证：脘腹胀满、疼痛，按之则甚，嗳腐吞酸，恶心欲吐，烧心，大便不爽，口干，舌质红，苔黄，脉数。

主方：大黄黄连泻心汤加味。基本处方：大黄10g、黄芩10g、黄连10g、陈皮10g、炒莱菔子30g、紫苏梗10g、吴茱萸2g、蒲公英15g、苇根30g、三棱10g、莪术10g、焦山楂20g、甘草6g。方用大黄黄连泻心汤清热泻积；黄连、吴茱萸清热制酸；莱菔子、苏梗、陈皮理气除满；三棱、莪术、山楂消积化食；蒲公英、苇根清热和胃；甘草调和诸药。

2. 寒热夹杂

主证：脘腹胀满疼痛，恶心欲吐，嗳气吞酸，怕凉，大便溏而不爽，舌质暗，苔黄，脉弦数。

主方：理中汤合大黄黄连泻心汤加减。基本处方：干姜 6g、白术 10g、川椒 6g、炒枳实 10g、大黄 10g、黄芩 10g、黄连 10g、吴茱萸 2g、陈皮 10g、炒莱菔子 30g、紫苏梗 10g、三棱 10g、莪术 10g、蒲公英 15g、甘草 6g、苇根 30g。方中干姜、川椒温胃散寒；大黄、黄芩、黄连清热去积；白术健脾，合枳实健脾消积；黄连、吴茱萸清热制酸；陈皮、莱菔子、苏梗理气除满；三棱、莪术消食化滞；公英、苇根清热和胃；甘草调和诸药。

3. 肝气犯胃

主证：脘腹胀痛，痛连胁肋，心烦口苦，嗳气吞酸，恶心呕吐，大便秘结，舌质边尖红，苔白燥，脉弦。

主方：大柴胡汤加减。基本处方：柴胡 10g、黄芩 10g、半夏 10g、大黄 10g、炒枳壳 10g、白芍 30g、炒莱菔子 30g、紫苏梗 10g、香附 15g、川楝子 10g、蒲公英 15g、三棱 10g、莪术 10g、黄连 10g、吴茱萸 2g、甘草 6g。方用大柴胡汤加莱菔子、苏梗疏肝理气，通腑泻积：三棱、莪术消积化滞：公英、黄连清热，合吴茱萸辛开苦降以制酸；香附、川楝子理气止痛；甘草调和诸药。

4. 痰气郁结

主证：脘腹痞闷，按之则痛，纳呆吐食，嗳气频作，心悸头晕，胸部憋闷，舌质正常，苔白腻，脉弦滑。

主方：旋覆代赭汤合小陷胸汤加减。基本处方：旋覆花 10g、代赭石 30g、半夏 10g、生姜 6g、全瓜蒌 20g、黄连 6g、炒枳壳 10g、炒莱菔子 30g、紫苏梗 10g、陈皮 10g、大黄 6g、甘草 6g。方中旋覆花消痰，合代赭石降逆止噫；半夏、生姜化痰止呕；瓜蒌化痰散结：枳壳、陈皮、莱菔子、苏梗理气除满；大黄通腑泻积；甘草调和诸药。

〖提示〗 胃脘胀满隐痛，食后加重，嗳气反酸为本病症状要点。胃钡餐透视可以确诊。

治法心得：通腑泻积为有效治法。

处方心得：大黄黄连泻心汤、大柴胡汤为治疗本病的主方。

用药心得：大黄为必用之品，不受便干苔厚的限制。莱菔子、苏梗、枳壳、三棱、莪术均宜在主方中加入。

五、慢性胰腺炎

此病是由多种病因引起的胰腺实质的慢性炎症，导致腺泡和腺管纤维化，外、内分泌减少的一种疾病。主要临床表现是：中上腹疼痛，纳差，饱胀，恶心，脂肪泻，消瘦，并发症可有黄疸、发热、腹水、糖尿病等。中医学可列入胃脘痛和脾虚泄泻的范畴。

证治：初期胃脘胁肋疼痛，多为实证，病在肝、胃。中期实中夹虚，病及脾肾。晚期以虚证为主，虚中夹实。实邪多为湿热、气滞、血瘀、食积；虚证常见脾肾精气不足之候。治疗：初期以祛邪为主，中期攻补兼施，晚期重在扶正。

1. 肝胆湿热

主证：胃脘牵及胁肋、后背疼痛，恶心不欲食，脘腹撑胀，口苦口粘，或有发热，黄疸，舌质红，苔黄腻，脉弦数。

主方：龙胆泻肝汤加减。基本处方：龙胆草 10g、栀子 10g、车前子 30g、生地 30g、木通 6g、柴胡 10g、当归 10g、黄芩 10g、泽泻 20g、茵陈 30g、白芍 30g、香附 15g、川楝子 10g、炒枳壳 10g、甘草 6g。发热加生石膏 30g、知母 10g。方用龙胆泻肝汤加茵陈清利肝胆湿热；枳壳消胀除满；香附、川楝子理气止痛；白芍、甘草缓急止痛。

2. 气滞血瘀

主证：脘腹胸胁疼痛，胃脘撑胀，嗳气，恶心不欲食，心烦焦虑，睡眠欠佳，大便不爽，或有黄疸，发热，舌质暗或见瘀斑瘀点，苔薄白，脉弦细。

主方：柴胡疏肝散合丹参饮加减。基本处方：柴胡 10g、炒枳壳 10g、川芎 10g、白芍 30g、香附 15g、川楝子 10g、桃仁 10g、红花 10g、当归 10g、丹参 15g、檀香 10g、砂仁 6g、蒲公英 15g、莪术 10g、甘草 6g。黄疸加茵陈 30g、车前子 30g。发热加生石膏 30g、知母 10g。方用柴胡疏肝散疏肝理气止痛；丹参饮加当归，桃仁、红花活血止痛；蒲公英清热；莪术消积。

3. 肝胃不和

主证：胃脘疼痛，脘腹撑胀，恶心呕吐，胸胁不舒，大便稀溏，泻下不爽，或有黄疸，舌质边尖红，苔厚，脉弦。

主方：大柴胡汤加减。基本处方：柴胡 10g、黄芩 10g、半夏 10g、大黄 10g、炒枳壳 10g、白芍 30g、炒莱菔子 30g、紫苏梗 10g、黄连 10g、焦山楂 20g、广木香 6g、槟榔 10g、炒白术 20g、甘草 6g。黄疸加茵陈 30g、车前子 30g。方中柴胡疏肝，合黄芩清肝热；大黄通腑泻积；枳壳、莱菔子、苏梗消胀除满；半夏化痰止呕；黄连清热坚肠；山楂化滞，合白术健脾止泻；木香、槟榔行气去积；白芍、甘草缓急止痛。

4. 脾虚不运

主证：脘腹撑胀隐痛，纳呆食减，食后不舒，便溏泄泻，泻下物光泽如鸭粪，气短乏力，面色不华，舌质淡，苔白滑腻，脉细。

主方：参苓白术散加减。基本处方：生晒参 10g、茯苓 30g、炒白术 30g、扁豆 10g、陈皮 10g、炒山药 20g、砂仁 6g、炒枳壳 10g、焦山楂 20g、神曲

15g、黄连 10g、甘草 6g、当归 10g。方中生晒参补气；当归养血；茯苓、白术、扁豆、山药健脾祛湿；陈皮、枳壳理气消胀；砂仁醒脾；山楂、神曲消食；黄连坚肠；甘草调和诸药。

5. 气血两亏

主证：纳呆食减，便溏泄泻，脘腹撑胀，气短乏力，肌肤消瘦，面色苍黄，心悸失眠，头目眩晕，舌质淡，苔白，脉虚细。

主方：参芪四物汤加减。基本处方：生晒参 10g、黄芪 30g、当归 10g、白芍 10g、熟地 10g、茯苓 30g、白术 20g、焦山楂 20g、神曲 15g、炒枳壳 10g、陈皮 10g、钩藤 30g、菊花 15g、生龙骨 30g、生牡蛎 30g、甘草 6g。方中参芪补气；当归、白芍、熟地养血；茯苓、白术健脾利湿；山楂、神曲消食化滞；枳壳、陈皮理气消胀；钩藤、菊花祛风止眩；龙骨、牡蛎镇心安神；甘草调和诸药。

【提示】 本病多发生于大量饮酒之人，上腹疼痛、恶心纳差、腹泻为症状要点。

治法心得：治疗针对肝脾，疏肝理气，健脾消食为主。

处方心得：龙胆泻肝汤、参苓白术散为常用之方，前者祛实，后者疗虚。

用药心得：山楂、神曲消食；白术健脾；三棱、莪术破积；莱菔子、苏梗消胀除满；香附、川楝子理气止痛，均为常用之品。

六、盆腔炎

此病是指妇女内生殖器及其周围组织的炎性疾病，包括子宫内膜炎和子宫肌炎，输卵管炎和输卵管卵巢炎，子宫周围结缔组织炎，盆腔腹膜炎，可单独发生，也可同时罹患。分急性和慢性两种，急性盆腔炎，包括产褥感染，发病急，病情重，主要症状有寒战，高热，腹痛，阴道见脓性分泌物，恶心，呕吐等。慢性盆腔炎可由急性转变而来，亦可为原发，主要临床表现是：小腹疼痛，低热，白带增多、色黄，全身乏力，纳呆不欲食等。据其临床表现可归于中医学的带下、腹痛、癥瘕等病症之中。

证治：急性盆腔炎的病因病机为热毒壅盛，下焦积热，极易热陷心包，治疗的重点是清热解毒，通腑泻热，出现心阳暴脱时治应回阳救逆。慢性盆腔炎多为湿热结聚，气滞血瘀，病情缠绵，不易速愈，治宜清热利湿，理气化瘀，佐以削坚散结。内外同治可提高临床疗效。

1. 热毒壅盛

主证：寒战高热，腹痛，小腹痛甚，带下秽浊，恶心不欲食，肢体酸困，多发于产褥期或盆腔手术之后，舌质红，苔黄，脉弦数。

主方：五味消毒饮合白虎汤加减。基本处方：金银花 60g、连翘 30g、蒲公英 15g、地丁 15g、野菊花 30g、生石膏 30g、知母 10g、寒水石 30g、柴胡 15g、黄芩 15g、香附 15g、川楝子 10g、甘草 6g、炒枳壳 10g。方用五味消毒饮清热解毒；石膏、知母、寒水石清阳明实热；柴胡、黄芩解少阳郁热；香附、川楝子、枳壳理气止痛；甘草调和诸药。

2. 下焦积热

主证：小腹疼痛，按之硬，带下秽浊，中等度发热，恶心呕吐，大便秘结，四肢酸困，多发于产褥期或盆腔手术之后，或原有慢性盆腔炎病史，舌质红，苔黄，脉弦数。

主方：大柴胡汤加减。基本处方：柴胡 15g、黄芩 15g、半夏 10g、炒枳壳 10g、大黄 10g、白芍 30g、金银花 60g、连翘 30g、生石膏 30g、知母 10g、野菊花 30g、香附 15g、川楝子 10g、甘草 6g。方用大柴胡汤通腑泻热；银花、连翘、野菊花清热解毒；石膏、知母退热；香附、川楝子理气止痛；重用白芍合甘草缓急止痛。

3. 湿热结聚

主证：小腹疼痛，B超检查附件有包块，带下色黄，午后低热，大便粘滞不爽，小便黄，病情缠绵，病史较长，舌质暗红，苔腻，脉濡数。

主方：当归芍药散合桂枝茯苓丸加减。基本处方：当归 10g、川芎 10g、白芍 30g、茯苓 30g、白术 10g、泽泻 20g、桂枝 10g、桃仁 10g、丹皮 10g、黄柏 15g、车前子 30g、鳖甲 10g、香附 15g、川楝子 10g、甘草 6g。方用当归芍药散加车前子活血利湿；桂枝茯苓丸合鳖甲破积消瘀；黄柏清利湿热；香附、川楝子理气止痛；白芍、甘草缓急止痛。内服药的同时，用痛宁散两侧少腹热敷。

4. 气滞血瘀

主证：小腹和胸胁胀痛，B超检查附件可有包块，月经不调，经行小腹痛甚，带下量多，心情烦躁，夜寐不安，舌质暗或有瘀斑瘀点，苔薄白，脉沉弦。

主方：血府逐瘀汤加减。基本处方：当归 10g、川芎 10g、生地 30g、白芍 30g、桃仁 10g、红花 10g、柴胡 10g、炒枳壳 10g、川牛膝 20g、香附 15g、川楝子 10g、黄柏 15g、车前子 30g、甘草 6g。方用血府逐瘀汤活血化瘀；柴胡、枳壳、香附、川楝子疏肝理气止痛；黄柏、车前子清热利湿。在内服药的同时用痛宁散两侧少腹热敷。

【提示】急性盆腔炎多发生于产褥期或盆腔手术之后，高热、腹痛、带下黄浊，热毒充斥为重要病机。慢性盆腔炎以小腹疼痛、带下量多为主，肝脾湿热为主要病机，应与宫颈炎鉴别。

治法心得：急性者着眼于清热解毒；慢性者着眼于清热利湿。

处方心得：急性者以五味消毒饮为主；慢性者以大柴胡汤为主。发热均要加用白虎汤。痛宁散外敷最适用于慢性盆腔炎。

用药心得：急性盆腔炎金银花用量要大，可用至60～100g。

七、精神神经性腹痛

此类腹痛临床并不少见，分两个类型，一是发于儿童，剧烈运动、紧张、哭笑、进食过快等为诱发因素，疼痛部位多在脐周，突然发作，为时很短，数秒至1分钟，一般不超过3分钟即止，无其他不适和客观指征。二是发于成人，多在情绪波动、紧张、劳累时发作，常伴失眠多梦、胸闷、心悸等神经功能紊乱的症状。"精神神经性腹痛"这一病名为自定，有关书籍不见。用中医学的理论辨证，多为气血失调，经脉挛急，或肝经郁热，牵动筋脉。临床应作B超或X线腹部检查，排除其他疾病，脑电图检查可与感觉障碍性癫痫发作鉴别。

证治：儿童型多为经脉挛急，治宜缓急止痛。成人型肝经郁热多见，治宜清肝和肝。

1. 儿童型

主证：突发腹痛，弯腰捧腹，短时即止，舌质正常，苔薄白，脉细数。

主方：芍药甘草汤加味，基本处方：白芍30g、甘草6g、陈皮10g、生山楂20g。方用芍药甘草汤缓急止痛；陈皮理气；山楂消积化滞。

2. 成人型

主证：突发腹痛，捧腹呻吟，面色发白。可伴心悸不安，紧张焦虑，一般持续数分钟即止，舌质正常，苔薄白，脉弦。

主方：小柴胡加龙骨牡蛎汤加减，基本处方：柴胡10g、黄芩10g、半夏10g、北沙参10g、茯苓30g、桂枝6g、大黄3g、生龙骨30g、生牡蛎30g、生磁石30g、白芍30g、郁金10g、全虫6g、蜈蚣2条、甘草6g。方用小柴胡加龙骨牡蛎汤清肝热，安神定惊；郁金解郁；白芍甘草缓急止痛；全虫、蜈蚣解痉止痛。

第七节 肢 体 痛

这里指四肢肌肉关节疼痛，骨、关节病变及自身免疫性疾病、周围神经疾病、血管疾病，以及某些全身性疾病等，均可出现肢体疼痛。中医学称"痹证"，常见原因是风、寒、湿、热之邪客犯肌肉关节，故有风痹（行痹）、寒痹（痛痹）、湿痹（着痹）、热痹之名，同时《黄帝内经》还认为五脏受邪又可分别发为骨痹、筋痹、脉痹、肌痹、皮痹，其病因病机是外邪乘虚而入，致使经脉不通，《灵枢·刺节真邪》说："虚邪之中人也……留而不去，则痹。"临床所见，除邪客而发痹证者外，脏腑功能和气血失常而形成的病理产物，如瘀血、痰饮等，也可阻滞经脉而致痹证的发生。因此不可把风寒湿热之邪看成是痹证唯一的病因，同样也不能把痹证简单地分为风痹、寒痹、湿痹、热痹四类。此证有虚有实，实证多为风、寒、湿、热之邪和痰饮、瘀血留注经脉、关节，虚证多为虚中夹实，单纯的虚证并不多见。

一、风湿热

此病是咽喉部 A 族溶血性链球菌感染后出现的全身结缔组织病变，主要累及心脏和关节，可反复发作发展为慢性心脏瓣膜病。发病机制是链球菌诱发的自身免疫反应。实验室检查：抗链球菌溶血素"O"增高，血沉加快，C反应蛋白阳性，血常规见轻度贫血和白细胞计数升高。主要临床表现是：①关节炎，多见大关节红、肿、热、痛，游走性。②发热。③心脏炎（心包、心肌、心内膜），胸痛，心悸，心律失常。中医学可列入热痹之范畴。

证治：此病的病因病机是：热毒外袭，内舍于心，留着关节，与机体气血搏结，阻滞脉络，痹而不通，日久痰浊内生，清阳被蒙。治疗原则应为清热解毒，凉血活血，理气化痰，通络止痛。疾病后期，气血虚损，出现实中夹虚的复杂证候，治疗又必须攻补兼施。

1. 热毒夹风，客袭关节

主证：大关节红、肿、热、痛，游走性，发热，心悸乏力，纳呆食减，舌质红，苔黄，脉数，血液生化检查：血沉加快，抗链球菌溶血素"O"增高。

主方：银翘四物汤加味。基本处方：金银花 30g、连翘 30g、当归 10g、川芎 10g、生地 30g、白芍 30g、川牛膝 20g、地龙 15g、桑枝 30g、防风 10g、防己 15g、威灵仙 15g、甘草 6g。发热加生石膏 30g、知母 10g。方中银花、连翘清热解毒；四物汤活血；防风、灵仙、当归祛风；牛膝、地龙、桑枝通络；重用白芍合甘草缓急止痛。

2. 热毒传心，心脉痹阻

主证：发热，胸闷胸痛，心悸气短，关节肿痛，全身乏力，纳呆食减，恶心气逆，舌质暗，苔黄，脉促。血液生化检查：血沉加快，抗链球菌溶血素"O"增高，C反应蛋白阳性。

主方：五味消毒饮合利膈汤加减。基本处方：金银花 30g、连翘 30g、蒲公英 15g、地丁 15g、全瓜蒌 30g、郁金 10g、降香 10g、香附 15g、川楝子 10g、丹参 30g、生蒲黄 10g、炒灵脂 10g、生石膏 30g、知母 10g、威灵仙 15g、木通 6g、甘草 6g。方中银花、连翘、公英、地丁清热解毒；瓜蒌、郁金、降香宽胸散结；丹参活血；蒲黄、灵脂活血止痛；香附、川楝子理气止痛；灵仙、木通祛风通络；石膏、知母清热泻火；甘草调和诸药。

3. 心阴不足，心神失养

主证：心悸怔忡，胸部憋闷，失眠多梦，精神萎靡，纳呆食减，口干口苦，舌质红，无苔或苔剥，脉促或结代，血液生化检查：血沉加快，抗链球菌溶血素"O"增高。

主方：天王补心丹加减。基本处方：丹参 30g、元参 30g、北沙参 15g、茯苓 30g、五味子 10g、远志 10g、生地 30g、麦冬 15g、炒枣仁 15g、生龙骨 30g、生牡蛎 30g、全瓜蒌 10g、郁金 10g、甘草 6g。方中丹参活血；元参、沙参、生地、麦冬养阴凉血；茯苓、枣仁宁心安神；五味子、龙骨、牡蛎收敛心气；瓜蒌、郁金宽胸解郁；甘草调和诸药。

4. 痰浊内生，阻滞气机

主证：心悸气短，恶心纳呆，头目眩晕，夜寐不安，胸部憋闷，体倦乏力，舌质胖大，苔腻，脉促或结代，血液生化检查：血沉加快，抗链球菌溶血素"O"增高。

主方：导痰汤加减。基本处方：茯苓 30g、半夏 10g、陈皮 10g、炒枳壳 10g、竹茹 20g、钩藤 30g、菊花 15g、天南星 10g、生龙骨 30g、生牡蛎 30g、珍珠母 30g、全瓜蒌 10g、郁金 10g、甘草 6g。方用导痰汤化痰和中；龙骨、牡蛎、珍珠母安神；钩藤、菊花祛风清头目；瓜蒌、郁金宽胸解郁。

5. 心气不足，心脉瘀阻

主证：心悸怔忡，胸部憋闷，面唇晦暗，动则气喘，全身乏力，纳呆食减，舌质暗或有瘀点瘀斑，苔剥不匀，脉结代。

主方：炙甘草汤加减。基本处方：炙甘草 10g、生晒参 10g、桂枝 10g、生地 30g、麦冬 15g、五味子 10g、石菖蒲 10g、远志 10g、炒枣仁 15g、生龙骨 30g、生牡蛎 30g、丹参 30g、全瓜蒌 10g、郁金 10g、降香 10g。方中炙甘草、人参补气；枣仁养心血；生地、麦冬养阴；龙骨、牡蛎、五味子敛心气；桂枝温通心阳；石菖蒲、远志化痰宁心；丹参活血化瘀；瓜蒌、郁金、降香宽胸散结。

【提示】 辨证心得：此病前期热毒内侵，发热、关节肿痛为主证，中期心脉瘀阻，后期多气阴两虚。

治法心得：前期治应清热解毒，祛风通络。中期治应活血化瘀，化痰通络。后期治宜补气养阴。

处方心得：五味消毒饮、银翘四物汤、导痰汤、炙甘草汤，在三期治疗中分别应用。

用药心得：桑枝、防风、防己、威灵仙、白芍、忍冬藤在主方中加入，治疗关节肿痛疗效肯定。心动悸，脉结代，用炙甘草汤有效。人参用量10～15g，无寒用生晒参，虚寒用红参。

二、类风湿性关节炎

此病是一种以小关节为主的对称性疼痛、肿胀、功能障碍，晚期关节变形的全身性自身免疫疾病。中医学属于痹证中的风寒湿痹。

证治：此病的病因是风寒湿邪兼夹侵犯关节，病机为邪气留着，阻滞经脉，气血不通。湿性重着粘滞，故肿胀，病情缠绵，不易速愈。肝主筋，肾主骨，关节是筋骨附着连接之处，筋骨受邪，治从肝肾。素体气血不足，疾病难愈。湿郁化痰，痰湿凝滞，可造成关节畸形。治疗既要祛邪，又须扶正。大法为：温经散寒，疏肝滋肾，祛湿化痰，活血通脉。

1. 寒湿痹

主证：手足关节疼痛，肿胀，尤以手指、掌、腕关节为甚，晨僵，遇寒湿和劳累疼痛加剧，时轻时重，舌质有紫气，苔薄白，脉紧或紧细。

主方：附子汤合葛根汤加减。基本处方：制附片10g、茯苓30g、白术10g、白芍30g、葛根30g、桂枝20g、当归50g、防己15g、威灵仙15g、路路通10g、全虫6g、蜈蚣2条、白花蛇15g、甘草30g。方中附子、桂枝温经散寒；茯苓、白术健脾利湿；葛根生津益筋；防己、灵仙、白花蛇祛风止痛；白芍、甘草缓急止痛；全虫、蜈蚣解痉止痛；当归、路路通活血通络。重用葛根、当归、甘草对疼痛有显著疗效，机理有待进一步研究。

2. 筋骨痹

主证：手足关节疼痛，肿胀，以足趾，踝关节为甚，晨僵，按压或活动后疼痛加剧，常伴腰膝酸软，胸胁不舒，舌质暗，苔薄白，脉弦细。

主方：小柴胡汤加减。基本处方：柴胡10g、黄芩10g、半夏10g、生晒参10g、当归50g、白芍30g、川牛膝20g、地龙15g、防己15g、木通6g、威灵仙15g、龟板10g、鳖甲10g、全虫6g、蜈蚣2条、甘草30g。方用小柴胡汤入少阳而舒筋；龟板、鳖甲补肾强骨；牛膝、地龙活血引药力下行；当归、木通活血通络；防己、灵仙祛湿止痛；白芍、甘草缓急止痛；全虫、蜈蚣解痉止痛。

3. 痰湿痹

主证：手足关节疼痛，肿胀，麻木，晨僵，关节皮下痰核结聚，恶心脘痞，心悸失眠，舌质正常，苔腻，脉弦滑。

主方：导痰汤合二妙散加减。基本处方：茯苓30g、半夏10g、陈皮10g、炒枳壳10g、竹茹20g、天南星10g、白芥子10g、黄柏15g、苍术10g、防己15g、威灵仙15g、当归10g、白芍30g、路路通10g、全虫6g、蜈蚣2条、甘草 30g。下肢痛甚加牛膝、地龙；上肢痛甚加桂枝、羌活。方用导痰汤理气化痰；白芥子散结消肿；二妙散清利湿热；防己、灵仙祛湿止痛；白芍、甘草缓急止痛；全虫、蜈蚣解痉止痛；当归、路路通活血通络。

4. 气血不足

主证：手足关节疼痛，肿胀，麻木，晨僵，病程较长，面色苍白，体倦乏力，心悸气短，手足活动严重受限，舌质淡，苔薄白，脉沉细。

主方：八味汤（经验方）加减。基本处方：黄芪 30g、当归 50g、白芍 30g、川芎 10g、生地 15g、川牛膝 20g、地龙 15g、生晒参 10g、路路通 10g、防己 15g、威灵仙 15g、桂枝 20g、全虫 6g、蜈蚣 2 条、甘草 30g。方中人参、黄芪补气；四物汤养血；牛膝、地龙活血引药力下行；桂枝温通脉络而走上肢；防己、灵仙祛湿止痛；全虫、蜈蚣解痉止痛；路路通活血通络。

5. 气虚痰凝

主证：疾病日久不愈，指趾关节变形，关节粗隆，指趾弯曲如鸡爪，活动障碍，遇寒痛甚，面色不华，气短乏力，舌质淡暗，苔薄白，脉细涩。

主方：散凝煎（自拟）。处方：黄芪 60g、当归 50g、丹参 30g、炮山甲 10g、地龙 15g、白芥子 10g、三棱 10g、莪术 10g、苍术 10g、白术 10g、全虫 6g、威灵仙 15g、白芍 30g、甘草 30g。方中黄芪补气；当归，丹参活血；穿山甲，地龙活血通脉，搜剔经络关节固着之邪；白芥子化痰散结；苍术、白术健脾燥湿；威灵仙祛湿止痛；三棱、莪术散瘀止痛；白芍、甘草缓急止痛；全虫解痉止痛。

〖提示〗 治法心得：散寒除湿，活血通络为治疗大法。

处方心得：附子汤、小柴胡汤治疗此病有效，前者温经散寒，后者和解少阳、疏肝缓急，筋骨痹用之疗效显著。

用药心得：当归用量50g，甘草用量30g疗效明显。全虫、蜈蚣祛风，防己、威灵仙除湿，白芍、甘草缓急，木通、地龙通络，各证型均宜在主方中加入。穿山甲搜剔经络之邪，对关节变形、日久不愈者更为适宜。

此病不易速愈，须守方治疗，可配制丸药常服，名通痹丸（经验方），处方：制附片 200g、地鳖虫 300g、桂枝 500g、全虫 200g、蜈蚣 60 条、细辛 100g，共为细面，蜜丸或水丸，蜜丸每次 9g，水丸每次 6 g，一日 2 次，温开水或黄酒送服。

三、系统性红斑狼疮

系统性红斑狼疮是一种多器官、多系统损害，体内有多种自身抗体为特征的自身免疫性疾病。多发于青年女性，临床表现复杂，主要有：发热，皮疹，面颊红斑，关节疼痛，肾损害，贫血，消瘦，乏力等。严重者可伴循环、呼吸、消化、神经系统症状。中医学对此病缺乏明确的认识，其临床表现与诸多证候有关，如狐惑、血痹、发热、斑疹、风寒湿痹等。病机有虚有实，邪实多为血热、血瘀、痰凝、气滞。正虚主要是血虚、气虚。

证治：此病表象多虚，实邪隐匿，辨证时必须绕过表象抓住本质。血热、血瘀、痰凝、气滞是病机的根本，气虚、血虚是疾病的现象。因此，治疗原则应为：活血凉血，化痰理气，气血并补。自身免疫性疾病很多，以上十二字治疗原则可通用。

1. 血热血瘀

主证：发热，面颊红斑，关节疼痛，口腔黏膜糜烂，肌肉酸楚，口干口渴，皮疹瘙痒，尿检有蛋白、红细胞，舌质暗红，苔薄黄，脉弦数。

主方：银翘四物汤加味。基本处方：金银花 30g、连翘 30g、当归 10g、川芎 10g、生地 30g、白芍 10g、丹参 30g、丹皮 10g、水牛角 30g、白蒺藜 30g、黄连 6g、黄柏 15g、白茅根 60g、栀子 10g、元参 30g、甘草 6g。方中四物汤加丹参活血；金银花、连翘、黄连、黄柏清热解毒；丹皮、水牛角、元参凉血；白蒺藜祛风；栀子泻三焦火；白茅根利尿，消尿中蛋白；甘草调和诸药。

2. 气虚血瘀

主证：发热汗出，体倦乏力，动则气喘，四肢酸痛，皮肤发斑，纳呆便溏，尿检有蛋白、红细胞，舌质淡暗，苔薄白，脉细。

主方：参芪四物汤加味。基本处方：生晒参 10g、黄芪 30g、当归 10g、生地 30g、川芎 10g、白芍 30g、丹参 30g、麦冬 15g、五味子 10g、蒲公英 15g、焦山楂 20g、炒白术 20g、神曲 15g、白茅根 60g、甘草 6g。方用人参、黄芪补气；四物汤加丹参活血；麦冬、五味子敛阴；蒲公英清热；山楂、白术、神曲、甘草消食和中；白茅根利尿，消尿中蛋白。

3. 血虚脉痹

主证：低热不退，面色苍白，肌肉肢节疼痛，屈伸不利，心悸怔忡，体倦乏力，尿检有蛋白、红细胞，舌质淡，苔薄白，脉沉涩。

主方：柴胡四物汤加减。基本处方：柴胡 10g、黄芩 10g、半夏 10g、北沙参 10g、当归 60g、生地 30g、川芎 10g、白芍 30g、生石膏 30g、知母 10g、防己 15g、威灵仙 15g、路路通 10g、生龙骨 30g、生牡蛎 30g、白茅根 60g、甘草 6g。方用小柴胡汤和解少阳，通利筋脉；四物汤养血活血，重用当归养血除痹；石膏、知母退热；防己、灵仙、路路通祛湿通络；龙骨、牡蛎镇心安神，白茅根利尿，消尿中蛋白。

4. 痰气郁结

主证：头痛眩晕，心悸失眠，胸胁闷痛，恶心纳呆，脘腹撑胀，精神恍惚，舌质正常，苔滑腻，脉弦。

主方：温胆利膈汤加减。基本处方：茯苓30g、半夏10g、陈皮10g、炒枳壳10g、竹茹20g、甘草6g、钩藤30g、菊花15g、生龙骨30g、生牡蛎30g、白芍30g、全瓜蒌30g、郁金10g、降香10g、香附15g、川楝子10g。方用温胆汤理气化痰；龙骨、牡蛎镇心安神；瓜蒌、郁金、降香宽胸散结；香附、川楝子理气止痛；白芍、甘草缓急止痛；钩藤、菊花息风清头目。

〖提示〗 青年女性面颊红斑，伴关节疼痛，尿检有蛋白，即应考虑到本病，作有关抗体检查。

治法心得：本病自始至终都存在着血热和血瘀的病机，清热凉血、活血化瘀为治疗大法。

处方心得：银翘四物汤可贯穿疾病的全过程。根据邪正盛衰随证加减。

用药心得：白茅根对蛋白尿有良好疗效，水牛角、丹皮凉血，各证型一般要用。

此病通过治疗可以缓解，但易复发，当病情稳定缓解之后，配制丸药常服，名凉血丸（经验方）处方：金银花500g、连翘500g、当归400g、生地500g、水牛角500g、黄芪600g，共为细面，水泛为丸，一次6g，一日3次，温开水送服。

四、强直性脊柱炎

此病是以脊柱关节为主的慢性、进行性炎症疾病，多发于青年男性，女性发病率低，症状也较轻。病因与遗传、感染、自身免疫反应有关，90%的患者血清HLA-B27（白细胞抗原）阳性。主要临床表现：起病缓慢，最初可为外周某关节疼痛，一段时间之后，腰背、臀部酸痛，疼痛自下而上由骶髂关节至腰、胸、颈逐渐发展，休息不能缓解，活动后可以减轻。在疾病发展过程中脊柱活动受限，腰部前曲、侧弯、后挺困难。晚期除髋、脊柱关节强硬外，其余关节运动一般不受影响。中医学可归属于痹证中的骨痹，《素问·痹论》说："痹在于骨则重。"又说："骨痹不已，复感于邪，内舍于肾……肾痹者，善胀，尻以代踵，脊以代头。"其描述虽与脊柱强直不同，但所造成骨和关节的破坏，运动受限是一致的，故此病可以骨痹名之。

证治：此病以脊柱骨及其附着的结缔组织炎症浸润，纤维化、骨化为病理改变，以腰背疼痛，运动受限为特征的疾病，与肾的关系密切。肾主骨，为先天之本，是一身气化动力之源，肾精不足，命门火衰，督脉空虚，内外寒湿合邪，留注督脉，经气不通，是此病之本。火不生土，脾虚气血乏源，寒湿更易侵袭。气化不行，聚湿生痰，痰湿阻滞，使证候复杂多变。故治疗此病应着眼于温补肾阳，益气养血，散寒除湿，化痰通络。

1. 命门火衰

主证：骶、腰、背疼痛，活动受限，遇寒加重，休息不能缓解，畏寒怕冷，四肢不温，面色不华，眼睑轻度浮肿，舌质淡紫，苔薄白滑，脉沉细。

主方：附子汤合羌活胜湿汤加减。基本处方：制附片10g、茯苓30g、白术10g、白芍30g、桂枝10g、羌活10g、独活10g、细辛6g、当归10g、川芎10g、路路通10g、全虫6g、蜈蚣2条、威灵仙15g、甘草6g。方中附子温补肾阳；桂枝、细辛温经散寒；茯苓、白术利水祛湿；当归、川芎、路路通活血通络；羌活、独活、灵仙祛湿止痛；全虫、蜈蚣解痉止痛；白芍、甘草缓急止痛。

2. 气血不足

主证：骶、腰、背疼痛，活动受限，休息不能缓解，面色苍白，体倦乏力，心悸气短，手足麻木，舌质淡，苔薄白，脉虚。

主方：独活寄生汤加减。基本处方：独活10g、桑寄生15g、秦艽10g、桂枝10g、细辛6g、威灵仙15g、路路通10g、生晒参10g、茯苓30g、白术10g、甘草6g、当归10g、生地15g、川芎10g、白芍30g、全虫6g、蜈蚣2条。方用四君子汤补气；四物汤养血；桑寄生补肝肾，强筋骨；独活、秦艽、灵仙祛湿止痛；全虫、蜈蚣解痉止痛；白芍、甘草缓急止痛；桂枝、细辛温经散寒；路路通活血通络。

3. 脾虚湿盛

主证：骶、腰、背疼痛，活动受限，休息不能缓解，腰部冷凉沉重，如坐水中，纳呆食减，腹胀便溏，舌质淡胖，苔腻，脉濡。

主方：甘姜苓术汤合葛根汤加减。基本处方：干姜6g、茯苓30g、白术30g、葛根20g、桂枝10g、炙麻黄8g、白芍30g、甘草6g、独活10g、防己15g、威灵仙15g、当归10g、路路通10g、全虫6g、蜈蚣2条、焦山楂20g、炒莱菔子30g、紫苏梗10g、陈皮10g。方用葛根汤散寒除湿；甘姜苓术汤暖脾祛湿；山楂、莱菔子、苏梗、陈皮消食理气；独活、防己、灵仙祛湿止痛；全虫、蜈蚣解痉止痛；当归、路路通活血通络。

4. 痰湿阻络

主证：骶、腰、背疼痛，活动受限，四肢憋胀，休息不能缓解，头痛眩晕，心悸失眠，恶心纳呆，舌质正常，苔腻，脉弦滑。

主方：导痰汤合甘姜苓术汤加减。基本处方：茯苓30g、半夏10g、炒枳壳10g、竹茹20g、陈皮10g、天南星10g、干姜6g、白术30g、白芍30g、生龙骨30g、生牡蛎30g、独活10g、威灵仙15g、防己15g、全虫6g、蜈蚣2条、路路通10g、甘草6g。方用导痰汤理气化痰；甘姜苓术汤温脾祛湿；龙骨、牡蛎安神宁心；路路通活血通络；独活、防己、灵仙祛湿止痛；全虫、蜈蚣解痉止痛。

【提示】 青年男性，骶、腰、背痛，遇寒加重，活动受限，应想到此病，HLA-B27抗原阳性可以确诊。

处方心得：附子汤温阳补肾，独活寄生汤培补气血，逍遥散疏肝健脾，均适宜于本病，可交替使用。

用药心得：白术健脾祛湿，用量宜大，一般要用30g，作用明显。全虫、蜈蚣祛风解痉，各方中均不可少。

五、骨性关节炎

此病又称退行性关节炎，涵盖通常所说的骨质增生，好发于50岁以上老年人，女性多见，确切原因不明，一般认为与年龄、创伤、炎症、遗传、免疫等因素有关，负重过久容易罹患，常见发病关节有：手指、颈椎、腰椎、髋、膝、踝等。主要临床表现是关节疼痛，肿胀，功能受限，受凉活动后痛甚。中医学属于痹证的范畴，当于筋痹、骨痹中求之，与肝肾的关系密切。

证治：肝肾虚衰，精血不足是此病之本，寒湿内侵，劳累过度是此病之标。肝血不足，失于疏泄，筋脉拘急。肾精不足，气化失常，痰湿阻滞。风寒所客，经脉不通。以上所述构成了此病的复杂病机。治疗既要补虚，又要祛邪。养肝疏肝，补肾温阳，祛湿散寒，活血通络是治疗此病的基本法则。

1. 肝郁脾虚

主证：腰胯疼痛，站立时间较久或活动后痛甚，双下肢酸沉无力，胁肋不舒，纳呆食少，舌质淡暗，苔薄白，脉弦细，影像学检查见腰椎退变，骨质增生。

主方：逍遥散加减。基本处方：当归10g、白芍30g、柴胡10g、茯苓30g、白术10g、薄荷10g、干姜6g、木通6g、防己15g、威灵仙15g、狗脊30g、全虫6g、蜈蚣2条、甘草6g。方用逍遥散疏肝健脾；木通通经活络；狗脊补肾强骨；防己、灵仙祛湿止痛；全虫、蜈蚣解痉止痛；白芍、甘草缓急止痛。

2. 少阳不和

主证：髋膝关节疼痛，遇寒或活动后痛甚，下肢无力，曲伸不利，舌质正常，苔薄白，脉弦，影像学检查见髋，膝关节退变，骨质增生。

主方：小柴胡汤加减。基本处方：柴胡10g、黄芩10g、半夏10g、生晒参10g、当归10g、白芍30g、川牛膝20g、地龙15g、木通6g、防己15g、威灵仙15g、路路通10g、全虫6g、蜈蚣2条、甘草6g。方用小柴胡汤解少阳之邪，通筋骨之痹；当归活血养血；木通、路路通通经活络；牛膝、地龙活血，引药力下行；防己、灵仙祛湿止痛；全虫、蜈蚣解痉止痛；白芍、甘草缓急止痛。

3. 太阳寒湿

主证：肩背或手指疼痛，遇寒或活动后痛甚，功能受限，颈项强急，可伴眩晕，舌质正常，苔薄白，脉紧，影像学检查见颈椎，手指关节退变，骨质增生。

主方：葛根汤加减。基本处方：葛根30g、炙麻黄8g、桂枝20g、白芍30g、当归30g、木通6g、路路通10g、防己15g、威灵仙15g、姜黄10g、全虫6g、蜈蚣2条、甘草6g。方用葛根汤温经散寒；木通、路路通通经活络；当归、姜黄活血止痛；防己、灵仙祛湿止痛；全虫、蜈蚣解痉止痛。

4. 肾精不足

主证：关节退变，骨质增生，患病关节疼痛，功能障碍，手指关节出现结节、粗隆，精神萎靡，体倦乏力，畏寒怕冷，头晕目眩，舌质淡，苔薄白，脉沉细。

主方：地黄饮子加减。基本处方：熟地15g、巴戟天10g、炒山药20g、山萸肉10g、肉苁蓉10g、桂枝20g、制附片10g、路路通10g、炮山甲10g、全虫6g、蜈蚣2条、天南星10g、生晒参10g、当归10g、白芍30g、甘草6g。方中熟地、巴戟天、山萸肉、肉苁蓉补肾；山药健脾；当归、白芍养血；人参补气；桂枝、附子温经散寒；穿山甲、路路通活血通络；天南星祛经络之痰；全虫、蜈蚣解痉止痛；甘草调和诸药。

〖提示〗 中年以上，膝、肩、指腰关节疼痛，受凉活动后加重，应想到此病，X光摄片可以确诊。

治法心得：肝主筋，肾主骨，治从肝肾，单纯散寒除湿效差。

处方心得：病在下肢用小柴胡汤；病在腰膝用逍遥散；病在肩背、上肢用葛根汤。

用药心得：上肢痛加桂枝20g、当归30g。下肢痛加川牛膝20g、地龙15g、木瓜10g。病在腰胯加狗脊30g、川断20g。全虫6g、蜈蚣2条、防己15g、威灵仙15g、木通6g适用于各处疼痛，均需在主方中加入。

内服药的同时，用痛宁散局部热敷，可加速治愈。

六、骨质疏松

此病是以骨量减少，骨微结构破坏为特征，致使骨脆性增加，易发生骨折的一种全身性骨骼疾病。中医学属于骨痹的范畴，肝肾精血不足是重要病机，以虚为主，可兼血瘀痰凝，经络受阻。

证治：继发性骨质疏松治疗原发疾病，这里主要介绍老年人和绝经后女性患者的治疗。此病肝肾精血不足是本，瘀血痰凝阻络是标，治疗的重点是补肾精、养肝血，在此基础上佐以活血化瘀或化痰通络。老年人和绝经后的女性一般要作骨密度检测，骨量减低者应嘱其避免跌仆损伤和过度负重，预防骨折，对有症状的患者，可立方治疗，治疗的目的是减轻痛苦，提高生活质量，防患于未然。

1. 肝肾不足，瘀血阻络

主证：腰背或四肢酸痛，动作迟缓，视物昏花，耳鸣重听，骨密度检测骨量减低，舌质淡暗，苔薄白，脉沉细或弦细。

主方：杞菊地黄汤加减，基本处方：枸杞子 15g、菊花 15g、熟地 15g、炒山药 20g、山萸肉 10g、茯苓 30g、泽泻 20g、龟板 15g、仙灵脾 15g、当归 10g、白芍 30g、威灵仙 15g、全虫 6g、蜈蚣 2 条、甘草 6g。病在上肢加桂枝 10g；病在下肢加川牛膝 20g、地龙 15g。方用杞菊地黄汤去丹皮加龟板、仙灵脾、当归培补肝肾；白芍、甘草缓急止痛；威灵仙祛风止痛；全虫、蜈蚣解痉止痛。

2. 肝肾不足，痰浊中阻

主证：腰背或四肢酸痛，动作迟缓，眩晕失眠，心悸怔忡，恶心纳呆，精神萎靡，骨密度检测骨量减低，舌质正常，苔白滑或白腻，脉弦滑。

主方：左归丸合导痰汤加减，基本处方：熟地 15g、炒山药 20g、山萸肉 10g、枸杞子 15g、龟板 15g、仙灵脾 15g、茯苓 30g、半夏 10g、陈皮 10g、炒枳壳 10g、竹茹 20g、天南星 10g、生龙骨 30g、生牡蛎 30g、白芍 30g、甘草 6g。病在上肢加桂枝 10g。病在下肢加川牛膝 20g、地龙 15g。方用熟地、山药、山萸肉、杞子、龟板、仙灵脾培补肝肾；导痰汤化痰理气；龙骨、牡蛎安神；白芍、甘草缓急止痛。

〖提示〗 此病主要见于老年人，绝经后女性更易罹患。青壮年患病率极低，多继发于甲状腺、甲状旁腺、肾上腺皮质功能亢进症，或长期服用糖皮质激素的人。症状不明显，易发生骨折。

处方心得：杞菊地黄汤为主方，益寿健骨丸（经验方）：熟地 400g，当归 400g，龟板 500g，仙灵脾 500g，枸杞子 500g，制丸，每丸 6g，每日 3 次，常服有益。

用药心得：龟甲、鳖甲、仙灵脾培补肝肾，强筋健骨，全虫、蜈蚣解痉止痛，白芍、甘草缓急止痛，均为本病常用之品。

七、肩关节周围炎

此病简称"肩周炎"，是肩关节周围组织，包括肩周肌、肌腱、滑囊，因退变和慢性劳损而致关节外粘连，活动时产生疼痛的一种疾病。50 岁以上人群易于罹患，女性发病率高，长期过度活动、姿势不良、受寒等为诱发因素。

中医学称"肩凝"、"五十肩",属于痹证的范畴。邪气入中太阳经筋,经气受阻是重要的病机。

证治: 此病的病因病机是在肩关节劳损的基础上,风寒之邪入中太阳经筋,经气痹阻不通,故而疼痛,治疗应着眼于祛除太阳经风寒,疏通经络,正气不足者辅以补气养血。

主证: 肩关节疼痛,向上臂放射,上臂外展、后展、上举障碍,可伴体倦乏力,指端麻木,发病年龄一般在 50 岁以后,舌质淡有紫气,苔薄白,脉弦。

主方: 葛根汤加减,基本处方:炙麻黄 8g、桂枝 10g、葛根 30g、白芍 30g、当归 10g、防己 15g、威灵仙 15g、木通 6g、全虫 6g、蜈蚣 2 条、羌活 10g、甘草 6g。气血不足、指端麻木加黄芪 60g。方用麻黄、桂枝、羌活祛风散寒;葛根解表升津;当归活血,合木通通经活络;防己、威灵仙祛湿止痛;白芍、甘草缓急止痛;全虫、蜈蚣解痉止痛。

【提示】 葛根用量在 30g 以上,少则效差。

八、足跟痛

跟骨上与距骨相关节,前与距舟骨相关节,是全身负重的支点,中年之后局部易出现种种变化而发生足跟痛,常见的是:足跟脂肪垫萎缩、筋膜炎、关节滑囊炎、跟骨骨刺。影像学检查,除骨刺、骨折外,其他不易显像。中医学属于痹证范畴。《丹溪心法·脚气》说:"足跟痛,有痰、有血热。"

证治: 此病属于中医学中的"骨痹"或"筋痹",肾主骨,肝主筋,治从肝肾。小柴胡汤为和解少阳之剂,入肝胆经脉,加减得宜,对筋骨痹疗效显著,《丹溪心法》主张用四物汤加牛膝之类,可作参考。

主证: 足跟痛,起床着地痛甚,活动后可缓解,多为一侧,可伴下肢无力,腰膝酸软,舌质淡暗,苔薄白,脉沉弦。

主方: 小柴胡汤加减,基本处方:柴胡 10g、黄芩 10g、半夏 10g、北沙参 10g、当归 10g、白芍 30g、川牛膝 20g、地龙 15g、全虫 6g、蜈蚣 2 条、木通 6g、木瓜 10g、威灵仙 15g、甘草 6g。方中柴胡、黄芩疏肝清热;半夏化痰;北沙参生津;当归活血;地龙、木通、木瓜舒筋活络;白芍、甘草缓急止痛;威灵仙祛湿止痛;全虫、蜈蚣解痉止痛;牛膝引气血下行。

【提示】 四物汤养血活血,气血不足者,可用此方加止痛治标之品,全虫、蜈蚣、白芍、木通、牛膝、地龙一般要用。

九、网球肘

此病好发于用上肢反复劳作之人,肱骨外上髁伸肌肌腱和筋膜的损伤性炎症，右侧多见，疼痛可向前臂、上臂、腕部放射，上肢用力和受寒疼痛加重。属于中医学痹证的范畴。

证治：病在太阳和少阳经筋，温经散寒通络止痛为治疗方法。

主证：肘关节外上髁局限性、持续性酸痛，可放射至前臂、腕部和上臂，舌质正常，苔薄白，脉弦滑。

主方：黄芪桂枝五物汤加减，基本处方：黄芪30g、桂枝20g、白芍30g、当归30g、桑枝30g、威灵仙15g、木通6g、全虫6g、蜈蚣2条、地龙15g、甘草6g。方中黄芪补气，合当归养血；当归、木通、地龙通经活络；桑枝、威灵仙祛风除湿；桂枝温经散寒；白芍、甘草缓急止痛；全虫、蜈蚣解痉止痛。

〖提示〗 葛根汤加黄芪亦有效。

十、血栓闭塞性脉管炎

此病是累及四肢中、小动、静脉血管的炎症和闭塞性疾病，多发于青壮年男性，下肢多见。确切病因不明，吸烟、寒冷、潮湿刺激被认为是可能的病因。临床表现：初则皮肤冷凉，麻木，肤色苍白，疼痛，间歇性跛行，受凉或接触冷水加重。病情发展，出现静息痛，肤色发绀，足背动脉搏动消失，游走性浅静脉炎。最后肢端发黑、溃疡、坏死。中医学谓之脱疽。《内经》称为脱痈。

证治：血栓闭塞性脉管炎是一个多原因诱发的疾病，其中吸烟和寒湿内侵尤为重要，正气与寒湿抗争，可以化热。脉络不通，血行不畅，又致血瘀。日久正气消耗，气血虚衰。邪气侵蚀筋骨，形成坏疽。病机虚实夹杂，治疗确属不易，但早发现早治疗可明显提高疗效，有的可以治愈。总的治疗原则应为：散寒除湿，清热解毒，化瘀通络，补气养血。

1. 寒湿凝滞

主证：局部冷凉，麻木，走路稍久感觉疼痛，皮色苍白或发绀，遇寒冷和潮湿加重，舌质暗或有紫气，苔白，脉弦紧，患趾（指）端脉微或消失。

主方：当归四逆汤加减。基本处方：当归30g、桂枝10g、白芍30g、木通6g、细辛6g、白芥子10g、川牛膝20g、地龙15g、防己15g、威灵仙15g、制附片10g、甘草6g。痛甚加全虫6g、蜈蚣2条。方用当归四逆汤散寒通脉；白芥子祛痰散结；附子温经通阳；牛膝、地龙活血通络；防己、灵仙祛风除湿。

2. 热毒内侵

主证：患肢皮肤暗红肿胀，有的局部溃烂流水，疼痛异常，不得安息，或伴有发热，口干，舌质红，苔黄，脉数，患趾（指）端脉微或消失。

主方：银翘四物汤加减，基本处方：金银花 30 g、连翘 30g、当归 30g、川芎 10g、生地 30g、白芍 30g、水牛角 30g、木通 6g、川牛膝 20g、地龙 15g、丹皮 10g、丹参 30g、忍冬藤 30g、全虫 6g、蜈蚣 2 条、甘草 6g。发热加生石膏 30g、知母 10g。方中银花、连翘清热解毒；四物汤加丹参活血养血；水牛角、丹皮凉血；木通、忍冬藤通络；全虫、蜈蚣解痉止痛；牛膝、地龙活血通脉。

3. 瘀血阻络

主证：肢端皮肤色暗，溃烂，剧烈疼痛，夜间尤甚，局部汗毛脱落，皮肤、肌肉萎缩，青筋凸起，舌质暗或有瘀斑，苔厚，脉涩，患趾（指）端脉搏消失。

主方：活络效灵丹加味。基本处方：当归 30g、丹参 30g、制乳香 10g、制没药 10g、桃仁 10g、红花 10g、水蛭 6g、地鳖虫 10g、全虫 6g、蜈蚣 2 条、忍冬藤 30g、木通 6g、地龙 15g、白芍 30g、甘草 6g。方用活络效灵丹活血止痛；桃仁、红花、水蛭、地鳖虫活血通络；全虫、蜈蚣解痉止痛；芍药、甘草缓急止痛；忍冬藤、木通、地龙清热通脉。

4. 气血不足

主证：局部溃烂、坏死组织脱落，患肢冷凉疼痛，全身乏力，精神萎靡，心悸气短，眩晕不寐，面色苍白，舌质淡暗，苔薄白，脉沉细，患趾（指）端脉搏消失。

主方：参芪四物汤加味。基本处方：生晒参 10g、黄芪 30g、当归 10g、生地 30g、川芎 10g、白芍 30g、桂枝 10g、忍冬藤 30g、木通 6g、地龙 15g、龟板 10g、鳖甲 10g、全虫 6g、蜈蚣 2 条、甘草 6g。方中人参、黄芪补气；四物汤养血活血；龟板、鳖甲补肾填精；桂枝、忍冬藤、木通、地龙通脉；全虫、蜈蚣解痉止痛；甘草、白芍缓急止痛。

〖提示〗 下肢发病率高，趾（指）端冷凉、疼痛，局部动脉搏动微弱或消失为症状要点。

治法心得：早期温阳散寒，活血通脉。中后期清热解毒，活血通脉。

处方心得：早期当归四逆汤，中期银翘四物汤，后期活络效灵丹。

用药心得：温阳散寒制附片 10～15g，桂枝 30g。活血当归 30～60g、丹参 30g、地鳖虫 10g、水蛭 10g。通脉用木通 6g、路路通 10g。止痛全虫 8g、蜈蚣 2 条、制乳香 10g、制没药 10g、白芍 30～60g。

第八节 腰 颈 背 痛

此病门诊常见，多为颈腰关节病或软组织损伤，成人发病率高，属中医痹证之范畴。腰为肾之府，颈背乃太阳经脉所主，故其治疗多从肝肾和太阳经脉。

一、腰椎间盘突出

证治：中医学认为此病有外感、内伤之分，外感主要是寒湿和湿热，内伤有肾虚和肝郁之不同，瘀血、痰湿阻滞与外感内伤互为因果。治疗原则为散寒、利湿、补肾、疏肝、活血、化痰六法。在内服汤药的同时，再用痛宁散腰部热敷，内外同治，可提高疗效。

1. 寒湿

主证：腰部冷痛，如坐水中，疼痛牵及臀部，转侧不能，活动受限，遇寒痛甚，得热则舒，舌质有紫气，苔薄白，脉紧。

主方：肾着汤加味。基本处方：干姜 10g、茯苓 30g、白术 10g、甘草 6g、制附片 10g、细辛 8g、白芍 30g、当归 10g、防己 15g、威灵仙 15g、木通 6g、全虫 6g、蜈蚣 2 条。方中肾着汤温中利湿；附子、细辛散寒；当归活血；木通通经；白芍、甘草缓急止痛；防己、灵仙祛湿止痛；全虫、蜈蚣解痉止痛。

2. 湿热

主证：腰部灼痛，午后为甚，疼痛牵及臀部和下肢，转侧不能，活动受限，大便不爽，小便短赤，舌质边尖红，苔黄腻，脉濡数。

主方：三仁汤合二妙散加减。基本处方：薏苡仁 30g、白蔻仁 6g、厚朴 10g、木通 6g、滑石 15g、茯苓 30g、白术 10g、苍术 10g、黄柏 15g、白芍 30g、当归 10g、防己 15g、威灵仙 15g、全虫 6g、蜈蚣 2 条、甘草 6g。方中薏苡仁利湿除痹；蔻仁、厚朴行气除湿；茯苓、白术、苍术燥湿健脾；木通通经；当归活血；滑石清热；防己、威灵仙祛湿止痛；白芍、甘草缓急止痛；全虫、蜈蚣解痉止痛。

3. 肾虚

主证：腰部空痛，牵及臀部及下肢酸软无力，活动受限，畏寒怕冷，四肢麻木，舌质淡，苔薄白，脉沉细。

主方：地黄饮子加减。基本处方：生地 15g、熟地 15g、巴戟天 10g、炒山药 20g、山萸肉 10g、肉苁蓉 15g、肉桂 6g、制附片 10g、干姜 6g、茯苓 30g、白术 10g、狗脊 30g、白芍 30g、全虫 6g、蜈蚣 2 条、甘草 6g。方中地黄养血；巴戟天、肉苁蓉、山萸肉、狗脊补肾；附子、肉桂、干姜温中扶阳；山药、茯苓、白术健脾利湿；白芍、甘草缓急止痛；全虫、蜈蚣解痉止痛。

4. 肝郁

主证：腰胯疼痛，转侧受限，下肢麻木，酸软无力，胸胁胀满，心烦不乐，舌质淡暗，苔薄白，脉弦。

主方：逍遥散加减。基本处方：当归 10g、白芍 30g、柴胡 10g、茯苓 30g、白术 10g、干姜 6g、薄荷 10g、狗脊 30g、木通 6g、威灵仙 15g、川牛膝 20g、地龙 15g、全虫 6g、蜈蚣 2 条、甘草 6g。方用逍遥散疏肝健脾；狗脊补肾；木通通经；威灵仙祛风除湿；牛膝引气血下行；全虫、蜈蚣、地龙解痉止痛。

5. 瘀血

主证：腰部疼痛，转侧受限，疼痛向臀部和下肢放射，夜间痛甚，病程较长，舌质暗或有瘀斑瘀点，苔薄白，脉细涩。

主方：血府逐瘀汤加减。基本处方：当归 10g、川芎 10g、生地 30g、白芍 30g、桃仁 10g、红花 10g、川牛膝 20g、地龙 15g、全虫 6g、蜈蚣 2 条、木通 6g、威灵仙 15g、甘草 6g。方用四物汤加桃仁、红花活血化瘀；牛膝引气血下行；地龙解痉；木通通脉；威灵仙祛风除湿；全虫、蜈蚣解痉止痛。

6. 痰阻

主证：腰部疼痛，转侧受限，日久不愈，心悸失眠，头痛眩晕，恶心纳呆，舌质正常，苔滑腻，脉弦滑。

主方：导痰汤加减。基本处方：茯苓 30g、半夏 10g、陈皮 10g、炒枳壳 10g、竹茹 20g、天南星 10g、白芥子 10g、川牛膝 20g、地龙 15g、木通 6g、威灵仙 15g、全虫 6g、蜈蚣 2 条、白芍 30g、甘草 6g。方用导痰汤理气化痰；白芥子除经络之痰；牛膝引气血下行；地龙活络解痉；木通通脉；威灵仙祛风除湿；全虫、蜈蚣解痉止痛；白芍、甘草缓急止痛。

〔提示〕 本病多发于中青年男性，常在突然用力负重或用力不当时发生，确诊有赖于腰椎的影像学检查。

治法心得：依据突出程度可分为轻度（膨出）、中度（突出）、重度（脱出）三种，前两种可用中药治疗，脱出一般要手术处理。

处方心得：此病属腰痛一证之范畴，腰为肾之府，肝肾同源，逍遥散可作为通治方。在内服中药同时，再用痛宁散局部热敷，可提高疗效。

用药心得：白术重用至 30g，全虫、蜈蚣、白芍、木通、防己、威灵仙为常用止痛之品。

附：腰椎椎管狭窄症

此病是老年人的常见病。系由于腰椎骨质退变或纤维性增生、移位，导致椎管狭窄，挤压马尾神经或神经根而出现的综合征。主要临床表现是：腰和臀部酸痛，常牵及下肢出现痛、麻，不能久立和远走，严重者跛行。此病发展缓慢，可单独存在，亦可与腰椎间盘突出一并出现。中医治疗可参考腰椎间盘突出症。

二、腰肌劳损

此病是腰部肌肉、筋膜或骨膜的慢性损伤，多源于过度负重劳作之人，也可发生于急性腰扭伤之后。中医学称腰痛，属痹证范畴，与肝肾关系密切。

证治：此病本虚标实，肝肾不足为本，寒湿瘀血阻络为标，补从肝肾，祛邪重在散寒除湿，活血通络。

1. 肝血不足

主证：腰部酸软疼痛，过劳和遇寒凉加重，体倦乏力，纳谷不香，心烦失眠，视物昏花，舌质淡，苔薄白，脉细。

主方：逍遥散加减，基本处方：当归 10g、白芍 30g、柴胡 10g、茯苓 30g、白术 10g、干姜 6g、薄荷 10g、狗脊 30g、木通 6g、防己 15g、威灵仙 15g、全虫 6g、蜈蚣 2 条、甘草 6g。方用柴胡、薄荷疏肝；当归、白芍滋养肝血；茯苓、白术燥湿健脾；干姜、白术利腰；木通通络；灵仙、防己祛湿止痛；全虫、蜈蚣解痉止痛；重用白芍合甘草缓急止痛。

2. 肾精亏损

主证：腰部冷痛，过劳和遇寒凉加重，双下肢酸软，性功能低下，可伴心悸眩晕，健忘多梦，舌质淡胖，苔薄白，脉细数。

主方：二仙四物汤加减，基本处方：仙茅 10g、仙灵脾 15g、当归 10g、白芍 30g、熟地 15g、川芎 10g、枸杞子 15g、狗脊 30g、干姜 6g、白术 10g、木通 6g、防己 15g、威灵仙 15g、全虫 6g、蜈蚣 2 条、甘草 6g。眩晕加钩藤 30g、菊花 15g。方中仙茅、仙灵脾、狗脊、杞子补肾益精；四物汤养血；干姜、白术利腰；木通通络；防己、灵仙祛湿止痛；全虫、蜈蚣解痉止痛；白芍、甘草缓急止痛。

【提示】 兼用痛宁散局部热敷，可提高疗效。

三、颈椎病

颈椎病系指颈椎骨或椎间盘的退行性病变或外伤，导致椎管或神经根管狭窄，使脊髓、神经根和血管分别或同时受压或损伤而出现的症状。中医学可涵盖在痹证、痉证、眩晕等病症之中，外感风寒寒湿之邪、劳倦内伤、气血亏虚均可发生此病，《素问·至真要大论》说："诸痉项强，皆属于湿。"《伤寒论》认为是邪中太阳，经气不利所致，将症状特点描述为"项背强几几"。经书所论与颈椎病有着密切的关系。

证治：此病的病因病机是风湿之邪客侵太阳经脉，经气不利所致。经气不通，瘀血随生，湿邪不去，聚而生痰，瘀血痰浊成为继发性病因，与风湿相合，使病情复杂多变。年老体衰，劳倦内伤，气血不足，经脉空虚，更易招至外邪，形成虚实夹杂的病机。一般说，邪实多为风、湿、瘀、痰，正虚多为气血不足。祛风除湿，活血涤痰，补气养血为常用的治疗法则。《伤寒论》第31条说："太阳病，项背强几几，无汗，恶风，葛根汤主之。"葛根汤祛风散寒，升津通络，可作为治疗颈椎病的基础方。

1. 邪犯太阳，筋脉挛急

主证：颈项，肩背疼痛，转项痛甚，向上臂放射，颈项强急，局部怕凉，得温则舒，舌质正常，苔薄白，脉紧。

主方：葛根汤加减。基本处方：葛根 30g、桂枝 10g、炙麻黄 8g、白芍 30g、当归 10g、木通 6g、防己 15g、威灵仙 15g、羌活 10g、姜黄 10g、全虫 6g、蜈蚣 2 条、甘草 6g。方中桂枝、麻黄、葛根解表透邪；桂枝、木通通经；当归活血；防己、威灵仙、羌活祛湿止痛；姜黄活血止痛；全虫、蜈蚣解痉止痛；白芍、甘草缓急止痛。

2. 风湿伤筋，气血不足

主证：颈项、肩背疼痛，手指麻木，转颈症状加重，面色不华，体倦乏力，舌质淡，苔薄白，脉细。

主方：葛根汤合防己黄芪汤加减。基本处方：葛根 30g、桂枝 10g、炙麻黄 8g、白芍 30g、当归 10g、防己 15g、黄芪 60g、白术 10g、威灵仙 15g、羌活 10g、桑枝 30g、姜黄 10g、甘草 6g。方中葛根、桂枝、麻黄解表透邪；黄芪补气，合当归补血；白术、防己祛湿；桑枝祛湿，合桂枝通络；灵仙、羌活祛湿止痛；姜黄活血止痛；白芍、甘草缓急止痛。

3. 风湿阻滞，清阳不升

主证：颈项肩背酸沉不舒，眩晕头痛，转颈症状加重，舌质正常，苔薄白，脉弦。

主方：葛根汤合羚角钩藤汤加减。基本处方：葛根 30g、桂枝 10g、炙麻黄 8g、白芍 30g、钩藤 30g、菊花 15g、天南星 10g、桑叶 15g、茯苓 30g、防己 15g、威灵仙 15g、白芷 15g、甘草 6g。方中葛根、桂枝、麻黄解表透邪；钩藤、菊花、桑叶平肝清头目；南星祛风痰而止眩；防己、灵仙祛风除湿；茯苓利湿安神；白芷祛风止痛；白芍、甘草缓急止痛。

4. 风湿阻滞，气虚血瘀

主证：颈项强急不舒，转颈受限，双下肢麻木，沉重无力，腰酸背沉，舌质暗，苔薄白，脉细涩。

主方：八味汤加味。基本处方：黄芪 60g、当归 10g、生地 30g、川芎 10g、白芍 30g、川牛膝 20g、地龙 15g、丹参 30g、木通 6g、威灵仙 15g、葛根 30g、路路通 10g、甘草 6g。方中黄芪补气；四物汤合丹参活血；牛膝引气血下行；地龙、木通、路路通通络；葛根生津解肌；威灵仙祛风除湿；甘草配白芍缓急止痛。

5. 风痰上扰

主证：颈项强急不舒，转颈受限，头痛眩晕，心悸失眠，恶心自汗，舌质正常，苔滑腻，脉弦滑。

主方：导痰汤加减。基本处方：茯苓 30g、半夏 10g、陈皮 10g、炒枳壳 10g、竹茹 20g、天南星 10g、钩藤 30g、菊花 15g、生龙骨 30g、生牡蛎 30g、珍珠母 30g、白芍 30g、葛根 30g、威灵仙 15g、甘草 6g。方用导痰汤理气化痰；钩藤、菊花平肝清头目；龙骨、牡蛎、珍珠母安神宁心；葛根生津解肌；威灵仙祛风除湿；白芍、甘草缓急止痛。

〖提示〗 太阳经脉受寒，症状与颈椎病相似，但影像学颈椎检查无异常，亦按本病辨证施治。

处方心得：葛根汤为有效方剂，可与四物汤合用。

用药心得：方中葛根用量 30～60g，要加姜黄、当归、威灵仙。上臂麻木黄芪用量 60～90g。全虫、蜈蚣止痛效果良好，一般要用。

四、落枕

多因睡眠时固定姿势过久，颈、肩小关节受压，关节滑膜或肌膜因牵拉受损发生水肿所致。中医学称"失枕"，亦称"落枕"，多在睡眠醒来时急性起病。

证治：此证多为太阳经脉受压和受风寒之邪所侵，经气不通所致，故其治疗以疏通太阳经脉，祛除太阳经风寒为重点，葛根汤为主方。

主证：突发颈肩疼痛，多为一侧，头颈僵直，活动受限呈斜颈，脊椎旁有深压痛，舌质正常，苔薄白，脉弦滑。

主方：葛根汤加减，基本处方：葛根 30g、桂枝 10g、白芍 30g、当归 10g、威灵仙 15g、防己 15g、木通 6g、全虫 6g、蜈蚣 2 条、姜黄 10g、甘草 6g。方用葛根、桂枝散太阳经风寒；木通通络；当归、姜黄活血止通；灵仙、防己祛湿止痛；全虫、蜈蚣解痉止痛；白芍、甘草缓急止痛。

此病治疗可配合针刺、按摩。

第九节 神 经 痛

神经痛是指周围神经病变引起的疾病，病变部位可在神经根、神经丛或神经干，并向其所支配范围组织放射。此病有原发性和继发性之分，原发性

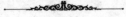

一般找不到确切病因，继发性多由其他疾病引起。以神经痛为主诉的疾病很多，本节就临床常见的以神经痛命名的疾病进行述论。

一、三叉神经痛

此病为面部三叉神经分布区反复发作的剧烈疼痛，多在一侧的2、3支区域内，局部有触发点，发作历时极短暂，仅数秒或1～2分钟。中医学认为是经络之病，手足阳明经与此病直接相关。

证治：经脉内属于脏腑，外络于肢节，三叉神经在面部的分布与手足阳明、手足少阳和手太阳经脉相关，六腑疾病或外邪直接侵及面部的三阳经脉，即会引起该部位的疼痛。经脉辨证是定位，更重要的是定性，把握病机。

1. 阳明火热

主证：一侧面颊连及齿痛，呈发作性，疼痛难忍，为时很短，舌质红，苔黄，脉数。

主方：调胃承气汤加味，基本处方：大黄10g、芒硝6g、甘草6g、鱼腥草30g、全虫6g、蜈蚣2条，白芍30g、白芷15g。方用调胃承气汤清胃泻火；鱼腥草清热止痛；白芷祛风止痛；全虫、蜈蚣解痉止痛；白芍、甘草缓急止痛。

2. 瘀血阻络

主证：一侧面颊发作性剧痛，连及下颏，病史较长，舌质暗或有瘀斑瘀点，苔薄白。脉沉涩。

主方：牛龙四物汤，基本处方：川牛膝20g、地龙15g、当归10g、生地30g、川芎10g、白芍30g、全虫6g、蜈蚣2条、鱼腥草30g、木通6g。方用牛膝、地龙活血通络，引气血下行；四物汤活血养血；木通入小肠经清热利湿；鱼腥草清热止痛；全虫、蜈蚣解痉止痛；白芍、甘草缓急止痛。

3. 痰邪上犯

主证：耳角、目外眦连及面颊剧烈疼痛，呈发作性，眩晕，心悸，恶心，失眠，舌质淡暗，苔白腻，脉弦滑。

主方：导痰汤加减，基本处方：茯苓30g、半夏10g、陈皮10g、炒枳壳10g、竹茹20g、天南星10g、钩藤30g、菊花15g、鱼腥草30g、黄芩10g、全虫6g、蜈蚣2条、白芍30g、甘草6g。方用导痰汤理气化痰；钩藤、菊花平肝清头目；黄芩清胆热；鱼腥草清热止痛；全虫、蜈蚣解痉止痛；白芍、甘草缓急止痛。

【提示】 全虫蜈蚣解痉止痛，白芍、甘草缓急止痛，鱼腥草不但清热解毒，并有一定止痛作用，以上诸药作为治标之品，各方均可随证加入。

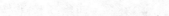

附：原发性舌咽神经痛

舌根、咽峡、咽后壁疼痛，向同侧外耳道与颈部放射扩散。治疗参合三叉神经痛。

二、坐骨神经痛

证治：此病的病因病机是：起居不时，感受外邪，饮食不节，积生湿热，内外合邪，伤及肝肾，肝肾虚损，气血不足，筋脉失养，脉道不利。或年老体衰，久病耗伤气血，损及肝肾。若日久不愈，又可导致血瘀，形成虚实夹杂的复杂病机。治疗原则应为：培补肝肾气血以治本，祛邪通络止痛以治标，祛风、散寒、活血、除湿，择而用之。

1. 肝血虚筋脉失养

主证：坐骨神经通路和分布区疼痛，运动受限，屈伸不利，下肢酸软无力，局部皮肤麻木，舌质淡，苔薄白，脉弦细。

主方：柴胡四物汤加减。基本处方：柴胡 10g、黄芩 10g、半夏 10g、北沙参 10g、当归 10g、白芍 30g、熟地 15g、川牛膝 20g、地龙 15g、防己 15g、威灵仙 15g、木通 6g、木瓜 10g、全虫 6g、蜈蚣 2 条、甘草 6g。方用小柴胡汤疏肝而走少阳；当归、白芍、熟地养血；防己、威灵仙祛风除湿；木瓜舒筋通络；牛膝、地龙活血解痉，引气血下行；全虫、蜈蚣解痉止痛；白芍、甘草缓急止痛。

2. 肾虚筋骨不利

主证：坐骨神经通路和分布区疼痛，腰膝酸软，下肢运动受限，畏寒怕冷，体倦乏力，小便频，大便溏，舌质有紫气，苔白滑，脉沉细。

主方：地黄饮子加减。基本处方：熟地 15g、巴戟天 10g、炒山药 20g、山萸肉 10g、肉苁蓉 15g、茯苓 30g、桂枝 10g、制附片 10g、川牛膝 20g、地龙 15g、当归 10g、白芍 30g、木通 6g、全虫 6g、蜈蚣 2 条、甘草 6g。方中熟地、巴戟天、肉苁蓉、山萸肉补肾；山药、茯苓健脾；桂枝、附子温阳通脉；当归、白芍养血；牛膝活血；地龙、木通舒筋通络；全虫、蜈蚣解痉止痛；白芍、甘草缓急止痛。

3. 气血不足，经脉空虚

主证：坐骨神经通路和分布区疼痛，患肢皮肤麻木，感觉减退，可伴肌肉萎缩，全身乏力，头目眩晕，舌质淡，苔薄白，脉虚或细。

主方：八味汤加减。基本处方：黄芪 60g、当归 10g、生地 15g、川芎 10g、白芍 30g、川牛膝 20g、地龙 15g、木通 6g、生晒参 10g、全虫 6g、蜈蚣

2条、甘草6g。方中黄芪，人参补气；四物汤养血；牛膝活血；木通、地龙舒筋通脉；全虫、蜈蚣解痉止痛；白芍、甘草缓急止痛。

4. 瘀血阻络，经气不通

主证：坐骨神经通路和分布区疼痛，患肢功能障碍，病程较长，皮肤可有瘀斑，常伴心悸失眠，舌质暗或有瘀斑瘀点，苔薄白，脉沉涩。

主方：血府逐瘀汤加减。基本处方：当归10g、川芎10g、白芍30g、生地30g、丹参30g、制乳香10g、制没药10g、川牛膝20g、地龙15g、木通6g、桃仁10g、红花10g、全虫6g、蜈蚣2条、甘草6g。方用四物汤加丹参、桃仁、红花、牛膝活血化瘀；木通、地龙活络通脉；乳香、没药活络止痛；全虫、蜈蚣解痉止痛；白芍、甘草缓急止痛。

〔提示〕 椎间盘或椎骨病变引起称根性坐骨神经痛；盆腔内或骨盆疾病引起称干性坐骨神经痛，特征是沿坐骨神经通路和分布区痛疼。

处方心得：根性坐骨神经痛治以逍遥散为主；干性坐骨神经痛治以小柴胡汤为主，随证加祛湿、通络、止痛之品。

用药心得：全虫、蜈蚣、牛膝、地龙、防己、威灵仙为止痛必用之品，下肢痉挛要加木通、木瓜。

附：股外侧皮神经炎

又称感觉异常性股痛。临床特点是大腿外侧下三分之二部位蚁走、麻刺感觉异常，也可有疼痛，范围如掌大，行走及站立时症状加重。此病预后良好，一般不须治疗，中药方可用逍遥散加白芥子、川牛膝、地龙。

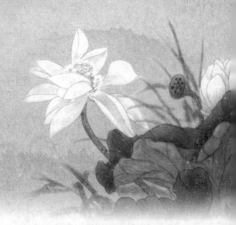

第三章　水　肿

水肿治疗经验要点

心源性水肿先起于足，伴动则气喘；肾源性水肿先起于睑，急性者伴发热，慢性者伴蛋白尿；肝源性水肿先起于腹，伴肝功能异常；低蛋白血症水肿亦先起于足，特点是血清总蛋白和白蛋白均降低；黏液性水肿见于颜面虚胖，伴怕冷、乏力，血清 T_3、T_4 减低；药物性水肿有服用致肿药物史；经脉阻塞所致水肿发于肢体局部；血管神经性水肿好发于皮肤组织松弛部位。

利尿是治肿之普遍法则，五苓散为主方。心源性水肿重在强心，附子、桂枝不可少。肾源性水肿重在发汗和利尿，麻黄、车前子常用。肝源性水肿重在软坚通腑，鳖甲、大黄为主药。低蛋白血症重在治疗原发疾病，多用人参、黄芪。黏液性水肿辨证治疗甲低。药物所致水肿停用致肿药物，肿不甚者无需处理。静脉阻塞的治疗应活血化瘀。血管神经性水肿治宜凉血，银翘四物汤为主。

水肿是指皮下组织内有水液停蓄，按之凹陷，轻者仅见眼睑和足踝肿起，重者可至全身。心脏病、肾脏病、肝脏病、低蛋白血症等均可引起。中医学古称"水气"、"水肿"，或简称为"水"，病因有内外之分，外因主要是风湿之邪入侵，内因是肺、脾、肾三脏功能障碍，《素问·至真要大论》说："诸湿肿满，皆属于脾。"《素问·水热穴论》说："其本在肾，其末在肺，皆积水也。"《景岳全书·肿胀》发挥了《内经》的学说，曰："凡水肿等证，乃肺、脾、肾三脏相干之病，盖水为至阴，故其本在肾；水化于气，故其标在肺；水惟畏土，故其制在脾。"《金匮要略·水气病脉证治》又有心水、肝水、脾水、肾水之分。

第一节　心源性水肿

心源性水肿主要为右心衰竭引发，《金匮要略·水气病脉证治》论心水证说:"心水者，其身重而少气，不得卧，烦而躁，其人阴肿。"与右心衰甚合。

证治:右心衰的主要临床表现是:全身水肿，下肢为甚，疲倦乏力，心悸气喘，腹胀纳呆，畏寒怕冷，舌质淡暗，苔白滑，脉沉细。病位涉及上中下三焦，病机可概括为:阳虚水停，痰阻气逆，脾虚不运，治疗应着眼于温阳、利水、涤痰、健脾。

1. 阳虚水停

主证:全身水肿，下肢为甚，动则气喘，腹胀纳呆，体倦乏力，畏寒怕冷，舌质淡暗，苔白滑，脉沉细。

主方:附子汤合五苓散加减，基本处方:制附片10g、生晒参10g、桂枝20g、茯苓30g、白术10g、猪苓30g、泽泻20g、车前子30g、甘草6g、炒枳壳10g、炒莱菔子30g、紫苏梗10g、丹参30g。方中附子、人参、桂枝温阳补气;五苓散加车前子利水;枳壳、莱菔子、苏梗理气消胀;水停易致血瘀，故用丹参活血开结;重用桂枝合甘草温通心阳。

2. 痰阻气逆

主证:全身水肿，下肢为甚，咳嗽痰多，胸闷气喘，心悸乏力，易感纳呆，舌质淡紫，苔厚腻而滑，脉弦细。

主方:三子汤、利膈汤、生脉散加减，基本处方:苏子10g、炒莱菔子30g、白芥子10g、全瓜蒌10g、郁金10g、降香10g、生晒参10g、麦冬15g、五味子10g、百部15g、白前15g、桔梗10g、泽泻20g、车前子30g、甘草6g。方用三子养亲汤理气化痰;生脉散益心气;瓜蒌、郁金、降香宽胸利膈;百部、白前、桔梗祛痰止咳;泽泻、车前子利水;甘草调和诸药。

3. 脾虚不运

主证:全身水肿，下肢为甚，脘腹撑胀，纳呆不欲食，大便稀溏，小便减少，动则气喘，体倦乏力，舌质淡胖，苔白滑，脉细。

主方:异功散合五苓散加减，基本处方:生晒参10g、茯苓30g、白术10g、陈皮10g、猪苓30g、泽泻20g、车前子30g、川朴10g、炒莱菔子30g、紫苏梗10g、桂枝10g、甘草6g。方用五味异功散健脾和胃;五苓散化气行水;桂枝合甘草强心;川朴、莱菔子、苏梗理气除满。

〖提示〗　治法心得:温阳、利水为治疗原则。

处方心得:附子汤、五苓散为有效方剂。

用药心得:细辛疗水毒、平喘，常用量6～9g。胸闷痰多加全瓜蒌10g、葶苈子 20g。桂枝温阳化气，用量不宜过小，一般用 20g。

第二节 肾源性水肿

肾源性水肿多见于肾小球肾炎、肾病综合征。临床特点：初起眼睑和颜面部水肿，继之由上而下乃至全身，按之凹陷，血压升高，尿检有蛋白、红细胞、管型。

证治：肺脾肾三脏功能失调是水肿病的重要病机，而风湿热邪所伤又是肾源性水肿常见原因，故其治疗应紧紧把握肺脾肾三脏和风湿热之邪。风热犯肺，内舍于肾，太阴脾湿，水泛少阴。疾病初期，由肺及肾，进一步发展，影响到脾，最后五脏六腑俱伤，三焦壅滞。风热治在肺肾，宜发散清利；湿热治在肾脾，宜化气行水。《金匮要略·水气病脉证治》说："诸有水者，腰以下肿，当利小便，腰以上肿，当发汗乃愈。"发汗、利尿是治疗水肿病的重要方法，但不必拘于腰以上肿和腰以下肿。

1. 风水夹热

主证：眼睑和颜面水肿，小便短赤，发热咽痛，肢节酸楚，体倦乏力，头目眩晕，舌质嫩红，苔滑，脉数，尿检可见蛋白和红细胞。

主方：越婢汤合银翘散加减。基本处方：炙麻黄 8g、生石膏 30g、金银花 30g、连翘 30g、竹叶 10g、苇根 30g、滑石 15g、泽泻 20g、蝉蜕 10g、浮萍 10g、车前子 30g、甘草 6g、大蓟 30g、仙鹤草 15g、白茅根 60g。发热加知母 10g。方中麻黄、浮萍、蝉蜕疏风解表；石膏、竹叶、苇根、滑石清热；金银花、连翘清热解毒；泽泻、车前子利水；大蓟、仙鹤草止血；白茅根利水消蛋白尿；甘草调和诸药。

2. 风水夹寒

主证：眼睑和颜面水肿，少尿，发热恶寒，头痛身痛，体倦乏力，舌质正常，苔滑，脉沉，尿检可见蛋白和红细胞。

主方：麻黄汤加味。基本处方：炙麻黄 8g、桂枝 10g、杏仁 10g、甘草6g、防己 15g、茯苓 30g、当归 10g、白芍 30g、威灵仙 15g、泽泻 20g、车前子 30g、大蓟 30g、仙鹤草 15g、白茅根 60g。热甚加生石膏 30g、知母 10g。方用麻黄汤发汗解表；茯苓、防己、威灵仙利湿止痛；当归活血；泽泻、车前子利尿；白芍、甘草缓急止痛；大蓟、仙鹤草止血；白茅根利水消蛋白尿。

3. 气虚水停

主证：头面和四肢水肿，少尿，心悸气短，体倦乏力，纳呆食减，腹胀便溏，舌质淡，苔白腻，脉细，尿检可见蛋白和红细胞，管型。

主方：参芪五苓散加味。基本处方：生晒参 10g、黄芪 30g、桂枝 10g、茯苓 30g、白术 10g、猪苓 30g、泽泻 20g、车前子 30g、大蓟 30g、仙鹤草 15g、牛膝炭 20g、蒲黄炭 10g、白茅根 60g、甘草 6g。方用人参、黄芪、甘草补气；五苓散加车前子化气利水；大蓟、仙鹤草、牛膝炭、蒲黄炭止血；白茅根利水消蛋白尿。

4. 肾阳虚衰

主证：全身水肿，头面和下肢为甚，少尿，畏寒怕冷，心悸气短，体倦乏力，腹胀便溏，舌质淡有紫气，苔滑腻，脉沉细，尿检有蛋白、红细胞、管型。

主方：真武汤合五苓散加味。基本处方：制附片 10g、茯苓 30g、白术 10g、白芍 10g、生姜 10g、桂枝 10g、猪苓 30g、泽泻 20g、车前子 30g、生晒参 10g、炒枳壳 10g、当归 10g、白茅根 60g、甘草 6g。尿中红细胞多加大蓟 30g、仙鹤草 15g、牛膝炭 20g、蒲黄炭 10g。方用真武汤温阳化气；五苓散加车前子利水；人参、甘草补气和中；枳壳消胀除满；当归活血养血；白茅根利水消蛋白尿。

5. 心肺气虚，推动无力

主证：全身水肿，按之凹陷，心悸怔忡，胸闷气喘，体倦乏力，舌质淡暗，苔白，脉细数或促，尿检有大量蛋白，可见红细胞、管型，血液生化检查尿素氮、血肌酐轻微增高。

主方：生脉散合五苓散加减。基本处方：生晒参 10g、麦冬 15g、五味子 10g、茯苓 30g、白术 10g、泽泻 20g、桂枝 15g、甘草 6g、猪苓 30g、车前子 30g、益母草 30g、葶苈子 20g、全瓜蒌 10g、郁金 10g、降香 10g、地龙 15g、白茅根 60g。方用生脉散合甘草补气强心；五苓散加车前子化气行水；葶苈子、地龙泻肺定喘；益母草活血利尿；瓜蒌、郁金、降香宽胸散结；白茅根利水消蛋白尿。

6. 水毒壅滞

主证：全身水肿，少尿，恶心呕吐，腹胀纳呆，心悸气短，头痛眩晕，面色苍白，舌质暗淡，苔白腻，脉沉细数，尿检有蛋白红细胞、管型，血液生化检查尿素氮、血肌酐升高。

主方：大黄附子汤加味。基本处方：大黄 10g、制附片 10g（先煎）、车前子 30g（包）、猪苓 30g、泽泻 20g、炒枳壳 20g、黄芪 60g、桂枝 10g、陈皮 20g、白茅根 60g。方中附子、桂枝温阳化气；大黄通腑泻浊；黄芪补气；猪苓、泽泻、车前子利水排毒；枳壳、陈皮理气和中；白茅根利水消蛋白尿。

【提示】　治法心得：《金匮要略》"腰以下肿，当利小便，腰以上肿，当发汗乃愈。"此语不可漠视，腰以下肿病在心肾，肿而心悸气喘，利尿消肿为正治。腰以上肿病在肺肾，肿而发热易感，发汗利水为大法。

处方心得：利尿消肿五苓散为主；发汗利水麻黄汤、越婢汤效佳，车前子30g 必在方内加入。辨证立方时还要详审虚实，气虚重用参芪，阳虚必用附子、桂枝。邪实应视水湿泛滥还是水毒内蕴。肾功能未伤者为水湿泛滥，治需温阳化气，行水利尿，附子、桂枝、泽泻、车前子必用；肾功能不全者为水毒内蕴，大黄、附子为君，利水之品为臣，补气活血为佐。

肾病综合征是一个本虚标实之证，治法应为补五脏，泻六腑，逐水邪，通经脉。

白茅根凉血止血，清热利水，尿中有蛋白必用，用量在60g 以上。

第三节 肝源性水肿

肝源性水肿多见于肝硬化、肝癌，血吸虫病。临床特点以腹水为主，同时伴有肝功能异常和门静脉高压。

证治：中医学认为此病是外邪与气血结聚，日久形成癥积，阻滞经脉，致使经气不通，三焦气化不行，最终气血运行失常，水液代谢障碍。治疗原则应为：疏肝理气，活血化瘀，软坚散结，健脾利水。

1. 肝硬化代偿期

主证：腹胀纳呆，右胁下不舒，足踝部轻度水肿，体倦乏力，舌质暗，苔白腻，脉弦。

主方：鳖金丸（经验方），处方：鳖甲 500g、鸡内金 500g、丹参 500g、炒枳实 400g、车前子 400g。共为细面，水丸，每次服 6g。一日 3 次。方中鳖甲，鸡内金消积散结；丹参、枳实活血行气；车前子利水消肿。

2. 肝硬化失代偿期

主证：腹部膨大，青筋暴露，下肢水肿，恶心呕吐，常伴黄疸，呕血，面色晦暗，肝功能异常，舌质暗红，苔黄，脉细数。

主方：大柴胡汤合鳖金丸加减，基本处方：柴胡 10g、黄芩 10g、半夏 10g、大黄 10g、炒枳实 10g、白芍 10g、鳖甲 10g、鸡内金 10g、丹参 20g、车前子 30g、三棱 10g、莪术 10g、炒莱菔子 30g、紫苏梗 10g、甘草 6g。方中柴胡、白芍疏肝；枳实、莱菔子、苏梗理气；黄芩协柴胡清热；鳖甲、鸡内金、三棱、莪术消积散结；半夏、甘草和胃化痰；车前子利水消肿。

【提示】 肝硬化代偿期如脘腹撑胀严重，可用大柴胡汤治其标，然后再用鳖金丸缓治其本。失代偿期大柴胡汤和鳖金丸可交替应用。

失代偿期病情严重，并发症较多，如出现呕血应首先止血，通腑、凉血、活血、止血是治疗呕血的大法。

第四节 低蛋白血症

此症又称营养不良性水肿，多发生于慢性消耗性疾病，如癌症、肠胃病、结核、维生素 B_1 缺乏等。其特点是水肿从足部开始逐渐向上蔓延，血胆固醇，血清总蛋白及白蛋白均降低，体倦乏力，精神萎靡，有的可合并贫血。

主证：有慢性消耗性疾病或胃肠病病史，或长期食物缺乏，水肿以下肢为甚，心悸气短，体倦乏力，面容消瘦，面色枯槁，舌质淡胖，苔薄白，脉弱。

主方：参芪四物汤加味，基本处方：生晒参 10g、黄芪 30g、当归 10g、熟地 15g、川芎 10g、白芍 10g、龟板 10g、枸杞子 15g、炒山药 20g、炒白术 20g、陈皮 10g、泽泻 20g、车前子 30g、甘草 6g。

〖提示〗 原发疾病明确者首先治疗原发疾病，方内酌加补气养血治标之品。

第五节 黏液性水肿

此病是甲状腺功能减低所致，无明显指压凹陷，伴有怕冷、乏力、反应迟钝、毛发脱落等基础代谢降低的症状，血清 T_3、T_4 减低，TSH（促甲状腺激素）升高。中医学可将此病列入虚肿之范畴。

证治：五脏不足、气血虚衰是本病的主要病机，治疗以扶正补虚为主。疾病过程中，气虚不运，痰湿凝滞，可见虚中夹实的症状，注意理气化痰。

1. 命门火衰

主证：畏寒怕冷，手足冷凉，气短乏力，腰膝冷痛，面色苍白，颜面和足踝虚肿，舌质淡胖，苔白滑，脉沉细。

主方：人参四逆汤加味。基本处方：红参 10g、制附片 10g、干姜 6g、桂枝 10g、仙茅 10g、鹿茸 1g（吞服）、甘草 6g。方中人参大补元气；四逆汤加桂枝温阳通脉；鹿茸、仙茅直补命门。

2. 阴阳两虚

主证：畏寒怕冷，气短乏力，口咽干燥，心烦失眠，颜面虚肿，大便秘结，小便短少，舌质淡嫩，少苔或无苔，脉沉细数。

主方：地黄饮子加减。基本处方：生地 15g、巴戟天 10g、生晒参 10g、肉苁蓉 15g、制附片 10g、桂枝 10g、麦冬 15g、石斛 15g、当归 30g、炒枣仁 15g、琥珀 30g、甘草 6g。方中附子、桂枝温阳；人参补气；生地、麦冬、石斛滋阴；肉苁蓉益肾，当归养血，二药配伍润燥通便；枣仁、琥珀安神宁心；

甘草调和诸药。

3. 精气不足

主证：畏寒怕冷，体倦乏力，眩晕耳鸣，精神恍惚，腰膝酸软，颜面虚肿，小便失禁，男子阳痿，女子闭经，舌质淡，苔薄白，脉促。

主方：参芪龟甲汤（经验方）。处方：红参 10g、黄芪 60g、龟甲 10g、鳖甲 10g、紫河车粉 2g（吞服）、仙灵脾 15g、全虫 6g、蜈蚣 2 条、枸杞子 15g、甘草 6g。方中人参、黄芪补气；龟甲、鳖甲、紫河车、仙灵脾、枸杞子补肾填精；全虫解痉固冲；蜈蚣解痉兴阳；甘草调和诸药。

4. 痰蒙清窍

主证：畏寒怕冷，心悸怔忡，头目晕眩，失眠健忘，颜面虚肿，注意力不能集中，恶心呕吐，舌质淡，苔腻，脉弦细。

主方：导痰汤加减。基本处方：茯苓 30g、半夏 10g、陈皮 10g、炒枳壳 10g、竹茹 20g、天南星 10g、钩藤 30g、菊花 15g、生龙骨 30g、生牡蛎 30g、炒枣仁 15g、石菖蒲 10g、远志 10g、甘草 6g。方中导痰汤理气化痰；钩藤、菊花息风清头目；龙骨、牡蛎、枣仁安神宁心；石菖蒲、远志化痰开窍。

〖提示〗 此病全身功能低下，气血阴阳不足，人参、黄芪、附子、桂枝为必用之品。人参补气，生晒参兼有益阴作用，有阴虚表现者用之。红参性温偏于阳虚者用之。桂枝通经，与附子配伍温阳化气，最宜于黏液性水肿患者。

脏腑机能低下，聚湿生痰，痰浊阻滞，更使气血不达，加重正气不足的症状。所以，导痰汤与补虚之剂交替应用，可提高临床疗效。

附：甲低危象

重症黏液性水肿患者，在寒冷、感染等诱因下，出现体温过低，二氧化碳潴留，代谢紊乱，甚至昏迷、循环、呼吸衰竭等危险证候，应配合西医进行抢救，中药方可用参附汤加味。处方：红参 15g、制附片 15g、桂枝 20g、吴茱萸 5g、水煎灌服。有惊厥抽搐者加全虫 6g、蜈蚣 2 条。

第六节　其　他

1. 药物所致水肿

某些内分泌激素如皮质醇、性激素、胰岛素和某些抗高血压药，可引起水肿，停药后即消失。

证治：停用导致水肿的药物，中药方可用五苓散加味，基本处方：桂枝

10g、茯苓 30g、白术 10g、猪苓 30g、泽泻 20g、车前子 30g、蝉蜕 10g、丹参 30g、木通 6g、甘草 6g。

2. 静脉阻塞

此病见于静脉血栓形成和血栓性静脉炎，两者均有发病部位以下水肿，但后者常伴疼病和发热。

主证：下肢或手臂凹陷性水肿，严重者皮肤紧绷。静脉炎伴局部疼痛，下肢静脉曲张可见到曲张的静脉，站立时更明显，皮肤色素沉着或有溃疡。舌质暗，苔薄白，脉弦。

主方：活络效灵丹加味，基本处方：当归 30g、丹参 30g、制乳香 10g、制没药 10g、水蛭 6g、木通 6g、生蒲黄 10g、车前子 30g、甘草 6g。方用活络效灵丹加水蛭、蒲黄活血化瘀，通络止痛；木通通经，合车前子利水消肿；甘草调和诸药。

【提示】 此病应注意有无下腔静脉阻塞的情况。下腔静脉阻塞表现有腹胀，腹壁静脉曲张，阴囊水肿，肝脾肿大等，易被误诊为肝硬化，必要时可作下腔静脉造影，以资鉴别。

3. 血管神经性水肿

此病又称巨大性荨麻疹，为一种变态反应性疾病，好发于皮肤组织松弛部位如眼睑、唇、耳垂、包皮，也可发生于手足部位。患处肿胀，呈苍白色，境界不明显，一般不痒，可有发胀或麻木感。

主证：多在夜间发病，晨起发现，局部肿胀，皮肤呈苍白或蜡样光泽，中央微凹，边界不清，如水肿发于喉头时，可引起窒息，舌质正常，苔薄白，脉滑数。

主方：银翘四物汤加减，基本处方：金银花 30g、连翘 30g、当归 30g、生地 30g、川芎 10g、白芍 10g、丹参 30g、丹皮 10g、水牛角 30g、白蒺藜 30g、蝉蜕 10g、甘草 6g。方中金银花、连翘清热解毒；四物汤合丹参活血；丹皮、水牛角凉血；白蒺藜、蝉蜕祛风；甘草调和诸药。

【提示】 如发生喉头水肿，出现呼吸困难，应立即抢救，解除窒息。

4. 特发性水肿

水肿几乎只见于中青年女性，原因不明，可能与雌激素及直立体位有关。临床表现：晨起眼睑浮肿，活动后足踝和小腿浮肿，卧床休息后浮肿减轻或消失，无需治疗。

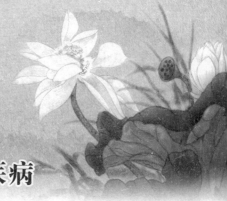

第四章　心血管系统疾病

第一节　心　悸

心悸俗称心慌，是患者主观感觉心中跳动不安的一种症状，常伴易惊、胸部憋闷，可见于诸多疾病的过程之中，最常见的是心律失常，心脏神经症，内分泌代谢紊乱如甲状腺功能亢进、低血糖、低血钾、高血钾等。发热性疾病、贫血、重病恢复期也可出现心悸，但多不以心悸为主诉，本节重点介绍心律失常、心脏神经症和甲亢，其他疾病参见有关章节。中医学称"惊悸"、"怔忡"，多由惊恐、痰饮所扰，或心之气血不足而发，《素问·举痛论》说："惊则心无所倚，神无所归，虑无所定，故气乱矣。"《丹溪心法·惊悸怔忡》说："怔忡者血虚，怔忡无时，血少者多有思虑便动，属虚。时作时止者，痰因火动。"

一、心律失常

心律失常即心脏跳动的频率和节律异常，心脏本身疾病和某些全身性疾病均可引起，有的也可见于健康人。有心动过速、心动过缓、早搏、颤动等之分。

证治：中医学将此病分为虚实两类，虚证主要是气血不足，推动无力，心神失养。实证多为气滞血瘀和痰饮内扰，有形之邪阻滞脉络，气血不能通达之故，治疗应当补虚泻实。

1. 气血不足

主证：心动悸，脉结代，可伴见胸闷眩晕，舌质淡，苔薄白。

主方：炙甘草汤加减，基本处方：炙甘草 10g、生晒参 10g（另煎）、桂枝 10g、生地 30g、麦冬 15g、五味子 10g、阿胶 10g（烊化）、炒枣仁 15g、石菖蒲 10g、远志 10g、生龙骨 30g、生牡蛎。胸闷加全瓜蒌 10g、郁金 10g；眩晕加钩藤 30g、菊花 15g。方中生晒参、炙甘草补气；生地、阿胶、炒枣仁养血；麦冬、生地养阴；石菖蒲开窍；五味子、远志、龙骨、牡蛎安神，收敛心气；桂枝温通心阳。

2. 气滞血瘀

主证：脉促或代，胸闷胸痛，情志抑郁，舌质暗或有瘀斑瘀点，苔薄白。

主方：利膈汤合失笑散。基本处方：全瓜蒌 10g、郁金 10g、降香 10g、香附 15g、川楝子 10g、丹参 30g、生山楂 20g、生蒲黄 10g、炒灵脂 10g、川芎 10g、炒枳实 10g、灵芝 10g、生地 30g、麦冬 15g、炙甘草 10g。方中瓜蒌、郁金、香附、川楝子、枳实理气解郁；降香、丹参、蒲黄、灵脂、川芎、生山楂活血通络止痛；灵芝安神，生地、麦冬滋阴养血，炙甘草补气，四药联用有抗心律失常作用。

3. 痰饮内扰

主证：脉促或结代，眩晕昏蒙，心悸失眠，或伴恶心，胸闷不舒，舌质正常，苔白滑。

主方：导痰汤加减。基本处方：茯苓 30g、半夏 10g、陈皮 10g、炒枳壳 10g、竹茹 15g、天南星 10g、钩藤 30g、菊花 15g、生龙骨 30g、生牡蛎 30g、琥珀 30g、灵芝 10g、生地 30g、麦冬 15g、炙甘草 10g。方用导痰汤涤痰化饮，加竹茹化痰止呕；天南星祛风痰而清眩；钩藤、菊花息风清头目；龙骨、牡蛎、琥珀安神，收敛心气；灵芝、生地、麦冬、炙甘草扶正以调整心律。

〖提示〗 辨证心得：虚证多伴心悸气短，实证多伴胸闷胸痛。

治法心得：虚证补气养血，实证疏肝理气、涤痰化瘀。

处方心得：炙甘草汤加减对虚症疗效良好，实证主方为利膈汤、失笑散联用。

用药心得：阳虚有寒象者红参易生晒参。阴虚有热方中加元参、沙参、莲子心。炙甘草、生地、麦冬、灵芝联用，有抗心律不齐作用，机理待研究。快性心律不齐方中宜加生龙骨 30g、生牡蛎 30g、五味子 20g。慢性心律不齐方中宜加桂枝 10g、炙麻黄 8g。

二、心脏神经官能症

此病又称心脏神经症，是神经功能失调引起的心血管、呼吸、神经系统证候群。主要临床表现是心悸，心前区痛，胸闷，气短，常伴头痛，眩晕，失眠，心烦，食欲不振，体倦乏力等。中年女性多发。病因多与过度紧张、焦虑、精神创伤、环境刺激等有关，属于功能性疾病。中医学可归属于郁证的范畴。

证治：七情不和是此病的原发病因，气机不调，水液聚而生痰，气滞又致血瘀，故气滞、血瘀、痰扰是其重要病机，也是辨证治疗的着眼点。

心脏神经症是一个常见病，在用药物治疗的同时，必须辅以精神疏导，解除患者的顾虑，才会取得较好的疗效。应当指出的是，有些器质性心脏病患者，可兼有心脏神经症，应当注意，不可忽略。

1. 肝气郁结

主证：心悸胸部憋闷，气逆上冲咽喉，胁肋疼痛，郁郁寡欢，脘痞纳呆，口淡乏味，症状随情绪变化而增减，舌质正常，苔薄白、脉弦。

主方：柴胡利膈汤加减。基本处方：柴胡 10g、全瓜蒌 10g、郁金 10g、降香 10g、青皮 10g、炒枳实 10g、香附 15g、川楝子 10g、炒莱菔子 30g、紫苏梗 10g、麦冬 15g、石斛 15g、甘草 6g。方中柴胡疏肝；瓜蒌、郁金、降香、枳实、青皮宽胸化痰，理气解郁；香附、川楝子理气止痛；莱菔子、苏梗消胀除满；麦冬、石斛养阴利咽；甘草调和诸药。

2. 气滞血瘀

主证：心悸胸闷，心前区疼痛，疼痛部位走窜，向肩背放射，气短，呼吸不畅，舌质有瘀点，苔薄白，脉弦细。

主方：柴胡利膈汤合失笑散加减。基本处方：柴胡 10g、全瓜蒌 10g、郁金 10g、降香 10g、青皮 10g、炒枳实 10g、香附 15g、川楝子 10g、生蒲黄 10g、炒灵脂 10g、白芍 30g、丹参 30g、生山楂 30g、甘草 6g。方中柴胡疏肝；瓜蒌、郁金、降香、青皮、枳实理气解郁；香附、川楝子理气止痛；蒲黄、灵脂活血止痛，芍药、甘草缓急止痛；丹参、山楂活血消瘀。

3. 痰浊扰心

主证：心悸怔忡，胸闷气短，头痛眩晕，失眠多梦，注意力不易集中，全身乏力，舌质正常，苔腻，脉弦滑。

主方：温胆汤加减。基本处方：茯苓 30g、半夏 10g、陈皮 10g、炒枳壳 10g、竹茹 20g、生龙骨 30g、生牡蛎 30g、生磁石 30g、琥珀 30g、钩藤 30g、菊花 15g、郁金 10g、五味子 10g、甘草 6g。方用温胆汤化痰和中；龙骨、牡蛎、磁石、琥珀安神宁志；钩藤、菊花息风清头目；郁金宽胸解郁；五味子收敛心气。

【提示】　青年女性多发，心悸气短，胸闷不畅，心电图、胸部 X 光检查无异常发现者可以确诊。

治法心得：温胆汤治疗神经系统功能性疾病效果良好，心悸、失眠、头痛或眩晕、恶心，四症中具备两个即可用此方治疗。眩晕加钩藤 30g、菊花 15g；头痛加白芍 30g、川芎 10g；心悸加生龙骨 30g、生牡蛎 30g、五味子 20g；失眠加生龙骨 30g、生牡蛎 30g、珍珠母 30g、琥珀 30g；恶心竹茹用 30g。琥珀用法一般为 3g 研末兑服，不入煎，临床体会，30g 入煎效果更好，无不良反应。

蓝云祥先生惯用柴胡利膈汤治疗胸部憋闷，效果良好。

三、甲状腺功能亢进症

证治：六淫所客，七情不和，郁而化热，致使阴阳乖异。阳气鸱张，逼液外泄，故身感烘热而自汗。阴精被耗，气亦不充，而消瘦乏力。胆胃热盛，消谷善饥，烦躁惊惕。津液耗伤，聚而生痰，致生瘿瘤而目突。综合以上病因病机，可概括为：阴阳失调，气虚痰凝。治疗应补不足，损有余。补，侧重气阴；损，着眼痰热。

1. 阴虚阳亢

主证：心悸，身热汗出，心烦易怒，口渴少津，腰膝酸软，舌质红，少苔或无苔，脉细数。

主方：白虎汤合大补阴丸加减。基本处方：生石膏 30g、知母 10g、龟板 10g、鳖甲 10g、生地 30g、元参 30g、花粉 15g、生龙骨 30g、生牡蛎 30g、甘草 6g。方中石膏、知母清热；生地、元参养阴；龟板、鳖甲益肾填精；花粉生津止渴；龙骨、牡蛎潜阳敛汗；甘草调和诸药。

2. 胆胃热盛

主证：消谷善饥，心悸易惊，口干口苦，大便秘结，舌质红，苔黄，脉弦数。

主方：大柴胡汤加减。基本处方：柴胡 10g、黄芩 10g、半夏 10g、大黄 10g、炒枳壳 10g、白芍 10g、龙胆草 10g、麦冬 15g、石斛 15g、栀子 10g、茵陈 10g、甘草 6g。方中柴胡疏肝；黄芩、大黄清泄胃热；龙胆草、茵陈清肝利胆；栀子泄三焦火；白芍、麦冬、石斛滋阴；半夏、枳壳化痰和胃；甘草调和诸药。

3. 气阴两虚

主证：消瘦乏力，心悸气短，口渴多汗，眩晕目昏，舌质淡红，苔薄白，脉沉数。

主方：参芪地黄汤加减。基本处方：生晒参10g、黄芪60g、生地30g、炒山药20g、山萸肉10g、茯苓30g、泽泻20g、丹皮10g、龟板10g、花粉20g、生龙骨30g、生牡蛎30g、五味子10g、白芍30g、钩藤30g、菊花15g、甘草6g。方用人参、黄芪补气；六味地黄汤佐龟板滋肾养阴；龙骨、牡蛎、白芍、五味子潜阳敛汗；花粉清热止渴；钩藤、菊花息风清头目；甘草调和诸药。

4. 痰气郁结

主证：心悸失眠，咽喉梗阻，甲状腺增大，二目外突，胸闷心烦，头目眩晕，舌质正常，苔腻，脉弦滑。

主方：温胆利膈汤加减。基本处方：茯苓30g、半夏10g、陈皮10g、炒枳壳10g、竹茹20g、全瓜蒌10g、郁金10g、香附15g、浙贝母10g、夏枯草10g、钩藤30g、菊花15g、生牡蛎30g、珍珠母30g、甘草6g。方中茯苓、半夏、陈皮、竹茹、浙贝母化痰；枳壳、香附、陈皮理气；瓜蒌、郁金、香附宽胸解郁；夏枯草清热散结；钩藤、菊花息风清头目；龙骨、牡蛎安神宁心；甘草调和诸药。

〖提示〗　烘热自汗、心悸、消瘦、指颤抖为主证，女性多见，甲状腺肿大和突眼并不普遍存在。

治法心得：清热养阴、安神定惊为治疗大法。

处方心得：白虎汤、大补阴丸、温胆汤为常用之方。

用药心得：烘热汗出加五味子20g、白芍30g、生龙骨30g、生牡蛎30g、夏枯草10g；心悸不宁加生龙骨30g、生牡蛎30g、琥珀30g；指颤加全虫8g、蜈蚣2条；消瘦乏力加生晒参10g、黄芪30g、当归10g；甲状腺肿大加三棱10g、莪术10g、元参30g、浙贝10g、生牡蛎30g；突眼加钩藤30g、菊花10g、夏枯草10g、决明子20g。

附：甲亢危象

甲亢未能得到控制，在某些诱因（感染、外伤、精神刺激等）的作用下，出现危重症状，多为高热，大汗淋漓，心动过速，精神神经症状，甚至心衰、昏迷而危及生命。此时可配合西医进行抢救，中医常用方为白虎加人参汤，基本处方：生石膏 60g、寒水石 30g、知母 10g、生晒参 15g、山萸肉 10g、元参 30g。水煎。另用安宫牛黄丸 1 丸，溶化，与汤药一并灌服。

第二节 高血压病

中医认为，高血压的病机有二：一是阳亢风动，二是气虚血瘀。其治疗须终身服用西药降压药物，中医中药主要起配合作用，可缓解症状，减轻对脏器的损害。轻型高血压亦可单用中药治疗。

1. 轻度

主证：可无症状，或见易疲劳，偶见眩晕，头不轻松，多在体检时发现血压升高，血压不稳定，舌质正常，苔薄白，脉细涩。

主方：十味降压汤（经验方），处方：黄芪 60～90g、当归 10g、生地 30g、川芎 10g、白芍 10g、川牛膝 20g、地龙 15g、生磁石 30g、钩藤 30g、菊花 15g。方用黄芪补气；四物汤养血活血；牛膝引气血下行；磁石潜阳；地龙通络；钩藤、菊花平肝清头目。

2. 中度

主证：血压升高，稳定于升高水平，疲乏无力，下肢酸软，头晕头痛，心烦易激动，舌质略暗，苔薄白，脉紧。

主方：天麻钩藤饮加减，基本处方：天麻 6g、钩藤 30g、石决明 30g、茯苓 30g、栀子 10g、菊花 15g、川牛膝 20g、地龙 15g、益母草 30g、生龙骨 30g、生牡蛎 30g、生磁石 30g、甘草 6g。方用天麻、钩藤、石决明平肝息风；龙骨、牡蛎、磁石潜阳，配茯苓安神；栀子清热；牛膝引气血下行；地龙、益母草活血通络；菊花清头目；甘草调和诸药。

3. 重度

主证：血压升高，头晕目昏，四肢酸软，神疲乏力，足踝、颜面轻度浮肿，血脂升高，尿见蛋白，舌质暗，苔黄，脉紧。

主方：羚羊角汤合五苓散加减，基本处方：羚羊角粉 2g（吞服）、钩藤 30g、菊花 15g、龟甲 10g、石决明 30g、夏枯草 10g、川牛膝 20g、地龙 15g、茯苓 30g、白术 10g、猪苓 30g、泽泻 20g、车前子 30g、黄芪 60g、甘草 6g。方用羚羊角、钩藤、石决明平肝息风；夏枯草清肝热；菊花清头目；龟甲滋肾阴；牛膝引气血下行；地龙通络；黄芪补气；五苓散去桂枝加车前子利水；甘草调和诸药。

【提示】 辨证心得：高血压的脉相见沉涩或紧，洪大脉按之软而不紧一般血压不高。按脉对高血压可以做出初步判断。

治法心得：平肝、利尿、降气、养血活血为主要治疗法则。

处方心得：十味降压汤是在蓝云祥先生八味降压汤基础上化裁而来。对轻型高血压有效，中、重度高血压可起到调节辅助作用。

用药心得：黄芪重用60~90g有降压作用。钩藤、菊花平肝息风；牛膝、地龙引血下行，在方中均不可少。

高血压一旦确诊，应服西药降压，将血压稳定在收缩压＜140mmHg，舒张压＜90mmHg。

第三节　雷诺病和雷诺现象

此病的临床特点是指（趾）遇冷刺激使皮肤色泽发生变化，先是苍白，继之紫绀，最后潮红，局部皮肤发凉、麻木、疼痛。历时数分钟至数小时，可自行缓解。间歇期除感到手足寒冷外，无其他症状。病因为肢端动脉痉挛或其他原因使血流受阻所致。雷诺现象是其他疾病出现的肢端皮肤色泽变化的症状。中医学属于瘀血之范畴，《灵枢·经脉》说："脉不通则血不流，血不流则髦色不泽。"因受寒冷脉不通是此病的重要病因和病机。

一、雷诺病

此病亦称指端动脉痉挛症，好发于青年女性，冬季发病率高，指（趾）部遇寒冷皮肤色泽发生苍白、紫绀、潮红顺序改变，然后恢复正常。局部冰凉、麻木、疼痛。中医学认为，血遇寒则凝，经脉不通，气血不达是重要病机。

证治：本病门诊常见2个证型，一是经脉挛急，气血不通；二是气血不足，经脉空虚。前者治宜温通血脉，解痉缓急；后者治疗补气养血，祛寒通脉。

1. 经脉挛急

主证：指（趾）部遇寒凉发病，皮肤色泽由苍白、紫绀、潮红顺序变化，局部冰凉、麻木、疼痛，去除寒凉病因后，逐渐恢复正常，舌质暗，苔薄白，脉弦。

主方：当归四逆汤加减，基本处方：当归30g、桂枝20g、白芍30g、细辛6g、木通6g、葛根30g、全虫6g、蜈蚣2条、地龙15g、甘草6g。方用当归四逆汤温经通脉；葛根发散升津；全虫、蜈蚣、地龙祛风解痉。

2. 气血不足

主证：指（趾）部遇寒凉发生雷诺症状，病程较长，面色不华，体倦乏力，舌质淡，苔薄白，脉沉细。

主方：归脾汤加减，基本处方：黄芪60g、生晒参10g、茯苓30g、白术

10g、当归 30g、白芍 30g、熟地 15g、桂圆肉 10g、桂枝 20g、木通 6g、地龙 15g、甘草 6g。方用人参、黄芪补气；当归、白芍、熟地、桂圆肉养血；茯苓、白术健脾利湿；桂枝温经散寒；木通、地龙通经活络；甘草调和诸药。

〔提示〕　病久不愈，指端紫绀不能缓解，甚或发生糜烂溃疡者，提示有血栓形成，治疗参见肢体痛血栓闭塞性脉管炎。

二、雷诺现象

雷诺现象指端皮色苍白或紫绀，但缺乏苍白、紫绀、潮红三相顺序，局部亦有冷凉、麻木、疼痛，寒凉因素可诱发，但不典型。为继发于其他疾病的一种症状。多见于自身免疫性疾病，亦可见于血栓闭塞性脉管炎、胸廓出口卡压综合征等，参见肢体痛一节。自身免疫性疾病中常见于硬皮病。

附：硬 皮 病

此病是以皮肤硬化、萎缩为特点的结缔组织病变，多发于中年以上女性，分局限性和系统性两类。局限性上肢、头面或颈胸皮肤出现条带状或斑块状硬化，病情较轻。系统性又分弥漫性和皮肤性两种，弥漫性累及食管、肺、心、肾等内脏，病情严重。皮肤性仅见上肢或牵及颈胸皮肤硬化，主要症状是：早期出现肢端雷诺现象，皮肤变厚，紧张，苍白，皮温降低，继之硬化如皮革，呈蜡样光泽，不能捏起，关节疼痛，累及内脏时出现相应的症状。中医学与皮痹、皮痿的症状相似，其病机是寒热之邪客肺，肺热阴虚，失于治节，皮毛失养所致。

证治：血热血瘀，寒邪痹阻，脉络不充，皮毛失养，是此病的重要病机，日久不愈，痰气郁结，又可变生诸症，故其治疗应着眼于活血、养血、凉血、补气、化痰、通络。

1. 血热血瘀

主证：自手沿上肢由远到近皮肤硬化如板，或累及面部、颈胸，表皮光滑，不能捏起，心烦不宁，口干口苦，发稀易落，指端出现雷诺现象，舌质暗红，苔薄白，脉细数。

主方：银翘四物汤加减。基本处方：金银花 30g、连翘 30g、当归 30g、川芎 10g、生地 30g、白芍 10g、丹参 30g、丹皮 10g、水牛角 30g、元参 30g、木通 6g、甘草 6g。方中金银花、连翘清热解毒；四物汤加丹参活血；丹皮、水牛角、元参凉血；甘草调和诸药。

2. 气血两虚

主证：自手沿上肢由远到近皮肤硬化如板，或累及面部、颈胸，表皮光滑，不能捏起，心悸气短，体倦乏力。面色苍白，失眠多梦，肢端出现雷诺现象，舌质淡，苔薄白，脉沉细。

主方：归脾汤加减。基本处方：生晒参 10g、黄芪 30g、当归 30g、川芎 10g、生地 30g、白芍 10g、桂圆肉 10g、炒枣仁 15g、木通 6g、龟板 10g、鳖甲 10g、生牡蛎 30g、珍珠母 30g、甘草 6g。方用人参、黄芪补气；四物汤加枣仁、桂圆肉养血；龟板、鳖甲补肾益精；牡蛎、珍珠母软坚散结；木通通经；甘草调和诸药。

3. 寒凝痹阻

主证：自手沿上肢由远到近硬化如板，或累及面部、颈胸，表皮光滑，不能捏起，双手冷凉，色白，疼痛，关节酸痛，以上症状遇寒加重，舌质淡紫，苔薄白，脉弦细紧。

主方：当归四逆汤加减，基本处方：当归 30g、桂枝 30g、白芍 30g、细辛 6g、木通 6g、丹参 30g、制附片 10g、防己 15g、威灵仙 15g、全虫 6g、蜈蚣 2 条、甘草 6g。方用当归四逆汤散寒通络；丹参活血；防己、威灵仙祛湿止痛；附子温阳止痛；全虫、蜈蚣解疼止痛。

4. 痰气郁结

主证：上肢、颈、胸皮肤硬化如板，表皮光滑，不能捏起，胸部憋闷，呼吸不畅，吞咽不利，心悸眩晕，心下痞满，恶心纳呆，肢端出现雷诺现象，舌质正常，苔滑腻，脉弦。

主方：温胆利膈汤加减。基本处方：茯苓 30g、半夏 10g、陈皮 10g、炒枳壳 10g、竹茹 20g、全瓜蒌 10g、郁金 10g、降香 10g、炒莱菔子 30g、紫苏梗 10g、桂枝 20g、木通 6g、龟板 10g、鳖甲 10g、甘草 6g。方用温胆汤理气化痰；瓜蒌、郁金、降香宽胸；龟板、鳖甲散结；莱菔子、苏梗降气；桂枝、木通通络。

〔提示〕 女性多见，双上肢皮肤板硬，不能捏起，指端冷凉为其症状要点。

治法心得：温经通脉，活血凉血为主要治法。

处方心得：四物汤为主方。有热合金银花、连翘；血虚加黄芪；气虚加人参；胸闷加瓜蒌、郁金、枳实；散结加龟甲、鳖甲；软坚加牡蛎、珍珠母；通结加桂枝、木通。

用药心得：桂枝用量 20～30g，量轻效差，四物汤生地易熟地，意在凉血。

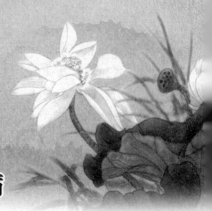

第五章 呼吸系统疾病

呼吸系统疾病治疗经验要点

1. 辨证体会 六淫疫疠之邪、烟雾粉尘入侵为肺系疾病的主要病因，故其治疗以祛邪为主，邪去正复。喘咳为肺和气管疾病的两大主症。喘有肺喘、心喘、肾喘之别，鉴别点为：肺喘伴咳，心喘活动喘甚，肾喘吸气困难。咳嗽病位在肺，但与心、肝、脾胃、肾均有关系。肺心病咳而兼动辄气喘；肝咳见气逆而呛，胸胁胀痛；脾胃咳痰多纳差；肾咳小便失禁。鼻塞流涕、咽干咽痛、声嘶音哑，病位分别在鼻、咽、喉，风和热邪侵袭为主要病因。

2. 治疗心法

(1) 脏实泻腑：肺病泻大肠为有效治法。

(2) 祛邪化痰：呼吸系统与大气直接相通，外邪侵袭为主要病因，不忘祛邪化痰就抓住了治疗大法。

(3) 理气降逆：肺主气司呼吸，气逆使肺病，气顺则肺健，理气降逆药在诸方中不可缺。

(4) 祛风清热：此法适用于呼吸系统各部位的热证，尤其是鼻、咽、喉的病症，祛风之品用之不疑。

3. 用药选择 通腑泻肺用大黄。祛外邪用荆芥、防风、金银花、鱼腥草、细辛、麻黄。化痰用半夏、橘红、百部、白前、贝母、瓜蒌。理气用枳壳、陈皮、莱菔子、紫苏梗、川朴。降逆用旋覆花、代赭石。攻积用三棱、莪术、鳖甲、鸡内金。

第一节 呼吸困难

呼吸系统、心血管系统、血液系统、神经系统等诸多疾病均可出现呼吸困难。呼吸系统的常见病如慢性支气管炎、支气管哮喘、慢性阻塞性肺病；心血管系统常见病如慢性肺源性心脏病；血液系统常见于贫血；神经、精神系统常见于癔病等。中医学谓之"喘证"、"气逆"、"上气"、"哮"等。病因有外感、内伤之不同，病位在肺，有虚有实，虚则责之肺脾肾，实则多为痰饮阻滞，《素问·至真要大论》说："诸气膹郁，皆属于肺"，"诸痿喘呕，皆属于上。"本节主要论述呼吸系统常见疾病。

一、慢性支气管炎

证治：肺、脾、肾三脏虚损为此病之本，痰邪阻肺为此病之标，本虚标实，虚实夹杂，治疗应标本兼顾，补虚泻实。有时标证甚器，成为矛盾的主要方面，治疗则又必须急则治标先去其实。辨证施治分急性发作期和缓解期。

1. 急性发作期

（1）风邪所客，肺气不宣

主证：喉痒咳嗽，胸闷喘促痰多色白，鼻塞流涕，伴恶寒发热，病史两年以上，反复发作，舌质淡暗，苔白滑，脉虚数。

主方：祛风止咳汤（经验方）加减。基本处方：炙麻黄 8g、荆芥 15g、防风 15g、干姜 6g、五味子 10g、细辛 8g、桔梗 10g、金银花 30g、杏仁 10g、百部 15g、白前 15g、炙杷叶 15g、炙紫菀 15g、蝉蜕 10g、浙贝母 10g、甘草 6g。发热加生石膏 30g、知母 10g。痰多气逆加旋覆花 10g、代赭石 30g。方中麻黄、荆芥、防风、蝉蜕疏风解表；金银花清热解毒；干姜、细辛温肺化饮；细辛、五味子敛肺平喘；余药宣肺、祛痰、止咳。

（2）脾虚生痰，痰邪壅肺

主证：咳嗽痰多，胸闷气短，纳呆食减，脘痞不舒，病史两年以上，反复发作，舌质淡暗，苔厚腻，脉弦滑。

主方：苇茎汤、三子养亲汤、止嗽散加减。基本处方：苇根 30g、桃仁 10g、冬瓜子 30g、莱菔子 30g、苏子 10g、白芥子 10g、百部 15g、白前 15g、炙杷叶 15g、炙紫菀 15g、桔梗 10g、全瓜蒌 10g、半夏 10g、蝉蜕 10g、浙贝母 10g、细辛 8g、甘草 6g。方中苇根、冬瓜子、半夏清肺化痰；桃仁活血祛瘀；莱菔子、苏子、白芥子理气降逆，化痰消食；瓜蒌宽胸散结；蝉蜕、细辛祛风散邪，余药化痰止咳。

（3）肾虚不化，寒饮犯肺

主证：咳嗽痰稀，胸闷气喘，动则喘甚，颜面、下肢浮肿，病史两年以上，反复发作，舌质淡胖，苔白滑，脉沉弦。

主方：参蛤散、苓甘五味姜辛汤、止嗽散加减。基本处方：生晒参 10g、蛤蚧 2g（焙研，吞服）、茯苓 30g、干姜 6g、五味子 10g、细辛 8g、百部 15g、白前 15g、炙杷叶 15g、炙紫菀 15g、半夏 10g、全瓜蒌 10g、蝉蜕 10g、浙贝母 10g、甘草 6g。方用人参培补元气；蛤蚧补肾定喘；苓甘五味姜辛汤温肺化饮；瓜蒌宽胸散结；蝉蜕祛风逐邪；余药化痰止咳。

（4）风寒犯肺，引动宿痰

主证：咳嗽痰多，胸闷气喘，平卧咳甚，畏寒怕冷，或有发热，纳呆食减，病史两年以上，反复发作，舌质淡暗，苔白厚，脉弦紧。

主方：小青龙汤、止嗽散加减，基本处方：炙麻黄 8g、桂枝 6g、干姜 6g、五味子 10g、半夏 10g、细辛 8g、蝉蜕 10g、浙贝母 10g、百部 15g、白前 15g、炙杷叶 15g、炙紫菀 15g、桔梗 10g、金银花 30g、连翘 30g、甘草 6g。方中麻黄、桂枝、蝉蜕、细辛解表散邪；干姜、五味子、细辛温肺化饮；金银花、连翘清热解毒；余药化痰止咳。

2. 缓解期

（1）脾虚

主证：纳呆食减，脘痞不舒，体倦乏力，少气懒言，舌质淡，苔薄白滑，脉濡或虚细。

主方：五味异功散加减。基本处方：生晒参 10g、茯苓 30g、白术 10g、陈皮 10g、麦冬 15g、石斛 15g、莱菔子 30g、紫苏梗 10g、蒲公英 15g、莪术 10g、焦山楂 15g、神曲 15g、炙甘草 6g。方中四君子汤补气健脾；麦冬、石斛滋养胃阴；蒲公英清胃热以调和阴阳；陈皮、莱菔子、苏梗理气消痞；莪术、山楂、神曲消积化食。

（2）肾虚

主证：体倦乏力，腰膝酸软，动则气喘，呼吸不利，或伴颜面，四肢虚浮，舌质胖大，苔白滑，脉沉细。

主方：麦味地黄丸加减。基本处方：熟地 15g、山药 20g、山萸肉 10g、茯苓 30g、泽泻 30g、生晒参 10g、枸杞子 10g、补骨脂 10g、麦冬 15g、五味子 10g、生磁石 30g、甘草 6g。方用麦味地黄丸去丹皮加补骨脂，枸杞子补肾益精；生晒参培补元气；生磁石纳气归元。

〖提示〗 患者多以咳嗽为主诉就诊，必伴胸闷气喘，病史在两年以上者才能确诊为此病。多数痰多，个别痰并不多、老年人多发，应注意与肺癌鉴别。

治法心得：此病寒多热少，温肺化饮为有效治疗法则。

处方心得：小青龙汤、苓甘五味姜辛汤、止嗽散为有效而常用方剂，随症加减。痰多气逆加旋覆花、代赭石疗效肯定。

用药心得：细辛不独祛风散寒，止咳平喘效果很好，为治疗痰多喘促必用之品，用量6~9g，少则效差，与干姜、五味子合用最佳。荆芥、防风祛风解表，治喉痒咳嗽效果明显，不可轻视。

二、支气管哮喘

证治：此病分急性发作期、慢性持续期、缓解期。中医学认为此病的一个重要病机是肺中旧有风寒宿根，再遇风寒所客，或饮食伤胃，或情志伤肝，或劳倦伤肾，引动宿根，即会发病。宿根主要是风、寒、痰，故温肺化痰，搜风逐饮，便是一个重要治疗法则，射干麻黄汤为首选之方。临床治疗分发作期和缓解期。

1. 发作期

（1）风寒犯肺，引动宿根

主证：胸闷气喘，呼吸时有哮鸣音，遇风寒而发作，咳嗽不甚，咯白粘痰，舌质有紫气，苔薄白，脉紧数。

主方：止嗽散合射干麻黄汤加减。基本处方：射干15g、炙麻黄8g、细辛8g、干姜6g、炙紫菀15g、半夏10g、全瓜蒌10g、浙贝母10g、百部15g、白前15g、蝉蜕10g、地龙5g、甘草6g。方用射干麻黄汤温肺化痰、散邪平喘；瓜蒌宽胸散结；贝母、百部、白前化痰止咳；蝉蜕、地龙助上药疏风解痉以平喘。

（2）肝失疏泄，引动宿根

主证：胸闷气喘，呼吸时有哮鸣音，胸胁胀痛，情志不舒而引发，呛咳，痰不多，舌质正常或有瘀斑瘀点，苔薄白，脉弦。

主方：柴胡利膈汤和射干麻黄汤加减。基本处方：射干15g、炙麻黄8g、细辛8g、干姜6g、五味子10g、炙紫菀15g、柴胡10g、郁金10g、降香10g、全瓜蒌10g、香附15g、川楝子10g、青皮10g、甘草6g。方用射干麻黄汤温肺化痰，散邪平喘；柴胡疏肝，合瓜蒌宽胸散结；郁金、降香解郁；川楝子、青皮理气止痛。

（3）胃气上逆，引动宿根

主证：胸闷气喘，呼吸时有哮鸣音，饮食不慎而引发，脘腹不适，呕恶痰涎，大便不爽，喘时伴咳嗽吐痰，舌质正常，苔厚腻，脉弦滑。

主方：大柴胡汤和射干麻黄汤加减。基本处方：射干15g、炙麻黄8g、细辛8g、干姜6g、五味子10g、炙紫菀15g、半夏10g、柴胡10g、黄芩10g、大黄10g、炒枳壳10g、白芍10g、莱菔子30g、紫苏梗10g、陈皮10g、甘草

6g。方用射干麻黄汤温肺化痰，散邪平喘；大柴胡汤通腑泻浊，和胃降逆；加莱菔子、苏梗、陈皮理气；甘草和中。

（4）劳倦伤肾，引动宿根

主证：胸闷气喘，呼吸时有哮鸣音，劳累引发，全身乏力，腰酸腿软，精神不振，咳嗽吐痰，舌质淡暗，苔白滑，脉沉细数。

主方：金匮肾气丸合射干麻黄汤加减。基本处方：射干15g、炙麻黄8g、细辛8g、干姜6g、五味子10g、炙紫菀15g、半夏10g、桂枝10g、制附片10g、熟地15g、炒山药20g、山萸肉15g、茯苓30g、泽泻20g、紫石英30g、生磁石30g、甘草6g。方用射干麻黄汤温肺化痰，散邪平喘；金匮肾气丸温肾助阳，伍紫石英、生磁石纳气降逆。

2. 缓解期

此病发作期过后一如常人，但风、寒、痰宿根未除，遇到诱发因素如风寒外袭、情志所伤、饮食不慎、劳累过度等即可发作，故缓解期应尽量注意避开诱发因素，可以减少发作，延长缓解期。同时可服药治疗，要点是：解除宿根，提高机体免疫功能。为使患者便于接受治疗，可配制益气绝喘丸（经验方）常服，处方：生晒参500g、黄芪500g、白芥子400g、苏子500g、地龙500g、全蝎300g。共为细面，水丸，每次6g、一日3次，温开水送服。经济条件好者可加冬虫夏草100g。方中人参、黄芪补气培元；苏子、白芥子消痰、利气、散结；地龙、全蝎祛风解痉；冬虫夏草滋补肺肾。一年为一疗程。

【提示】 哮喘一般为寒哮，热哮不多见。发作性喘促，吸气困难，呼吸时喉中有哮鸣音为其特征。严重者端坐呼吸，张口抬肩。

治法心得：温肺化痰、降气平喘为主要治疗法则。

处方心得：发作期以射干麻黄汤为主方。缓解期用益气绝喘丸，此方控制哮喘发作效果良好。

用药心得：麻黄生用个别患者出现恶心呕吐，故用蜜炙麻黄，避免呕吐而且效果不减。细辛用量8～10g，水煎服无不良反应。紫石英温肺下气、地龙解痉平喘，方中一般要用。

寒邪化热，见发热口渴，舌红苔黄，亦用射干麻黄汤，方中加生石膏30g，知母10g、金银花30g、鱼腥草30g。

三、阻塞性肺气肿

证治：阻塞性肺气肿为一本虚标实之证，治疗应当扶正祛邪，标本兼治，临床应视邪之多少，虚之轻重，立方用药有所侧重。病情基本缓解后，补气固元，专治其本。若遇外感，标证突出，成为主要矛盾，则应急则治标，专治其实。

1. 痰壅气逆

主证：咳嗽痰多，胸闷气喘，动则喘甚，纳呆食减，脘腹撑胀，舌质淡，苔厚腻，脉弦滑。

主方：苇茎汤、苓甘五味姜辛汤、止嗽散加减。基本处方：苇根 30g、桃仁 10g、冬瓜子 30g、茯苓 30g、半夏 10g、干姜 6g、五味子 10g、细辛 8g、百部 15g、白前 15g、炙杷叶 15g、炙紫菀 15g、炒枳壳 10g、甘草 6g。方中苇根清肺胃之热，合枳壳和胃除满；桃仁活血通络以利肺气；冬瓜子、半夏、茯苓、干姜利湿祛痰；五味子敛肺，配干姜、细辛温肺化饮以平喘逆；百部、白前、枇杷叶、紫菀化痰止咳。痰多气逆，还可先服皂荚丸，每日 9g，连服 3 天，然后再服汤药。

2. 肺肾气虚

主证：咳喘基本缓解，痰已不多，全身疲乏无力，活动后气不接续，恶风易感，舌质淡，苔薄白，脉细。

主方：参蛤散合玉屏风散加减。基本处方：生晒参 10g、蛤蚧粉 2g（吞服）、熟地 15g、山萸肉 10g、黄芪 30g、白术 10g、防风 10g、枸杞子 10g、甘草 6g。方中人参补气；蛤蚧补肾定喘；熟地、山萸肉、杞子补肾益精；玉屏风散补气固表。若自汗加五味子 10g、白芍 30g、生龙骨 30g、生牡蛎 30g。

3. 重感外邪

主证：咳嗽痰多、胸闷气喘、咽干喉痛，恶寒发热，舌质正常或边尖红，苔白厚或黄腻，脉滑数。

主方：银翘散合止嗽散加减。基本处方：金银花 30g、连翘 30g、桔梗 10g、鱼腥草 30g、蝉蜕 10g、桑叶 15g、浙贝母 10g、干姜 6g、细辛 8g、百部 15g、炙杷叶 15g、炙紫菀 15g、全瓜蒌 10g、甘草 6g。发热加生石膏 30g、知母 10g。方中金银花、连翘、鱼腥草清热解毒；桑叶、蝉脱疏风解表；苇根清热；桔梗、瓜蒌化痰散结；干姜、细辛温肺化饮；百部、白前、枇杷叶、紫菀祛痰止咳。

【提示】　治法心得：祛痰补肾为主要治疗法则。

处方心得：皂荚丸为祛痰圣药，发作期应用。制法：取猪牙皂水浸一宿，去皮弦，磨面，炼蜜为丸，每丸重 9g，每日空腹服一丸，可连服三天，痰随大便或呕吐物而出。益气补肾丸（经验方）缓解期应用，处方：生晒参 500g、连翘 500g、黄芪 500g、炒枳实 400g、枸杞子 500g、蛤蚧一对，共为细面，水丸，每次 6g，一日 3 次，经济条件好者方内还可加冬虫夏草 50g。

四、慢性肺源性心脏病

慢性肺源性心脏病简称肺心病，多发于慢性支气管炎、肺气肿的后期，因肺动脉高压，导致右心室肥厚、扩张和衰竭。中医学分属于喘证和痰饮证范畴，宜从痰饮辨证施治。

证治：此病的病机是本虚标实。虚则元气不足，心肾阳衰是为本。标实有二：早期痰饮停留，气机受阻；晚期又添瘀血阻滞，血行不畅。《金匮要略》说："病痰饮者，当以温药和之。心下有痰饮，胸胁支满，目眩，苓桂术甘汤主之。"

1. 心肾阳虚，痰饮停滞

主证：咳嗽痰多，胸闷气喘，动则喘甚，心悸不安，颜面并双足水肿，畏寒怕冷，脘痞纳呆，舌质淡暗，苔白滑，脉沉细。

主方：真武汤、苓甘五味姜辛汤、三子养亲汤加减。基本处方：制附片10g、桂枝10g、茯苓30g、白术10g、干姜6g、五味子10g、细辛8g、葶苈子15g、全瓜蒌10g、百部15g、白前15g、炙紫菀15g、炒枳壳10g、莱菔子30g、苏子10g、白芥子10g、甘草6g。方中附子、桂枝温阳化气；茯苓、白术健脾利湿；干姜、细辛温肺化饮；百部、白前、紫菀化痰止咳；枳壳、莱菔子消胀除满；葶苈子、苏子、白芥子消痰下气平喘；五味子敛肺固本；瓜蒌宽胸散结。

2. 水气凌心，肺失宣降

主证：胸闷喘促，动则喘甚，颜面虚浮，心悸怔忡，头痛眩晕，失眠多梦，舌质暗，苔白滑，脉弦滑。

主方：苓桂术甘汤、苓甘五味姜辛汤、五苓散加减。基本处方：茯苓30g、桂枝20g、白术10g、猪苓30g、泽泻20g、车前子30g、五味子10g、干姜6g、细辛8g、葶苈子15g、全瓜蒌10g、炒枳实10g、降香10g、甘草6g。方用苓桂术甘汤加干姜、细辛温化痰饮；五苓散加车前子温阳利水；五味子滋肾敛肺；葶苈子泻肺平喘；瓜蒌、枳实、降香宽胸下气；重用桂枝合甘草温阳通脉。

3. 瘀血阻滞，心脉不畅

主证：胸闷气喘，动则喘甚，胸胁疼痛，口唇爪甲紫暗，心悸怔忡，颜面及下肢水肿，舌质暗，苔腻，脉细数。

主方：血府逐瘀汤合苓甘五味姜辛汤加减。基本处方：当归10g、川芎10g、生地30g、白芍30g、桃仁10g、红花10g、炒枳壳10g、川牛膝20g、地龙15g、茯苓30g、五味子10g、干姜6g、细辛8g、桂枝15g、葶苈子15g、甘草6g、胸胁痛甚加丹参30g、生山楂20g。方中当归、川芎、桃仁、红花活血化瘀；生地、白芍养血敛阴；牛膝、地龙活血通络；枳壳理气合葶苈子泻肺平喘；苓甘五味姜辛汤温肺化饮；桂枝、甘草温通心阳。

4. 元气虚衰，痰蒙清窍

主证：呼吸困难，心悸怔忡，倦怠乏力，精神恍惚，头痛眩晕，呕恶不眠，舌质淡暗，苔腻，脉细数。

主方：生脉散合导痰汤加减。基本处方：生晒参 10g、麦冬 15g、五味子 10g、地龙 15g、细辛 8g、茯苓 30g、半夏 10g、陈皮 10g、炒枳壳 10g、竹茹 30g、钩藤 30g、菊花 15g、生龙骨 30g、生牡蛎 30g、生磁石 30g、珍珠母 30g、天南星 10g、石菖蒲 10g、甘草 6g。方用生脉饮补气强阴；导痰汤加石 菖蒲化痰开窍；细辛、地龙温肺平喘；地龙合钩藤、菊花平肝息风清头目；龙骨、牡蛎、磁石、珍珠母镇静安神。

〖提示〗 治法心得：温阳利水为治疗重点。

处方心得：苓甘五味姜辛汤、五苓散是常用之方。

用药心得：桂枝强心通脉，为必用之品，用量 15～20g，葶苈子泻肺定 喘，用量 15～20g，地龙通络平喘，用量 15～20g，各证型均可在主方中加入。

五、癔病性呼吸困难

此病多见于中青年女性，与情感变化、紧张、恐惧、过度疲劳有关。

主证：突然胸部憋闷，继之呼吸不畅，呼吸浅快或过度换气，手足搐搦 或瘫软，沉默不语，可伴牙关紧闭，望舌困难，舌质正常，苔薄白，脉弦数。

主方：柴胡利膈汤加减，基本处方：柴胡 10g、郁金 10g、降香 10g、全 瓜蒌 10g、香附 15g、青皮 10g、炒枳实 10g、生龙骨 30g、生牡蛎 30g、百合 15g、麦冬 15g、甘草 6g。

〖提示〗 癔病性呼吸困难属于精神一类疾病，暗示可以缓解或加重病情，环境宜安静，周围人员不宜过度慌乱。

第二节 咳 嗽

呼吸系统的诸多疾病均可出现咳嗽的症状，中医学泛称"咳嗽"，其病位 在肺，与五脏六腑均有关系，《素问·咳论》说："五脏六腑皆令人咳，非独 肺也。"外感六淫、劳倦内伤，都是常见的发病原因。

一、慢性咽炎

此病的主要临床表现是咽部刺激感，咽痒干咳，声音易疲劳，打鼾。中 医学属于喉痹的范畴。

证治：咽与喉相邻，极易受外邪侵袭，风、热、燥邪为常见病因，因寒 所客亦易化热，同时，热邪又易伤阴，故对此病的治疗应着眼于祛风清热，养阴润燥。

1. 风热犯肺

主证：咽干咽痒、灼热、微痛，轻咳，无痰，咽部有异物感，反复发作，咽峡轻微干红，舌质尖红，苔薄白燥，脉浮数。

主方：银翘散加减。基本处方：金银花 30g、连翘 30g、牛蒡子 10g、竹叶 15g、薄荷 10g、桔梗 10g、苇根 30g、元参 30g、麦冬 15g、蝉蜕 10g、浙贝母 10g、射干 15g、甘草 6g。方中银花、连翘清热解毒；竹叶、苇根清热泻火；薄荷、蝉蜕疏散风热；牛蒡子、射干、清热利咽；元参、麦冬滋阴润燥；浙贝母、桔梗止咳；甘草调和诸药。

2. 热毒伤阴

主证：咽痒，干咳，口咽干燥，咽部有异物感，咽峡干红，纳呆食减，大便秘结，舌质红，无苔或苔剥，脉滑数。

主方：利咽汤（经验方）加减。基本处方：金银花 30g、连翘 30g、蝉蜕 10g、僵蚕 10g、麦冬 15g、石斛 15g、元参 30g、浙贝母 10g、百部 15g、白前 15g、大黄 6g、甘草 6g。方中银花、连翘清热解毒；蝉蜕、僵蚕疏风利咽；元参、麦冬、石斛养阴润燥；浙贝母、百部、白前止咳；大黄通腑泻热；甘草调和诸药。

3. 肺肾阴虚

主证：咽干，咽喉有刺激感，干咳，咳甚咯血，手足心热，大便秘结，舌质红，无苔或少苔，脉细数。

主方：两地汤加味。基本处方：生地 30g、地骨皮 20g、元参 30g、麦冬 15g、白芍 10g、阿胶 10g、沙参 15g、蝉蜕 10g、浙贝母 10g、甘草 6g。方用两地汤加沙参滋阴养血；蝉蜕、浙贝母祛风止咳；甘草调和诸药。

〔提示〕　治法心得：祛风清热、养阴润燥为治疗要点。

处方心得：利咽汤（经验方）为主方，各证型均可以此方加减应用。

用药心得：荆芥、防风祛风利咽，咽痒者必用。麦冬、石斛、元参养阴润燥，咽干灼热用之有效。金银花、鱼腥草清热解毒，用于咽红咽痛。咽喉异物感用大黄、蝉蜕，大黄用量 6～8g，轻用清热利咽，重用泻下。

二、喉炎

喉炎的主要临床表现有：发热，喉痛，声嘶，咳嗽，痰粘而不易咳出。中医学称为"喑"，亦可包含在广义的喉痹之中。

证治：中医学认为，喉为肺之门户，外邪所客从皮毛和鼻喉而入，喉又为君相二火之地，极易化热，临床所见，热证居多，或风热，或热毒，虚证亦多阴虚火旺，故其治疗大法应为清热解毒，养阴泻火。

1. 三焦热盛

主证：恶寒发热，喉痛音哑，喉中有粘痰，不易咯出，轻微咳嗽，大便秘结，舌质红，苔薄黄，脉数。

主方：升降散加味。基本处方：僵蚕 10g、姜黄 10g、蝉蜕 10g、大黄 10g、金银花 30g、连翘 30g、木蝴蝶 10g、青果 15g、麦冬 15g、元参 30g、射干 15g、浙贝母 10g、甘草 6g。方用升降散疏风泻三焦郁热；银花、连翘清热解毒；木蝴蝶、青果利喉开音；麦冬、元参滋阴润燥；射干、浙贝母清热化痰；甘草调和诸药。

2. 热毒伤阴

主证：声嘶音哑，喉咙干燥灼热，轻微疼痛，干咳无痰，口干不欲食，可伴便秘溲赤，舌质红，苔剥，脉滑数。

主方：利咽汤（经验方）加减。基本处方：金银花 30g、连翘 30g、蝉蜕 10g、僵蚕 10g、麦冬 15g、石斛 15g、元参 30g、浙贝母 10g、木蝴蝶 10g、青果 15g、射干 15g、甘草 6g。便秘加大黄 8g。方中银花、连翘清热解毒；蝉蜕、僵蚕疏风利喉；麦冬、石斛、元参养阴；木蝴蝶、青果利喉开音；射干、浙贝母清热止咳；甘草调和诸药。

3. 肺肾阴虚

主证：声嘶喑哑、喉咙干燥，有异物感，干咳，可伴咯血，腰腿酸软，手足心热，舌质嫩红，苔少或无苔，脉细数。

主方：两地汤加味。基本处方：生地 30g、地骨皮 15g、元参 30g、麦冬 15g、龟甲 10g、沙参 15g、阿胶 10g、白芍 10g、木蝴蝶 10g、青果 15g、射干 15g、浙贝母 10g、甘草 6g。方用两地汤加龟甲、沙参滋阴养血；木蝴蝶、青果利喉开音；射干、贝母清热止咳；甘草调和诸药。

【提示】　治法心得：清热泻肺、疏风养阴为治疗大法。

处方心得：利咽汤为通治之方。

用药心得：疏风用蝉蜕、僵蚕；清热泻肺用金银花、大黄；养阴用麦冬、石斛、元参；开音用木蝴蝶、青果。喑哑重者，除内服药外，可用木蝴蝶、青果各 5g，水煮，用药液热气吸入。

三、急性气管-支气管炎

证治：外邪犯肺，肺失宣肃，属新病，实证，外邪以风、寒、热为主，可兼燥、兼湿。此病如在早期不能治愈，风寒亦易化热，治应宣肺解毒、清热化痰。

1. 风寒犯肺

主证：初起鼻塞流清涕，喉痒咳嗽，无痰或痰少不易咯出，可伴恶寒发热，体温不超过 38℃，继之咳吐白色清稀痰，舌质正常，苔薄白，脉小紧。

主方：麻黄汤合止嗽散加减，基本处方：炙麻黄 8g、桂枝 6g、杏仁 10g、甘草6g、百部18g、白前15g、炙杷叶15g、炙紫菀15g、桔梗10g、荆芥10g、橘红10g、蝉蜕10g、浙贝母10g、板蓝根30g、细辛8g、干姜6g。方用麻黄汤宣肺解表；止嗽散加贝母、枇杷叶化痰止咳；用蝉蜕增强祛风之力；板蓝根清热解毒；细辛、干姜温肺化饮。

2. 风热犯肺

主证：初起鼻塞流浊涕，咽干咽痛，咳嗽痰不多，可伴发热，继之咳嗽吐黄痰、舌质尖红，苔薄黄、脉数。

主方：桑菊饮合止嗽散加减，基本处方：桑叶15g、菊花15g、薄荷10g、桔梗10g、连翘30g、金银花30g、杏仁10g、苇根30g、百部15g，白前15g、炙杷叶15g、炙紫菀15g、桔梗10g、蝉蜕10g、浙贝母10g、板蓝根30g、细辛8g、甘草6g。方用桑菊饮疏风清热，合止嗽散化痰止咳；止嗽散去辛温之荆芥，无湿痰故去陈皮，加蝉蜕、浙贝母、杷叶增强疏风止咳之力；金银花、板蓝根清热解毒；细辛虽然辛温，在大队清热药中无碍，有助于止咳平喘。

3. 痰热壅肺

主证：咳嗽吐黄痰，量较大，胸闷气短，喉痒咽痛，或伴音哑，或伴发热、体温不超过38℃，舌质红，苔黄较厚，脉滑数。

主方：麻杏石甘汤、苇茎汤、止嗽散加减。基本处方：炙麻黄8g、杏仁10g、生石膏30g、甘草6g、苇根30g、桃仁10g、冬瓜子30g、百部15g、白前15g、炙杷叶15g、炙紫菀15g、桔梗10g、橘红10g、全瓜蒌10g、金银花30g、连翘30g、浙贝母10g、细辛8g。发热加知母10g。方中麻杏石甘汤清热宣肺；苇茎汤清肺化痰；止嗽散化痰止咳；金银花、连翘清热解毒；瓜蒌宽胸散结；枇杷叶、浙贝母、细辛加强止咳之力。

【提示】 处方心得：麻杏石甘汤和止嗽散可作为通治之方，寒证明显加荆芥15g、防风15g、干姜6g、五味子10g。经验方祛风止咳汤随症加减可作为主方应用。

用药心得：细辛辛温，发散风寒，温肺化饮，且止咳平喘作用显著，风寒风热均可应用，用量一般6～8g。喉痒咳嗽必用荆芥、防风。

四、支气管扩张

此病是一个支气管的慢性化脓性疾病，临床表现以反复发作的咳嗽，吐大量脓性痰、咯血为特征。原因多为年幼时支气管肺炎，导致支气管阻塞、组织破坏而形成。中医学可将此病隶属于咳嗽、咯血范畴。

证治：此病的基本病机是本虚标实，虚则责之五脏，实则责之六腑。治疗应分咳痰和咳血二证。咳嗽痰多或痰中带血丝，以止咳祛痰为主，咳血明显而量大则按咳血论治。

1. 痰邪壅肺

主证：咳嗽，吐白色黏液或脓性痰，量大，胸闷气喘，反复发作，纳呆食减，舌质暗，苔厚腻，脉弦滑。

主方：苇茎汤、苓甘五味姜辛汤、止嗽散加减。基本处方：苇根 30g、桃仁 10g、冬瓜子 30g、茯苓 30g、半夏 10g、干姜 6g、五味子 10g、细辛 8g、百部 15g、白前 15g、炙杷叶 15g、炙紫菀 15g、桔梗 10g、浙贝母 10g、大黄 8g、甘草 6g。发热去干姜、五味子，加金银花 30g、连翘 30g、生石膏 30g。方中半夏、冬瓜子、桔梗祛痰；苇根清肺热；大黄通腑泻热：干姜、细辛、五味子温肺化痰；桃仁活血化瘀；茯苓利湿，配甘草和中；百部、白前、枇杷叶、紫菀、贝母止咳。

咳嗽吐痰控制后扶正固本，方用参芪饮（经验方），处方：生晒参 10g、枸杞子 10g、仙灵脾 10g、黄芪 30g。水煎服，每日 1 剂，连服 1～2 个月。

2. 肺络损伤

主证：咳嗽痰多，咯血，胸闷气短，疲乏无力，舌质暗，苔黄腻，脉弦数。

主方：凉膈散合止咳散加减。基本处方：大黄 10g、黄芩 10g、栀子 10g、连翘 30g、茜草 10g、降香 10g、仙鹤草 15g、牛膝炭 20g、蒲黄炭 10g、生龙骨 30g、生牡蛎 30g、百部 15g、白前 15g、炙杷叶 15g、炙紫菀 15g、浙贝母 10g、甘草 6g。方中大黄、黄芩、栀子、连翘清热宁血：降香活血降气；茜草、仙鹤草、牛膝炭、蒲黄炭止血；龙骨、牡蛎固涩潜降；百部、白前、枇杷叶、紫菀、贝母化痰止咳；甘草调和诸药。

咳嗽咯血控制后扶正固本，方用参芪固本汤（经验方），处方：生晒参 10g、黄芪 30g、当归 10g、阿胶 10g。水煎服，每日 1 剂，连服 1～2 个月。

【提示】　发病年龄较慢性支气管炎患者年轻，多有幼年咳嗽病史，咯吐脓性痰、咯血为特征。

处方心得：止嗽散为主方，咯痰合苇茎汤，咯血合凉膈散。

用药心得：茜草、降香、牛膝炭、蒲黄炭为治疗本病咯血的必用之品。蓝云祥先生对咯血量大者惯用白茅根 500g 炒枯，煮水煎药。

五、肺脓肿

此病是由多种病原菌引起的肺部化脓性炎症，主要临床表现是急性发病，寒战高热，咳嗽，吐大量脓臭痰或带血，胸闷胸痛。中医学称为肺痈。

证治：本病为热毒客肺，壅结成脓，早期为实，晚期多虚或虚实夹杂。故前期治疗应以清热解毒，祛痰排脓为主，辨证立方时可考虑到脏实泻腑法，肺病治大肠，通腑以泻热，使邪热毒邪从下而解。疾病的后期多兼伤阴耗气，应注意扶正以祛邪。

1. 肺热壅盛期

主证：寒战高热，咳嗽吐痰，胸闷气促，头痛身楚，舌质边尖红，苔黄，脉洪数。

主方：四合汤加味。基本处方：桑叶 15g、菊花 15g、柴胡 15g、黄芩 15g、金银花 50g、连翘 30g、生石膏 30g、知母 10g、寒水石 30g、蝉蜕 10g、浙贝母 10g、百部 15g、白前 15g、板蓝根 30g、甘草 6g。方中桑叶、菊花、蝉蜕疏风解表；柴胡、黄芩清解少阳；金银花、连翘、板蓝根清热解毒；石膏、寒水石、知母清热泻火；贝母、百部、白前化痰止咳；甘草调和诸药。

2. 成痈期

主证：寒战高热，咳嗽吐黄痰，或痰中带血，胸闷胸痛，呼吸气促，腹胀不食，便秘溲赤，舌质红，苔黄燥，脉洪数。

主方：五味消毒饮合凉膈散加减。基本处方：金银花 50g、连翘 30g、蒲公英 30g、地丁 20g、鱼腥草 30g、大黄 10g、芒硝 6g、竹叶 15g、栀子 10g、黄芩 10g、生石膏 50g、寒水石 30g、知母 10g、甘草 6g。方用五味消毒饮清热解毒，鱼腥草代天葵草解毒之力更强，且有止痛的作用；凉膈散清热泻火；石膏、知母、寒水石清气分实热。

3. 溃脓期

主证：高热汗出，咳嗽气喘，咯吐脓痰，量大，或痰中带血，恶心不欲食，舌质红，苔黄腻，脉滑数。

主方：五味消毒饮合苇茎汤加减。基本处方：金银花 30g、连翘 30g、蒲公英 15g、地丁 15g、鱼腥草 30g、苇根 30g、薏苡仁 30g、桃仁 10g、冬瓜子 30g、桔梗 10g、天花粉 20g、生石膏 30g、知母 10g、浙贝母 10g、百部 15g、白前 15g、地龙 15g、甘草 6g。方用五味消毒饮清热解毒；苇茎汤合桔梗、天花粉清肺化痰，消瘀排脓；石膏、知母清热泻火；贝母、百部、白前化痰止咳；地龙解痉平喘。

4. 恢复期

主证：低热不退，午后热甚，咳嗽，痰量减少，全身乏力，心悸气喘，口干不欲食，舌质红，苔少而干，脉细数。

主方：青蒿鳖甲汤合止嗽散加减。基本处方：青蒿 15g、鳖甲 10g、生地 30g、丹皮 10g、知母 10g、地骨皮 15g、浙贝母 10g、百部 15g、白前 15g、炙杷叶 15g、炙紫菀 15g、麦冬 15g、石斛 15g、生石膏 30g、甘草 6g。方用青蒿鳖甲汤加地骨皮、石膏滋阴透热；百部、白前、枇杷叶、紫菀、贝母化痰止咳；麦冬、石斛滋阴。心悸气短严重者加生晒参、五味子培补元气。

【提示】　急性起病，开始即出现气分实热症状，寒战高热、胸闷气促为其特点。

治法心得：清热解毒、通腑泄肺为有效治法。肺与大肠相表里，脏实泻腑，成痈期和溃脓期均可佐用泻下法治疗。

处方心得：五味消毒饮、凉膈散为有效方剂。

用药心得：金银花要重用，至少用100g。生石膏50～100g，合用寒水石、知母，退热效佳。大黄通腑泄热，治疗此病不可忽略。

六、肺癌

证治：肺癌的病机是整体气血不足，局部邪气之实，因此治疗原则应当培补正气，攻逐邪气。邪气是由火热毒邪与气血结聚而成，故攻邪应着眼于清热解毒，理气破瘀。扶正主要是补气养血。病之初期以攻邪为主，中后期应攻补兼施。攻邪用清热破瘀煎（经验方），基本处方：连翘30g、山慈菇10g、半枝莲30g、三棱10g、莪术10g、急性子10g、全瓜蒌10g、郁金10g、炒枳实10g、鳖甲10g。扶正宜参芪四物汤加减，基本处方：生晒参10g、黄芪30g、当归10g、白芍10g、生地30g、龟甲10g、枸杞子15g、炙甘草6g。以上两方可在辨证施治的基础上，配合主方应用。

1. 痰邪郁肺

主证：咳嗽痰多，胸闷气喘，心悸头晕，颜面虚浮，舌质有紫气，苔厚腻，脉弦滑。

主方：苇茎汤合止嗽散加减。基本处方：苇根30g、桃仁10g、冬瓜子30g、炒莱菔子30g、苏子10g、半夏10g、陈皮10g、全瓜蒌10g、连翘30g、三棱10g、莪术10g、百部15g、白前15g、炙杷叶15g、炙紫菀15g、桔梗10g、浙贝母10g、甘草6g。方中苇根清肺热；连翘清热解毒；桃仁、三棱、莪术活血破积；冬瓜子、半夏化痰；莱菔子、苏子、陈皮下气平喘；瓜蒌宽胸散结；余药化痰止咳。

2. 气滞血瘀

主证：胸部憋闷，疼痛，气喘，咳嗽，痰中带血或咯血，面色晦暗，舌质暗，苔腻，脉弦或细涩。

主方：利膈汤合血府逐瘀汤加减。基本处方：全瓜蒌10g、郁金10g、降香10g、香附15g、川楝子10g、当归10g、川芎10g、生地30g、白芍30g、桃仁10g、红花10g、柴胡10g、牛膝炭20g、蒲黄炭10g、仙鹤草15g、连翘30g、甘草6g。方中柴胡、郁金疏肝解郁；香附、川楝子理气止痛；瓜蒌宽胸散结；当归、川芎、降香、桃仁、红花活血化瘀；白芍、生地凉血养血；牛膝炭、蒲黄炭、仙鹤草止血；连翘清热解毒；甘草调和诸药。

3. 肺胃热盛

主证：咳嗽气短，吐黄痰或痰中带血，发热，午后热甚，大便秘结，小便短赤，舌质暗红，苔黄、脉数。

主方：凉膈散加减。基本处方：连翘30g、金银花30g、栀子10g、黄芩10g、生石膏30g、竹叶15g、大黄10g、知母10g、蝉蜕10g、浙贝母10g、全瓜蒌10g、降香10g、甘草6g。方中金银花、连翘清热解毒；栀子、黄芩、石膏、知母、竹叶清热泻火；蝉蜕疏风；贝母止咳；大黄通腑泻热；降香化瘀宁血；瓜蒌宽胸散结；甘草调和诸药。

4. 脾胃气虚

主证：纳呆食少，脘腹撑胀，恶心气逆，口干泛酸，肌肤消瘦，气短乏力，舌质淡暗，苔剥或无苔，脉细数。

主方：四君子汤合陈皮饮加减。基本处方：生晒参10g、北沙参10g、茯苓30g、白术10g、陈皮10g、炒莱菔子30g、紫苏梗10g、炒枳壳10g、麦冬15g、石斛15g、三棱10g、莪术10g、连翘30g、甘草6g。烧心泛酸加黄连10g、吴茱萸2g。方用四君子汤补气健脾；麦冬、石斛滋养胃阴；陈皮、莱菔子、苏梗、枳壳理气消胀除满；三棱、莪术消积；连翘清热解毒。

〖提示〗 老年咳嗽、气喘，痰中带血应想到此病，做胸部影像学检查。

治法心得：解毒破积，补气养血交替使用。

处方心得：清热破瘀煎随证加减，可作为治疗此病的主方。

用药心得：三棱、莪术、鳖甲、急性子，各证型均宜在主方中加入。连翘解毒破瘀，用量30～60g。

七、肺炎

证治：此病属于风温，病位在肺，前期发展变化不离卫气。疾病过程中易伤阴，但很少出现营血症状，如失于治疗，可发生亡阳或气脱而危及生命，故其治疗的最佳时期是卫气阶段，如在此阶段不能治愈，就应注意伤阴或出现变证，甚至亡阳的发生。此病的病因是风热毒邪，病机是肺失宣降，痰热壅滞。主要症状是发热、咳嗽、咯痰、喘促，因此，清热解毒，祛痰止咳，宣肺平喘是必不可少的治疗法则。

1. 肺卫受邪

主证：恶寒发热，咽喉干痛，咳嗽气促，头痛身楚，舌质边尖红，苔薄白而燥或薄黄，脉数。

主方：桑菊饮合银翘散加减。基本处方：桑叶15g、菊花15g、金银花30g、连翘30g、杏仁10g、桔梗10g、苇根30g、竹叶15g、蝉蜕10g、浙贝母10g、生石膏30g、知母10g、板蓝根30g、甘草6g。方中金银花、连翘、板蓝根清热解毒；桑叶、菊花、蝉蜕疏风解表；桔梗、杏仁、贝母宣肺止咳；石膏、知母、苇根、竹叶清热透邪；甘草调和诸药。

2. 卫气同病

主证：寒战高热，咳嗽吐黄痰，胸闷气促，头痛，全身酸楚，舌质边尖红，苔黄，脉滑数。

主方：银翘散合麻杏石甘汤加减。基本处方：金银花30g、连翘30g、桔梗30g、竹叶15g、鱼腥草30g、炙麻黄8g、杏仁10g、生石膏50g、知母10g、寒水石30g、蝉蜕10g、浙贝母10g、百部15g、白前15g、细辛8g、甘草6g。方中金银花、连翘、鱼腥草清热解毒；蝉蜕、麻黄、细辛疏风解表，宣肺平喘；石膏、苇根、竹叶、知母、寒水石清气分之热；贝母、桔梗、杏仁、百部、白前祛痰止咳；甘草调和诸药。

3. 气分热盛

主证：壮热，口鼻气热，咳嗽吐黄痰，或痰中带血，口渴，胸闷气喘，恶心不欲食，大便秘结，舌质红，苔黄燥，脉洪数。

主方：凉膈散合白虎汤加减。基本处方：大黄10g、芒硝8g、栀子10g、连翘30g、金银花30g、黄芩10g、生石膏50g、知母10g、竹叶15g、苇根30g、寒水石30g、炒枳壳10g、麦冬15g、天花粉15g、浙贝母10g、细辛8g、百部15g、白前15g、甘草6g。方中金银花、连翘、黄芩清热解毒；大黄、芒硝通腑泻热；石膏、知母、寒水石、竹叶、苇根清气分实热；麦冬、天花粉养阴护津；枳壳理气除满；贝母、百部、白前化痰止咳；细辛化饮平喘；甘草调和诸药。

4. 蕴热成脓

主证：壮热，咳嗽吐脓痰，胸闷胸痛，呼吸困难，脘腹撑胀，大便秘结，舌质红，苔黄腻，脉洪数。

主方：苇茎汤合五味消毒饮加减。基本处方：苇根30g、桃仁10g、冬瓜子30g、桔梗10g、金银花50g、连翘30g、蒲公英15g、地丁15g、天花粉20g、生石膏50g、知母10g、寒水石30g、大黄10g、全瓜蒌10g、细辛8g、炒枳壳10g、甘草6g。方中金银花、连翘、公英、地丁清热解毒；苇根、石膏、知母、寒水石清气分实热；桃仁、冬瓜子、桔梗、花粉化痰祛瘀排脓；瓜蒌宽胸散结；细辛化饮平喘；枳壳消胀除满；甘草调和诸药。

5. 邪热伤阴

主证：低热不退，咳嗽吐黄痰，量不多，或痰中带血，口干，不欲食，便秘溲赤，舌质红，无苔或苔薄，脉细数。

主方：两地汤合止嗽散加减。基本处方：生地30g、地骨皮20g、元参30g、麦冬15g、白芍30g、阿胶10g、浙贝母10g、百部15g、白前15g、炙杷叶15g、炙紫菀15g、金银花30g、连翘30g、青蒿15g、龟板10g、鳖甲10g、甘草6g。方中生地、元参、麦冬、白芍养阴；地骨皮、青蒿、龟板、鳖甲退虚热；阿胶养血止血；金银花、连翘清热解毒；贝母、百部、白前、紫菀、化痰止咳；甘草调和诸药。

6. 元气虚脱

主证：体温骤降，冷汗出，呼吸微弱，心悸不安，意识模糊，舌质淡暗，苔剥或无苔，脉微细。

主方：生脉散加味。基本处方：生晒参或红参 10g、麦冬 15g、五味子 10g、山萸肉 10g。汗多加生龙骨 30g、生牡蛎 30g。方用人参大补元气；麦冬养阴；山萸肉、五味子涩精固脱；龙骨、牡蛎敛汗。如身冷厥逆，加制附片 10g、干姜 6g，回阳救逆。

【提示】 治法心得：除宣肺解表、清热解毒外，通腑泻肺为不可忽视的治法。

处方心得：麻杏石甘汤、凉膈散为治疗此病的主方。

用药心得：疏风解表主药用桑叶、薄荷、蝉蜕。清热解毒主药用金银花、连翘、板蓝根。退热主药用生石膏、知母、寒水石。止咳主药用百部、白前、贝母、桑白皮。泻下通腑主药用大黄。

第三节 鼻塞流涕

鼻塞流涕是一个常见的感冒症状，乃鼻腔黏膜或鼻窦炎症的表现，一般初为病毒感染，日久可继发细菌感染，一年四季均可发生，冬春季节发病率高，在校儿童最易罹患。中医学称此病为伤风，属于时气病之范畴，病因多为感受风寒乖戾之气。六气皆可化火，此病不但风热具多，而且寒邪亦易化热，故其治疗应以疏风解表，清热宣肺为重点，即便是风寒所客，在辛温解表剂之中，亦应酌加清热之品。

一、上呼吸道感染（普通感冒）

上呼吸道指鼻、咽和喉。急性感染多由病毒引起，少数由病毒合并细菌感染。一般临床症状为：鼻塞，流涕，喷嚏，咽干，咽痛，流泪，发热或不发热，咽部黏膜充血或伴咽痒微咳。若合并细菌感染则鼻流脓性涕，高热，血白细胞增高。此病包括现代医学之急性鼻炎、咽炎、扁桃体炎等。中医学称之谓伤风、伤寒，《丹溪心法》提出了"感冒"，得到后世医家的认同并进一步发挥。由于风为百病之长，寒、热、湿、燥多随风邪而侵犯人体，故感冒一病随季节气候的变化又有风寒、风热、风湿、风燥之不同。同时诸邪还可合并侵犯机体，使之出现复杂的证候。

证治：上呼吸道感染中医谓之感冒，又称普通感冒，是与时行感冒区别而言。时行感冒乃戾气所为，传染性很强，西医谓之流行性感冒。普通感冒乃感受风热、风寒之邪，病在肺卫，可夹湿、夹燥。由于五运六气有所更，环境气候有所变，目前感冒属风热者居多（多数风寒感冒在就诊时亦已化热），视风、热孰多孰少，在卫、在气之不同而辨证施治。卫分证可分风盛于热和热盛于风。气分证常见风热弥漫和肺经郁热。立方用药视兼夹寒湿燥之不同而随证加减。

1. 卫分证

辨证的要点是：恶寒，鼻塞流涕，咽干，微咳，不发热或低热，全身症状不明显或有轻微不舒。

(1) 风盛于热

主证：鼻塞流涕，鼻涕清稀，喷嚏，流泪，咽痒微咳，不发热或有轻微低热，体温不超过 37.5℃，舌质正常，苔薄白，脉浮滑。

主方：桑菊饮加减。基本处方：桑叶 15g、菊花 15g、薄荷 10g、连翘 30g、金银花 30g、桔梗 10g、杏仁 10g、白蒺藜 30g、板蓝根 30g、炙麻黄 8g、白芷 15g、蝉蜕 10g、甘草 6g，低热加生石膏 30g、知母 10g。方中桑叶、菊花、蝉蜕、薄荷疏风清热；麻黄、白芷疏风解表；金银花、连翘、板蓝根清热解毒；桔梗、杏仁宣肺止咳；白蒺藜、菊花祛风明目；甘草调和诸药。

(2) 热盛于风

主证：鼻塞流浊涕，咽干咽痛，头痛，咽痒微咳，无热或低热，体温不超过 38℃，舌质尖红，苔薄黄，脉数。

主方：麻杏石甘汤合银翘散加减。基本处方：炙麻黄 8g、杏仁 10g、生石膏 30g、薄荷 10g、金银花 30g、连翘 30g、板蓝根 30g、桔梗 10g、苇根 30g、元参 30g、麦冬 15g、蝉蜕 10g、桑叶 15g、菊花 15g、甘草 6g。发热加知母 10g，咳加浙贝母 10g。方中麻黄、杏仁宣肺解表；石膏、薄荷、桑叶、菊花、苇根、蝉蜕疏散风热；金银花、连翘、板蓝根清热解毒；桔梗、杏仁宣肺止咳；元参、麦冬清热养阴；甘草调和诸药。

2. 气分证

辨证的要点是：恶热，咽干咽痛，口鼻气热，发热明显或有高热，全身症状较重。

(1) 风热弥漫

主证：鼻塞流黄涕或脓性涕，咽痛头痛，发热或高热，体温超过 38℃，口鼻气热，全身乏力，肢节酸楚，舌尖红、苔黄或白燥、脉滑数。

主方：四合汤（经验方）加味。基本处方：金银花 30g、连翘 30g、桑叶 15g、菊花 15g、生石膏 30g、知母 10g、柴胡 15g、黄芩 15g、薄荷 10g、蝉蜕 10g、元参 30g、板蓝根 30g、秦艽 10g、甘草 6g。高热加寒水石 30g。方中金银花、连翘、板蓝根、黄芩清热解毒；桑叶、蝉蜕、菊花、薄荷、柴明疏风清热；石膏、知母清气分热；元参清热凉血；秦艽利湿；甘草调和诸药。

（2）肺经郁热

主证：咽喉肿痛，扁桃本增大，色红或见白腐脓点，高热、头痛身痛，不欲饮食，舌质红，苔黄燥，脉洪数。

主方：升降散加味。基本处方：蝉蜕 10g、僵蚕 10g、姜黄 10g、大黄 10g、金银花 30g、连翘 30g、山豆根 10g、元参 30g、生石膏 30g、知母 10g、寒水石 30g、苇根 30g、甘草 6g。方用升降散加石膏、知母、寒水石、苇根清泄气分实热；金银花、连翘、山豆根清热解毒；元参清热凉血；甘草调和诸药。

〖提示〗　处方心得：卫分证桑菊饮、银翘散为主。气分证四合汤效捷。

用药心得：生石膏、知母不止用于气分热盛，卫分证、风热证明显者用之可明显提高疗效。咽痒要用蝉蜕、荆芥、防风。咽干用元参、麦冬。

二、慢性鼻炎

急性鼻炎迁延，接触粉尘或化学气体，吸烟、疲劳、内分泌失调等，都可导致此病的发生。主要临床表现是：鼻塞、流涕、头昏头痛、咽喉不舒，常反复发作。中医学称此病为鼻窒，多与感受风寒、风热之邪和肺卫气虚有关。

证治：感受风寒风热之邪是慢性鼻炎的主要病因，肺开窍于鼻，肺气虚者更易发病或迁延不愈。肺气不宣则鼻塞，肺气不固则流涕，肺气不和则不闻香臭。故其治疗应着眼于肺，宣肺、清肺、补肺是治疗大法。

1. 风寒犯肺

主证：鼻塞，喷嚏，流白色粘涕，遇风冷加重，呈间歇性，发作时可伴咽喉不舒，头痛，鼻酸，舌质正常，苔薄白，脉浮弦。

主方：麻黄汤加味。基本处方：炙麻黄 8g、桂枝 10g、杏仁 10g、白芷 15g、细辛 6g、薄荷 10g、甘草 6g。方用麻黄汤散寒解表；白芷、细辛佐麻黄汤祛风散寒；薄荷疏风透窍。

2. 风热犯肺

主证：鼻塞，喷嚏，流涕，涕色黄而粘稠，夜间加重，可伴咽干喉痛，头昏头胀，流泪，舌质正常或边尖红，苔燥，脉浮数。

主方：麻杏石甘汤加味。基本处方：炙麻黄 8g、杏仁 10g、生石膏 30g、甘草 6g、金银花 30g、连翘 30g、薄荷 10g、桑叶 15g、菊花 15g。方用麻杏石甘汤清肺泄热；银花、连翘清热解毒；桑叶、菊花疏风清头目；薄荷透窍。

3. 肺卫气虚

主证：鼻塞，喷嚏，流白色粘涕，自汗恶风，反复发作，气短乏力，舌质淡，苔薄白，脉弱。

主方：玉屏风散合桂枝汤加味。基本处方：黄芪 30g、白术 10g、防风 10g、桂枝 10g、白芍 30g、甘草 6g，生姜 6g、大枣 6 枚（去核）、薄荷 10g、白芷 15g、生晒参 10g。方用玉屏风散补气固表；桂枝汤调和营卫；白芷散寒解表；薄荷疏风透窍；人参助玉屏风散补气。

〖提示〗　生麻黄性燥碍胃，炙麻黄性缓，若欲发汗可重用。麻黄散寒解表，配薄荷可透鼻窍，治鼻塞，各证型均可在方内加入。细辛散寒化饮，白芷、桔梗消肿排脓，三药联合应用止鼻涕，效果优于辛荑、苍耳子。

三、过敏性鼻炎

过敏性鼻炎是鼻黏膜的变态反应性疾病，特征性症状为：鼻痒、喷嚏、流清水样涕，鼻塞，喷嚏连续发作，可伴有眼泪、口唇瘙痒。中医学称鼻鼽，为六淫客犯所致，风邪为主。风、寒、热邪所客为此病的主要病因。

证治：天气通于鼻，非时之气或太过之气首先通过呼吸刺激鼻窍而引发此病，鼻痒为风，鼻塞多寒，喷嚏气阻，清涕湿盛，故其治疗应当疏风、散寒、透窍、祛湿，有热佐以清热。

1. 风寒犯肺

主证：鼻痒，鼻塞，喷嚏频作，流清水涕，遇风寒或受凉发作加重，舌质见紫气，苔薄白，脉浮小紧。

主方：麻黄汤加味。基本处方：炙麻黄 8g、桂枝 10g、杏仁 10g、甘草 6g、薄荷 10g、薏苡仁 30g、细辛 6g、白芷 15g、桔梗 10g、白蒺藜 30g。方用麻黄汤散寒解表；薄荷通鼻窍；白蒺藜祛风止痒；薏苡仁利湿，合细辛、白芷、桔梗止涕。

2. 风热犯肺

主证：鼻痒，鼻塞，喷嚏频作，流清水涕，遇风热或在温暖环境中发作或加重，舌质尖红，苔薄白或白燥，脉浮数。

主方：桑菊饮加减。基本处方：桑叶 15g、菊花 15g、薄荷 10g、连翘 30g、杏仁 10g、桔梗 10g、薏苡仁 30g、细辛 6g、白蒺藜 30g、蝉蜕 10g、甘草 6g。方用桑菊饮去芦根，加蝉蜕疏散风热；薏苡仁、细辛祛湿止涕；白蒺藜祛风止痒。

3. 风盛气虚

主证：鼻痒，鼻塞，喷嚏频作，流清水涕，反复发作，气短乏力，头昏头痛，精神萎靡，口干咽痒，遇风流泪，舌质淡，苔薄白，脉细。

主方：消风散加减。基本处方：荆芥 10g、防风 10g、蝉蜕 10g、川芎 10g、茯苓 30g、僵蚕 10g、生晒参 10g、白蒺藜 30g、薏苡仁 30g、桔梗 10g、白芷 15g、黄芩 10g、薄荷 10g、甘草 6g。方中荆芥、防风、蝉蜕、僵蚕祛风；茯苓、薏苡仁利湿；人参补气；川芎活血，取祛风先活血之义；黄芩清肺热；白蒺藜祛风止痒；薄荷透窍；桔梗、白芷止涕；甘草调和诸药。

〖提示〗　消风散为太平惠民和剂局方，专治风邪上攻之鼻塞多涕，风寒、风热均可以此方为基础加减应用，风寒加麻黄、细辛，风热加桑叶、连翘。

四、鼻窦炎

此病有急性和慢性之分，急性鼻窦炎发病急，病情重。鼻塞，脓涕，头痛，恶寒发热为主证。慢性鼻窦炎病程长，主要症状为：鼻塞，脓涕，头昏头痛，健忘，注意力不集中等。中医学称此病为鼻渊，由六淫邪气所客，或脏腑移热于脑而成。

证治：此病的主要病因为热毒，即便是伤于寒邪亦可郁而化热。病位在头面，属三阳经之属，与肺关系甚密。热毒入络，不易速愈。故治疗大法应着眼于清热解毒，宣肺通窍，在主方中加引经之味。

1. 风热上攻

主证：恶寒发热，鼻塞流脓涕，头面疼痛，全身酸困，可伴咽干咽痛，嗅觉失灵，舌边尖红，苔薄黄或白燥，脉浮数。

主方：麻杏石甘汤合桑菊饮加减。基本处方：麻黄 8g、杏仁 10g、生石膏 30g、甘草 6g、桑叶 15g、菊花 15g、薄荷 10g、金银花 30g、连翘 30g、桔梗 10g、川芎 10g、鱼腥草 30g、元参 30g、蝉蜕 10g。方用麻杏石甘汤清肺热；桑叶、菊花、蝉蜕疏风解表；银花、连翘、鱼腥草清热解毒；薄荷透窍；桔梗排脓；川芎活络；元参滋阴。

2. 热毒壅盛

主证：寒战高热，鼻流脓涕，恶臭，头面疼痛剧烈，全身酸楚，恶心不欲食，舌质红，苔黄，脉滑数。

主方：五味消毒饮合白虎汤加减。基本处方：金银花 30g、连翘 30g、蒲公英 15g、地丁 15g、野菊花 30g、鱼腥草 30g、生石膏 50g、知母 10g、寒水石 30g、桔梗 10g、天花粉 15g、苇根 30g、陈皮 10g、甘草 6g。大便干加大黄 10g。方用五味消毒饮加鱼腥草清热解毒；石膏、知母、寒水石清热泻火；桔梗、天花粉排脓；陈皮理气；苇根清肺胃热；甘草调和诸药。

3. 胆移热于脑

主证：鼻流浊涕或脓涕，头面疼痛，头昏目眩，口苦咽干，注意力不能集中，健忘，可伴大便秘结，舌质边尖红，苔黄腻，脉弦数。

主方：龙胆泻肝汤加减。基本处方：龙胆草 10g、栀子 10g、车前子 30g、生地 30g、木通 6g、柴胡 10g、当归 10g、泽泻 20g、金银花 30g、连翘 30g、大黄 10g、黄芩 10g、钩藤 30g、菊花 15g、甘草 6g。方用龙胆泻肝汤清肝胆湿热；银花、连翘清热解毒；大黄通腑泻热；钩藤、菊花息风清头目。

【提示】　不同鼻窦炎方内要加引经药。上颌窦炎加黄芩；额窦炎加白芷；筛窦炎加羌活；蝶窦炎加蔓荆子；全窦炎加柴胡、白芷。

金银花、连翘清热解毒，桔梗、天花粉排脓，各证型必用。

第四节　咽喉疼痛、梗阻

一、扁桃体炎

证治：风、火、痰是对此病病机的概括，寒证罕见。治疗的着眼点为泻火解毒，疏风化痰。泻火解毒治从三焦，疏风化痰不忘肺胃。热盛伤阴，在疾病的发展过程中易出现阴虚的证候，应适时滋阴凉血。

1. 三焦热盛

主证：寒战高热，咽喉疼痛，疼痛向耳部放射，舌腭弓黏膜充血红肿，扁桃体肿大，表面可见黄白色脓性分泌物，头痛，恶心，肢节酸困，大便秘结，小便黄，舌质红，苔黄，脉滑数。

主方：四合汤加味。基本处方：金银花 30g、连翘 30g、生石膏 30g、知母 10g、桑叶 15g、菊花 15g、柴胡 15g、黄芩 15g、大黄 10g、蒲公英 15g、山豆根 10g、甘草 6g。高热加寒水石 30g。方中银花、连翘、蒲公英、山豆根清热解毒；石膏、知母清热泻火；桑叶、菊花疏风清利头目；柴胡、黄芩清少阳邪热；大黄通腑泻热，甘草调和诸药。

2. 热毒伤阴

主证：低热、午后热甚，吞咽时疼痛明显，头痛，全身乏力，口咽干燥，手足心热，扁桃体红肿，咽峡黏膜充血，舌质红，苔少或无苔，脉细数。

主方：利咽汤加减。基本处方：金银花 30g、连翘 30g、蝉蜕 10g、僵蚕 10g、麦冬 15g、石斛 15g、元参 30g、浙贝母 10g、生石膏 30g、知母 10g、甘草 6g。便干加大黄 10g。方中银花、连翘清热解毒；石膏、知母清热泻火；蝉蜕、僵蚕疏风利咽；麦冬、石斛、元参滋阴；贝母清热化痰；甘草调和诸药。

3. 痰热互结

主证：咽喉疼痛，有异物感，扁桃体肿大，色嫩红，咳嗽，粘痰不易咯出，恶心不欲食，心悸失眠，舌质边尖红，苔腻，脉弦滑。

主方：竹沥达痰丸加减。基本处方：竹沥 10ml（冲服），茯苓 30g、半夏 10g、陈皮 10g、黄芩 10g、浙贝母 10g、大黄 10g、全瓜蒌 10g、射干 15g、百部 15g、白前 15g、炒枳壳 10g、桔梗 10g、甘草 6g。方中二陈汤合竹沥化痰；黄芩清肺热；瓜蒌、射干、桔梗宽胸利咽；贝母、百部、白前化痰止咳；枳壳理气；大黄通腑泻热。

〖提示〗　在内服药的同时，用锡类散喷喉，可促进病愈。升降散内服亦可用于此病，取通腑泻肺法。

二、咽神经官能症

此病是咽部的感觉异常，多发于中年女性，临床常见。主要症状为咽喉部异物感，痰粘着感，或似有一小球存在，吞咽唾沫时有堵塞感，但进食无碍。病因与情绪不悦、精神紧张、多虑等精神因素有关。中医学称此病为梅核气，痰气郁结所致。

证治：痰气郁结，治宜理气化痰，同时不忘解郁。郁结日久，又易化热，热伤津液，致成阴虚，故阴虚火旺之证亦可见到。

1. 痰气郁结

主证：自觉咽喉有物梗阻，咯之不出，吞咽食物正常，症状随情绪好坏而增减，常伴胸部憋闷，失眠多梦，舌质正常，苔薄白，脉弦。

主方：半夏厚朴汤合利膈汤加减。基本处方：半夏 10g、厚朴 10g、苏子 10g、茯苓 30g、柴胡 10g、郁金 10g、降香 10g、全瓜蒌 10g、陈皮 10g、香附 15g、甘草 6g。方用半夏厚朴汤加陈皮理气化痰；柴胡、郁金、降香、香附疏肝解郁；瓜蒌化痰散结；甘草调和诸药。

2. 阴虚火旺

主证：咽喉似有物粘着，咯之不出，咽之不下，口咽干燥，轻微灼痛，咯甚可见血性分泌物，舌质嫩红，无苔或苔剥，脉细数。

主方：两地汤加减。基本处方：生地 30g、元参 30g、麦冬 15g、石斛 15g、阿胶 10g、地骨皮 15g、射干 15g、青果 10g、甘草 6g。方中生地、元参、麦冬、石斛养阴；地骨皮退虚热；射干、青果清热利咽；阿胶养血润燥；甘草调和诸药。

〖提示〗　柴胡、郁金疏肝解郁，香附调气，陈皮理气，配茯苓、半夏化痰。麦冬、石斛滋阴。射干、青果清热利咽，均为治疗本病的要药。

此病与情绪有关，服药的同时，应辅以心理疏导，解除顾虑。

三、睡眠呼吸暂停综合征

此病指睡眠中呼吸暂停 10 秒以上，睡中打鼾，与呼吸暂停交替出现，常致憋醒，醒后感觉心悸胸闷，睡眠时可有肢体抽动，呓语，晨起常见头痛、头晕，注意力不集中，困倦。缺氧严重可致血压升高，心绞痛，精神异常，幻视、幻听等。严重者可发生心肌梗死或脑梗死而危及生命。气不顺则生痰，痰阻气道而气不利，于是痰气郁结，致生此病。

证治：此病的主要病机是痰气郁结咽喉，气不顺接，故其治疗应立足于化痰利咽，肃肺调气。痰郁日久则易化热，特别是有烟酒嗜好之人，更易导致痰热为患，在调气化痰的同时注意清热。

1. 痰气郁结

主证：鼾声辘辘，喉中有痰声，突然憋气，呼吸暂停，醒后头胀不舒，白日精神不振，体倦乏力，舌质多胖大，苔白腻，脉弦滑。

主方：半夏厚朴汤合利膈汤加减。基本处方：半夏10g、茯苓30g、厚朴10g、苏子10g、全瓜蒌10g、郁金10g、降香10g、炒枳实10g、射干15g、香附15g、甘草6g。方用半夏厚朴汤行气化痰；瓜蒌、郁金、香附宽胸理气解郁；降香、枳实降气；射干清热利咽；甘草调和诸药。痰多加海浮石15g、桔梗10g。

2. 痰热阻膈

主证：睡中打鼾，突然憋气，呼吸暂停，醒后头胀不舒，咳嗽吐黄痰，大便不爽，舌质暗红，苔黄腻，脉弦数。

主方：半夏厚朴汤合礞石滚痰丸加减。基本处方：半夏10g、茯苓30g、厚朴10g、苏子10g、炒枳实10g、青礞石30g、沉香6g、大黄10g、射干15g、桔梗10g、甘草6g。方中半夏厚朴汤行气化痰；大黄、礞石、枳实、沉香清热泻痰；射干、桔梗利咽；甘草调和诸药。

【提示】　睡眠中呼吸暂停多被家人发现，自觉症状为胸闷、晨起头昏。此病喜发于烟酒嗜好之人，常与高血压、高血脂并存。

利膈汤、半夏厚朴汤为治疗此病的主方。痰多者加用三子养亲汤或礞石滚痰丸。

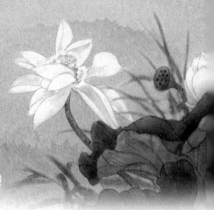

第六章　消化系统疾病

消化系统疾病治疗经验要点

1. 治法　腑气以通为顺，泻大便利小便，适用于消化系统各种疾病。分而言之，食管病理气降逆，柴胡利膈汤为代表方。胃病理气降逆，通腑泻积，大柴胡汤为代表方。肠病通腑泻积，清热利湿，大黄黄连泻心汤和五苓散为代表方。肝胆病清热利湿，破积化瘀，龙胆泻肝汤、柴胡疏肝散为代表方。

2. 药物应用　大黄通腑泻热。枳壳、莱菔子、紫苏梗理气除满。黄连、黄柏清热燥湿，坚肠止泻。瓜蒌、郁金宽胸解郁。旋覆花、代赭石降逆止呕。鳖甲、三棱、莪术攻坚破积。香附、川楝子理气止痛。白芍、甘草缓急止痛。乌梅涩肠止泻。白术健脾止泻。麦冬、石斛养胃阴，善治饥不欲食。广木香、槟榔解里急后重。茵陈、车前子利湿退黄疸。柴胡、黄芩疏肝退热。地榆炭善治便血。以上药物均为该系统疾病常用之品。

第一节　咽下困难

咽下困难包括进食时食物噎塞和吞咽不利，一般为食管疾患，也可见于全身性疾病如系统性硬皮病、运动神经元疾病等。中医学称为"噎膈"，有的根据临床症状谓之"反胃"、"胸痛"。病因与肝气郁结、痰饮凝滞、寒热所客有关。治疗多用理气、化痰、通腑、散结等法。

一、食道贲门失弛缓症

此病是食管壁神经细胞减少，食管下段括约肌张力增加，连同贲门失于弛缓，致食管近贲门部分狭窄，上部扩张，食物潴留，出现朝食暮吐，暮食朝吐的一种疾病。最早出现咽下困难，固体和流质食物同样感到下咽不利，胸骨后和剑突下疼痛，酷似心绞痛。中医学将此病涵盖在噎膈、胸痛、反胃等疾病之中。

证治：此病的病机是胃中虚冷，胃气上逆而不降，遇冷和情志不舒时加重，所以治疗应以温中补虚，理气降逆为重点，《金匮要略》吴茱萸汤、大半夏汤、大黄甘草汤、橘皮竹茹汤可择而用之，但要加宽胸理气，化痰开结之品。

1. 胃寒不运

主证：吞咽噎塞不利，胸脘憋闷，反胃吐食，遇寒或冷食加重，舌质淡有紫气，苔薄白，脉沉紧。

主方：吴茱萸汤加减。基本处方：吴茱萸 5g、生晒参 10g、生姜 6g、炒枳壳 10g、陈皮 10g、丁香 3g、半夏 10g、全瓜蒌 10g、甘草 6g。方中吴茱萸、丁香、生姜温中降逆止呕；半夏化痰止呕；人参、甘草补虚；枳壳、陈皮理气；瓜蒌宽胸散结。

2. 肝气犯胃

主证：吞咽噎塞不利，反胃吐食，胃脘撑胀，烧心作酸，胸膈胀痛，大便不爽，舌质有瘀点，苔厚，脉弦。

主方：大柴胡汤合左金丸加减。基本处方：柴胡 10g、黄芩 10g、半夏 10g、大黄 10g、炒枳壳 10g、白芍 10g、炒莱菔子 30g、紫苏梗 10g、黄连 10g、吴茱萸 5g、全瓜蒌 10g、香附 15g、川楝子 10g、甘草 6g。方中柴胡、白芍疏肝；枳壳、莱菔子、苏梗理气；黄连、吴茱萸、黄芩清热制酸；半夏、瓜蒌化痰散结；大黄通腑降逆；香附、川楝子理气止痛；甘草、白芍缓急。

3. 痰气郁结

主证：吞咽噎塞不利，反胃吐食，胸部憋闷胀痛，恶心，心下痞满，舌质正常，苔白腻，脉弦滑。

主方：三子养亲汤合利膈汤加减。基本处方：苏子 10g、炒莱菔子 30g、白芥子 10g、全瓜蒌 10g、郁金 10g、降香 10g、炒枳实 10g、香附 15g、川楝子 10g、半夏 10g、竹茹 30g、陈皮 10g、茯苓 30g、甘草 6g。方用三子养亲汤配二陈汤化痰降逆；瓜蒌、郁金、降香、枳实理气解郁，宽胸散结；香附、川楝子止痛；竹茹和胃止呕。

4. 饮食积滞

主证：吞咽噎塞不利，反胃吐食，嗳腐食臭，烧心吐酸，胃脘撑胀，大便不爽，舌质暗，苔厚，脉弦。

主方：枳实导滞丸加减。基本处方：大黄 10g、炒枳实 10g、白术 10g、茯苓 30g、神曲 15g、黄连 10g、吴茱萸 5g、炒莱菔子 30g、紫苏梗 10g、陈皮

30g、三棱 10g、莪术 10g、甘草 6g。方中大黄通腑泻滞；枳实、三棱、莪术消积破瘀；茯苓、白术、神曲健脾消食；莱菔子、苏梗、陈皮化食除满；黄连、吴茱萸清热制酸；甘草调和诸药。

〖提示〗　此病进流质食物同样感到噎塞不利，可与食管癌鉴别。

治法心得：温胃散寒、理气通腑为治疗大法。

处方心得：吴茱萸汤、利膈汤、大柴胡汤为有效方剂。

用药心得：吴茱萸 5g，生姜 6g，温中散寒，治疗反胃吐食有效。全瓜蒌 10g、郁金 10g、降香 10g、陈皮 30g，宽胸理气，可治进食噎塞。大黄 10g 合枳壳 10g，通腑泻积，兼治噎塞、吐食。

二、食管癌

证治：此病的病机是整体之虚和局部之实，治疗应立足于补虚攻邪，补虚重在补气养血，滋阴润燥。攻邪着眼于理气、清热、化痰。现代多采取手术、放疗、化疗的方法，中医药配合以上治疗，可提高疗效，减轻患者痛苦。对某些不适宜手术、放疗的患者，单用中医中药辨证施治亦能取得一定疗效，并有望发现攻克顽症的有效方法。

1. 肝气郁结

主证：吞咽困难，胸部憋闷，胸胁疼痛，郁闷不乐，喜叹息，舌质暗，苔白厚，脉弦。

主方：参芪利膈汤加减。基本处方：生晒参 10g、黄芪 30g、全瓜蒌 10g、郁金 10g、降香 10g、三棱 10g、莪术 10g、炒枳实 10g、青皮 10g、山慈菇 10g、急性子 10g、甘草 6g、地鳖虫 10g、香附 15g、川楝子 10g。方中人参、黄芪培补正气，提高免疫能力；瓜蒌、郁金宽胸解郁；气滞必有瘀，故用降香、地鳖虫活血化瘀；三棱、莪术攻坚破积；枳实、青皮破气；山慈菇、急性子解毒散结；香附、川楝子理气止痛；甘草调和诸药。

2. 火热结聚

主证：吞咽困难，胸骨后灼痛，咽干口渴，大便秘结，舌质红，苔黄，脉数。

主方：参芪解毒汤（经验方）加减。基本处方：生晒参 10g、黄芪 30g、黄连 6g、黄芩 10g、栀子 10g、连翘 30g、元参 30g、麦冬 15g、花粉 20g、大黄 10g、山慈菇 10g、急性子 10g、三棱 10g、莪术 10g、炒枳实 10g、甘草 6g。胸痛加香附 15g、川楝子 10g。方中人参、黄芪培补正气，提高免疫功能；黄连、黄芩、连翘、栀子清热解毒；元参、麦冬、花粉清热养阴；大黄泻热通便，下焦通则上焦利；山慈菇、急性子、三棱、莪术破积散结；甘草调和诸药。

3. 阴虚化燥

主证：吞咽困难，口干少津，饥不欲食，便干溲赤，舌质干红，无苔或苔燥，脉细数。

主方：参芪增液汤加减。基本处方：生晒参 10g、黄芪 30g、沙参 10g、生地 30g、元参 30g、麦冬 15g、石斛 15、生山楂 20g、桃仁 10g、山慈菇 10g、急性子 10g、三棱 10g、莪术 10g、炒枳壳 10g、全瓜蒌 30g、甘草 6g。方中人参、黄芪培补正气，提高免疫功能；增液汤加沙参、石斛养阴；生山楂合甘草酸甘化阴，散瘀行滞；桃仁活血润肠；瓜蒌宽胸散结，润肠通便；山慈菇、急性子、三棱、莪术化瘀破积；枳壳理气和胃。

4. 痰邪凝滞

主证：吞咽困难，呕吐痰涎，心悸眩晕，失眠多梦，舌质淡暗，苔腻，脉弦滑。

主方：参芪导痰汤加减。基本处方：生晒参 10g、黄芪 30g、茯苓 30g、半夏 10g、陈皮 10g、竹茹 30g、炒枳壳 10g、天南星 10g、三棱 10g、莪术 10g、山慈菇 10g、急性子 10g、全瓜蒌 10g、甘草 6g。眩晕加钩藤 30g、菊花 15g；失眠加生龙骨 30g、生牡蛎 30g。方中人参、黄芪培补正气，提高免疫功能；导痰汤化痰理气止呕；瓜蒌宽胸散结；山慈菇、急性子、三棱、莪术化瘀破积。

〖提示〗　治法心得：扶正攻邪不可偏执，理气通腑为治疗常法。

处方心得：参芪解毒汤、利膈汤为主，随证加减。

用药心得：扶正用人参、黄芪，攻邪用三棱、莪术、山慈菇、急性子。噎塞吐食用全瓜蒌、郁金、大黄、枳实。

三、食管痉挛

此病是食管发生非蠕动性、无节律的强烈收缩，致压力增大，括约肌关闭，咽下发生障碍的一种疾病。确切病因尚不明确。主要临床表现是间歇性咽下困难，胸骨后疼痛，精神紧张、情绪激动时容易发作，中医学可将此病列入噎膈、胸痛证之中，与情绪有关，肝气不舒，忧虑寡欢是发病的重要因素。

证治：肝失疏泄，横克脾胃，脾失健运，聚湿生痰，痰气郁结，阻滞上焦食道，于是吞咽不利。日久气滞导致血瘀，出现咽下时胸部疼痛。其治疗原则应为疏肝解郁，理气化痰，日久不愈，佐以活血化瘀。

1. 痰气郁结

主证：咽下不利，胸部憋闷，纳呆食减，呕吐痰涎，失眠多梦，心悸不安，舌质正常，苔白腻，脉弦滑。

主方：温胆利膈汤加减，基本处方：茯苓 30g、半夏 10g、陈皮 10g、炒枳壳 10g、竹茹 20g、全瓜蒌 10g、郁金 10g、降香 10g、炒莱菔子 30g、紫苏梗 10g、香附 15g、生龙骨 30g、生牡蛎 30g、甘草 6g。方用温胆汤理气化痰；瓜蒌、郁金、降香宽胸解郁；陈皮、枳壳、香附、莱菔子、苏梗理气降逆；龙骨、牡蛎安神定志。

2. 气滞血瘀

主证：咽下困难，胸闷胸痛，心烦易怒，夜寐不安，脘腹撑胀，大便不爽，舌质暗，苔薄白，脉弦细。

主方：柴胡利膈汤合陈皮饮加减，基本处方：柴胡 10g、全瓜蒌 10g、郁金 10g、降香 10g、香附 15g、川楝子 10g、陈皮 20g、炒枳壳 10g、炒莱菔子 30g、紫苏梗 10g、大黄 8g、生龙骨 30g、生牡蛎 30g、甘草 6g。方中柴胡疏肝；瓜蒌、郁金、降香宽胸解郁；香附、川楝子理气止痛；陈皮、枳壳、莱菔子、苏梗消胀除满；大黄通腑泻积；龙骨、牡蛎安神定志；甘草调和诸药。

〖提示〗　此病与精神情志有关，患者多疑多虑，在用药物治疗的同时应辅以精神疏导，一般要作吞钡检查，解除顾虑。经验方陈皮饮药物组成为：陈皮 30g、炒枳壳 30g、炒莱菔子 30g、紫苏梗 10g、全瓜蒌 30g、当归 30g、火麻仁 15g、甘草 6g，治疗习惯性便秘。对于腹胀、饮食不下有治疗作用。

第二节　腹　　胀

腹胀即胃肠气胀，是胃肠产气过多，排出减少所致，常见于胃肠道炎症、消化不良、乳糖酶缺乏、肠梗阻等病。中医学称"腹胀"，"痞满"，"积气"，涵盖在痰饮、走哺、结胸、泄泻等病症之中，治疗应辨证立方，理气通腑为治疗的原则。

一、急性胃扩张

此病是在短期内大量气体和食物引起胃高度扩张的一种疾病，暴饮暴食、大手术或外伤之后，胃和十二指肠的器质性疾病等均为发病原因。中医学隶属于结胸、痰饮、呕吐、伤食等病症之中。

证治：治疗此病以通腑祛积为主，或催吐，或泻下，务使胃中积食和积气从上下排出，消除胃内压力。

主证：上腹部撑胀、疼痛，膨隆，恶心，呕吐，但腹肌不紧张，有不节饮食史或手术、外伤史，舌质暗，苔厚，脉弦数。

主方：小胃丹，处方：制甘遂、制大戟、制芫花各 10g，大黄 20g，黄柏 15g，共为细面，装胶囊，每次 3g，空腹温开水送服，得下或吐，不瘥更服。

此方出自《丹溪心法·痰》，治"膈上痰，热风痰，湿痰，肩膊诸痛"。药物用量为临床经验所用之量，研面装胶囊，易于服下，服药后或吐或泻，可祛除胃内之积，禁食1日。

二、肠梗阻

此病是由不同原因引起的肠道不通，出现肠管积气、积液，大便不下，不排气，腹胀呕吐，以致失水，电解质平衡紊乱和全身中毒症状。中医学称之为走哺，《备急千金要方·三焦虚实》说："若实，则大小便不通利，气逆不续，呕吐不禁，故曰走哺。"病因多为寒热客于肠胃，或情志不和，气机阻滞，经脉挛急，肠管扭曲，失于传导所致。饮食积滞，蛔虫阻塞也是此病的原因之一。

证治：此病的病位在肠，病因为外邪所客，七情不和，或饮食积滞，或蛔虫阻塞。病机乃气机阻滞或有形之邪壅积肠管，导致胃气不降，大肠不能传导。腑气不通，故上为呕吐，下为闭塞，中见胀满。三焦受阻，不但饮食物不能正常传化，而且元气亦失于正常输布，可迅速出现全身虚衰证候。《素问·标本病传论》说："小大不利治其标"，治疗必须着眼于通腑，腑气一通，三焦证候即解。必须指出的是剂型和服药方法要讲究。因为呕吐严重，大剂汤药难入，宜制成药丸，易服而效捷。或用药味少而分量重的剂型，煎好后少量频服。只有使药品服下才能发挥作用。

1. 胃肠实热

主证：大便不出，无矢气，腹部膨胀，攻冲作痛，呕吐，呕吐物臭秽，或有发热，舌质暗红，苔黄燥，脉数。

主方：

丸药：小胃丹。制甘遂、制大戟、制芫花各10g，大黄20g，黄柏15g，共为细面，装胶囊，空腹温开水送服3～5g，每日一次，可连服三日。

汤药：大黄黄连泻心汤加味。基本处方：大黄10g、黄连10g、黄芩10g、炒莱菔子30g、紫苏梗10g、炒枳壳20g。水煎频服。方中大黄通腑泻积；黄芩、黄连清热；莱菔子、苏梗、枳壳理气消胀。

2. 寒邪凝滞

主证：大便不出，无矢气，腹部膨胀，攻冲作痛，呕吐，有受寒或饮冷史，舌质有紫气，苔白滑，脉弦紧。

主方：

丸药：三物备急丸。大黄、干姜、巴豆各等份，巴豆用棉纸包裹，压榨去油。大黄、干姜碾为细面，过箩，入巴豆共研匀，水泛为丸，如黄豆大，空腹温开水送服3～5丸，每日一次，可连服三日。

汤药：大黄附子汤加减。基本处方：大黄10g、制附片10g、细辛6g、炒枳壳10g、干姜6g、炒莱菔子30g、紫苏梗10g。水煎频服。方中大黄通腑泻积；制附片、干姜、细辛温阳散寒；枳壳、莱菔子、苏梗理气通腑。

3. 瘀血内结

主证：大便不出，无矢气，腹部膨胀，腹痛如绞，呕吐，呕吐物带血，舌质暗或有瘀斑瘀点，脉涩。

主方：

丸药：下瘀血汤加味制丸。大黄8g、地鳖虫6g、桃仁6g、生蒲黄3g，共为细面，研匀，装胶囊，温开水或黄酒一次送服，每日一次，可连服3日。

汤药：下瘀血汤加味。基本处方：大黄10g、地鳖虫10g、桃仁10g、生蒲黄10g、炒枳壳10g、炒莱菔子30g、紫苏梗10g。水煎频服。如呕血蒲黄用炭，加仙鹤草15g、三七粉3g，吞服。方中大黄通腑泻积；地鳖虫、桃仁、蒲黄活血化瘀；枳壳、莱菔子、苏梗理气通腑。

4. 食积内停

主证：大便不出，无矢气，腹部膨胀，嗳气呕吐，呕吐物酸腐食臭，有饮食不节，进食过多过快病史，舌质正常，苔厚腻，脉弦滑。

主方：

丸药：枳术安胃胶囊（经验方）。枳实5g、白术5g、鸡内金6g、莪术5g、大黄8g。共为细面，装胶囊，温开水一次送服，每日1～2次，连服三日。

汤药：厚朴三物汤加味。基本处方：厚朴10g、大黄10g、炒枳实10g、鸡内金10g、炒莱菔子30g、紫苏梗10g。水煎频服。方中厚朴、枳实、莱菔子、苏梗理气通腑；大黄通腑泻积；鸡内金消食化滞。

5. 蛔扰

主证：大便不出，无矢气，腹部攻窜作痛，呕吐，可吐出蛔虫，或发病前粪便中夹有蛔虫，舌质暗或有紫气，苔薄白，脉紧。

主方：

丸药：使黄丸（经验方）。使君子20粒（炒熟）、槟榔5g、大黄8g，共为细面，装胶囊，温开水一次送服，每日1～2次，连服三日。

汤药：使黄丸加味。基本处方：使君子10g、大黄10g、槟榔10g、炒枳壳10g、炒莱菔子30g、紫苏梗10g。水煎频服。方中使君子、槟榔杀虫；大黄通腑开结；枳壳、莱菔子、苏梗理气通腑。

【提示】　治法心得：通腑泻积、理气降逆为不易之法。因患者腑气不通，不宜服汤药，尽量配制丸药或汤药少量频服，务使药能下咽。

处方心得：小胃丹、三物备急丸对功能性肠梗阻效果明显，有热用前者，寒证用后者。厚朴三物汤可作为通用方。

用药心得：大黄为通腑必用之品。呕吐严重者要用制甘遂、制大戟，下痰逐饮。莱菔子、紫苏梗、枳壳理气降逆效果良好，可随证加入主方之内。

三、乳糖酶缺乏症

乳糖是奶类特有的碳水化合物，摄入后必须经过小肠上皮细胞分泌的乳糖酶水解为葡萄糖和半乳糖后才能被吸收，各种原因造成小肠乳糖酶减少或缺乏，乳糖不能消化吸收，进入回肠和结肠后，在菌群作用下发酵产酸产气而致腹胀、排气、腹泻。中医学称腹胀满、腹中雷鸣、转矢气。寒热之邪所客，脾虚不运是其病因，此病门诊很常见，患者多以慢性腹泻或腹部胀痛为主诉就诊，长期按肠炎进行治疗而无效，此时应想到乳糖酶缺乏症。

证治：饮食不化，大小肠经脉挛急是其重要病机，治疗的重点是消食化滞，缓解痉挛。

主证：饮纯奶（奶饮料无碍）后，腹部胀气，肠鸣，腹泻，肛门排气多，停止饮乳症状消失，舌质正常，苔白略厚，脉弦滑。

主方：虫梅丸（经验方），处方：全虫 200g、地龙 400g、乌梅 500g、生山楂 500g、共为细面，水丸，每次服 6g，一日 3 次，食前温开水送服。方中全虫、地龙缓急解痉；乌梅涩肠止泻；山楂消食化滞。

四、胃动力障碍

本病的主要临床症状是：上腹部撑胀，隐痛，厌食，嗳气，恶心，呕吐等。病因多与过食脂肪、餐饮不规律、精神紧张、环境刺激等因素有关。中医学可将此病列入伤食、恶心二证之中，主要病因是饮食、寒、热损伤脾胃，导致胃不受纳，脾不运化。

证治：此病是一个常见病，多发病，小儿、老人易患。饮食所伤，宿食不化，寒湿客脾，燥热犯胃，脾气不升，胃气不降，气逆则噫则呕，气滞则胀则痛，食积和虚寒多见，其治疗重在温中补虚，消积降逆。

1. 饮食积滞

主证：脘腹胀痛，嗳腐吞酸，恶心呕吐，厌食口臭，舌质正常，苔厚腐，脉沉弦。

主方：保和丸加减。基本处方：焦山楂 20g、神曲 15g、鸡内金 10g、炒莱菔子 30g、紫苏梗 10g、茯苓 30g、半夏 10g、陈皮 10g、连翘 15g、三棱 10g、莪术 10g、炒枳壳 10g、大黄 8g、甘草 6g。方中山楂、神曲、莱菔子、鸡内金消食；三棱、莪术破积；茯苓、半夏、陈皮、枳壳化痰理气止呕；连翘清胃热；大黄导滞；甘草调和诸药。

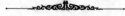

2. 寒湿伤脾

主证：胃脘隐痛，遇寒凉痛甚，纳呆食减，脘痞不舒，嗳气吐食，大便稀溏，舌质淡紫，苔薄白，脉濡或沉细。

主方：大建中汤合吴茱萸汤加减。基本处方：干姜 6g、川椒 6g、吴茱萸 3g、半夏 10g、肉桂 6g、北沙参 10g、炒莱菔子 30g、紫苏梗 10g、茯苓 30g、半夏 10g、陈皮 10g、白术 10g、甘草 6g。方中干姜、川椒、肉桂温中散寒；北沙参、茯苓、白术、甘草健脾；莱菔子消食，合苏梗、陈皮理气除痞；半夏、陈皮止呕。

3. 食积化热

主证：脘腹疼痛，撑胀嗳气，恶心呕吐，烧心反酸，大便秘结，舌质红，苔黄，脉弦数。

主方：大柴胡汤加减。基本处方：柴胡 10g、黄芩 10g、半夏 10g、大黄 10g、炒枳壳 10g、白芍 30g、炒莱菔子 30g、紫苏梗 10g、蒲公英 15g、莪术 10g、黄连 10g、吴茱萸 5g、瓦楞子 20g、甘草 6g。方中柴胡、黄芩、蒲公英清热；莱菔子、莪术消食，合苏梗、枳壳理气降逆；半夏止呕；大黄通腑泻热；黄连、吴茱萸、瓦楞子清热制酸；芍药、甘草缓急止痛。

4. 痰浊中阻

主证：胃脘隐痛，痞满恶心，纳呆食减，嗳气泛酸，头痛眩晕，心悸失眠，舌质正常，苔滑腻，脉弦滑。

主方：温胆汤加减。基本处方：茯苓 30g、半夏 10g、陈皮 10g、炒枳壳 10g、竹茹 20g、炒莱菔子 30g、紫苏梗 10g、黄连 10g、吴茱萸 2g、白芍 30g、甘草 6g。头痛眩晕加钩藤 30g，菊花 15g；心悸失眠加生龙骨 30g、生牡蛎 30g。方用温胆汤理气化痰，安胃和中；莱菔子、苏梗消食下气；黄连、吴茱萸清热制酸；芍药、甘草缓急止痛。

【提示】　治法心得：消食化滞、理气通腑是治疗此病的着眼点。

处方心得：保和丸为常用之方，丸药力小，宜作汤药服用。

用药心得：吴茱萸温中止痛，降逆止呕，用量 3～5g，热证用黄连、大黄相佐，有促进胃动力的作用。山楂消食化积，莱菔子消积下食，枳壳降逆除满，均可在主方内加入。

五、胃神经症

此病是神经症的一个类型，主诉胃脘和腹部不舒，腹胀，纳呆，食后胃脘不舒。临证应与肠易激综合征鉴别，肠易激综合征主要症状为小腹不舒，腹泻或便秘，而此病的主要临床表现在胃脘。中医学中之痰浊中阻、肝气犯胃多为其病因病机。

证治：痰浊停滞胃脘故脘痞胀满，纳呆恶心，清阳被阻而见眩晕，心悸，失眠。治疗的着眼点是理气化痰。

主证：脘腹胀满，食后不舒，恶心纳呆，心悸失眠，眩晕，注意力不易集中，舌质正常，苔薄白而腻，脉弦细。

主方：温胆汤加减，基本处方：茯苓 30g、半夏 10g、陈皮 10g、炒枳壳 10g、竹茹 20g、炒莱菔子 30g、紫苏梗 10g、钩藤 10g、菊花 15g、生龙骨 30g、生牡蛎 30g、麦冬 15g、石斛 15g、甘草 6g。方用温胆汤理气化痰；莱菔子、苏梗消胀除满；钩藤、菊花清利头目；龙骨、牡蛎安神定志；麦冬、石斛滋阴益胃。

〖提示〗 此病与情志有关，往往缠绵难愈，患者痛苦不安，在药物治疗的基础上，辅以精神疏导，必要时作吞钡检查，解除患者思想顾虑。

第三节　食欲异常

食欲与饥饿不同，饥饿是营养物质匮乏时的一种生理反应，食欲是具有进食经验和条件反射性的欲望，有饥饿感并不一定有食欲。而有食欲亦不一定饥饿。下丘脑中枢神经系统有饱感中枢和摄食中枢，在诸多能量代谢调控因子（胰岛素、甲状腺激素等）的作用下，将信息传至中枢，产生食欲和进食功能。一旦某一环节功能异常，即会产生食饮异常的情况，门诊常见为食欲减退和食欲亢进。中医学称食欲减退为"纳呆"，"不欲食"，称食欲亢进为"消谷善饥"，前者多因脾胃虚弱，后者多为胃中有热。

一、食欲减退

可由器质性疾病或功能障碍引起。多种疾病引起的食欲减退，称"症状性食欲减退"。功能性食欲减退主要是神经性厌食，由心理因素引起。

1. 症状性食欲减退

主证：无食欲或食欲减退，常伴口干、口粘，有明显的原发疾病症状，舌质正常或有瘀点，苔白而干，脉多弦数。

主方：五味异功散加味，基本处方：北沙参 10g、茯苓 30g、白术 10g、陈皮 10g、甘草 6g、麦冬 15g、石斛 15g、炒莱菔子 30g、紫苏梗 10g、蒲公英 15g、莪术 10g、茵陈 10g、神曲 15g。方用五味异功散健脾和胃；麦冬、石斛滋养胃阴；莱菔子、苏梗、莪术消食理气；蒲公英、茵陈清胃热；神曲消食和胃。

2. 神经性厌食

主证：多见于中青年女性，为了控制肥胖而节食，渐至厌食，常伴心悸

113

失眠，焦虑、抑郁，严重者出现营养不良，月经稀发量少，舌质正常或色淡，苔薄白脉细。

主方：温胆汤加减，基本处方：茯苓 30g、半夏 10g、陈皮 10g、炒枳壳 10g、竹茹 20g、生晒参 10g、麦冬 15g、石斛 15g、生龙骨 30g、生牡蛎 30g、郁金 10g、石菖蒲 10g、甘草 6g。方用温胆汤理气化痰；龙骨、牡蛎安神；郁金、石菖蒲解郁；生晒参补气；麦冬、石斛滋养胃阴。

〖提示〗　此病脾胃虚弱者多见，健脾和胃为主要治法。脾喜燥恶湿，胃喜润恶燥，脾胃虚弱常为脾气虚、胃阴虚，故健脾应补气，益胃宜养阴。蓝云祥先生指出：山楂、神曲、大麦芽为消食化滞之品，但易克伐脾胃，饮食积滞者可用，脾胃虚弱者用之更使脾胃受损，不宜用，五味异功散加麦冬、石斛为有效之方。

二、食欲亢进

食欲亢进有二个类型，一是补偿性食欲亢进，即机体能量消耗过多，如甲状腺功能亢进、胰岛素分泌过多、肾上腺皮质增生等。二是特发性贪食症，确切原因不明。中医学认为是胃中有热。

1. 补偿性食欲亢进

主证：食欲亢进，饥饿感，一般体重不增加，可伴心悸和原发疾病的特有症状，舌质嫩红，苔薄黄，脉数。

主方：（1）治疗原发疾病（参考本书他章）。

（2）控制食欲可选黄芪增液汤加减，基本处方：黄芪 60g、熟地 30g、生地 30g、元参 30g、麦冬 15g、栀子 10g、生石膏 30g、甘草 6g。方中黄芪补气；熟地养血；增液汤合栀子滋阴凉血；石膏清热；甘草调和诸药。

2. 特发性贪食症

主证：多自幼年开始，食欲旺盛，爱食肥甘，肥胖，舌质正常，苔薄白，脉细数。

主方：承气汤加减，基本处方：大黄 10g、厚朴 10g、炒枳壳 10g、生石膏 30g、栀子 10g、甘草 6g。方中大黄通腑泻热；厚朴、枳壳理气；石膏、栀子清胃；甘草调和诸药。

第四节　恶心呕吐

恶心呕吐可发生于诸多疾病的过程之中。中医认为呕吐的病机可概括为腑气不通，胃气上逆，痰浊中阻，气机郁结。

证治：虽然引起呕吐的疾病很多，原因不同，但根据异病同治的原则，针对病机，采取通腑降逆，化痰理气的方法，可取得满意的疗效。

1. 通腑降逆

辨证要点：恶心呕吐，脘腹胀满，大便不畅，可伴发热，胃脘疼痛，舌质暗，苔厚，脉沉弦。

主方：大柴胡汤加减，基本处方：柴胡 10g、黄芩 10g、半夏 10g、大黄 10g、炒枳壳 10g、白芍 30g、陈皮 10g、炒莱菔子 30g、紫苏梗 10g、竹茹 20g、甘草 6g。方用柴胡疏肝；黄芩清胃热；大黄通腑泻浊；陈皮、半夏、竹茹化痰止呕；莱菔子、苏梗、枳壳消胀除满；白芍、甘草缓急止痛。

2. 化痰理气

辨证要点：进食即吐，伴头痛眩晕、心悸失眠，脘痞不舒，体倦乏力，舌质正常，苔薄白而腻，脉弦滑。

主方：导痰汤加减，基本处方：茯苓 30g、半夏 10g、陈皮 10g、炒枳壳 10g、竹茹 30g、天南星 10g、炒莱菔子 30g、紫苏梗 10g、甘草 6g。眩晕加钩藤 30g、菊花 15g。头痛加白芍 30g。心悸失眠加生龙骨 30g、生牡蛎 30g。方用导痰汤理气化痰；莱菔子、苏梗消胀除满，与导痰汤联用共同起到和胃止呕的目的。

〖提示〗　以上二方为治疗呕吐的主方，可随证加减，有寒加吴茱萸 3g；有热加黄连 10g、苇根 30g；食积加焦山楂 20g、莪术 10g。治疗此病药味不宜过于繁杂，煎煮药量不宜多，少量频服，务使药物能入。

第五节　腹　　泻

腹泻是一个常见病，病因较为复杂，细菌、病毒感染，消化酶缺乏，肿瘤，过敏，免疫功能低下等均可致病。病史超过二个月者为慢性腹泻。中医学称泄泻，外感、内伤均可引起，《素问·阴阳应象大论》说："春伤于风，夏生飧泄"。《素问·至真要大论》说："暴注下迫，皆属于热。诸病水液，澄彻清冷，皆属于寒。"《素问·六元正纪大论》说："湿胜则濡泻。"《素问·阴阳应象大论》说："清气在下，则生飧泄。"治疗当辨证求因，审因论治。

一、急性肠炎

证治：病因有寒，有热，有风，有湿，有痰，有食，有肝气，有脾虚，但湿、寒、热是主因和病机，以此为纲，再视其兼夹，主次分明，易于辨证施治。急性肠炎泻下急迫，符合湿寒热之性，故从寒湿和湿热二证辨证立方。

1. 寒湿泻

主证：泻下稀水或糊状黄糜，日十余次，腹部绵绵作痛，怕凉，遇寒凉腹痛腹泻加重，恶心不欲食，一般无发热，舌质淡紫，苔薄白而滑，脉濡数。

主方：暖肠利湿汤（经验方）。处方：干姜 6g、肉桂 6g、吴茱萸 3g、茯苓 30g、白术 10g、车前子 30g、黄连 10g、白芍 30g、焦山楂 20g、陈皮 10g、甘草 6g。方中干姜、肉桂、吴茱萸暖肠祛寒；茯苓、白术健脾祛湿；车前子分利水湿；黄连坚肠止泻；白芍、甘草缓急止痛；焦山楂、陈皮消食和胃。

2. 湿热泻

主证：泻下急迫，水样或糊状便，日十余次，腹痛，发热，全身酸楚，恶心欲吐，肛门灼热，舌质红，苔黄，脉滑数。

主方：清肠利湿汤（经验方）。黄连 10g、黄柏 15g、滑石 20g、茯苓 30g、白术 10g、车前子 30g、白芍 30g、焦山楂 20g、陈皮 10g、柴胡 10g、黄芩 10g、甘草 6g。发热重加生石膏 30g、知母 10g。方中黄连、黄柏、黄芩清热燥湿，坚肠止泻；柴胡合黄芩清解少阳而退热；茯苓、白术健脾祛湿；车前子、滑石分利水湿；白芍、甘草缓急止痛；焦山楂、陈皮消食和胃。

〖提示〗 对急性肠炎分寒热辨证施治。主方即暖肠利湿汤和清肠利湿汤。大便带风沫为夹风，方中加苏叶 10g、蝉蜕 10g；完谷不化或嗳腐食臭是夹食积，方中加神曲 15g、炒莱菔子 30g、莪术 10g；大便带血或便如洗肉水样，是肠络受伤，方中加地榆炭 20g、牛膝炭 20g、仙鹤草 15g；有里急后重是湿阻气机，方中加广木香 6g、槟榔 10g。

二、急性出血性坏死性小肠炎

此病是 C 型产气荚膜芽孢杆菌肠道感染性疾病，毒素影响肠道微循环，出现局部出血，组织坏死。主要临床表现是：急性起病，腹痛腹胀，腹泻便血，恶心呕吐，寒战高热，精神萎靡，严重者神志不清，甚至发生中毒性休克，或肠穿孔而危及生命。中医学根据临床表现可将此病涵盖在热泻、血泄和湿温等病之中，《素问·至真要大论》说："暴注下迫，皆属于热。"《素问·六元正纪大论》说："热至则身热，吐下霍乱……血溢血泄。"

证治：此病乃湿热为患，湿盛作泻，热邪伤络，故泻下急迫，粪便带血，或便下血水。经气不通故腹痛。热入膜原而寒战高热。气营两燔则高热神昏。热入心包即见神昏谵语。重阳必阴，病情进一步发展可出现心阳暴脱之亡阳证候。治疗当分早中晚三期，早期清热利湿，理气止痛；中期泻火解毒，凉血止血；后期补气固脱，协调阴阳。

1. 湿热壅盛

主证：腹胀腹痛，疼痛阵发性加剧，腹泻日 10 余次，黄色水样便，带血，或大便血水，或大便色黑，寒战发热，恶心呕吐，肢体酸楚乏力，舌质红，苔黄，脉数。

主方：归芍汤加减。基本处方：当归 10g、白芍 30g、黄连 10g、黄柏 15g、车前子 30g、滑石 20g、陈皮 10g、代赭石 30g、地榆炭 20g、仙鹤草 15g、金银花炭 30g、生石膏 30g、知母 10g、甘草 6g。方中当归活血养血；黄连、黄柏清热燥湿；滑石清热利尿，合车前子分离水湿；陈皮理气和胃；代赭石镇逆止呕，合地榆炭、仙鹤草、银花炭止血；白芍、甘草缓急止痛；石膏、知母清热泻火。

2. 热毒伤络

主证：腹痛加剧，按之痛甚，泻下血水，夹杂腐烂组织，高热，恶心不欲食，四肢酸痛，舌质暗红，苔黄燥，脉滑数。

主方：黄连解毒汤合犀角地黄汤加减。基本处方：黄芩 10g、黄连 10g、黄柏 15g、水牛角 30g、白芍 30g、生地 30g、丹皮 10g、仙鹤草 15g、牛膝炭 20g、蒲黄炭 10g、地榆炭 20g、金银花 30g、生龙骨 30g、生牡蛎 30g、生石膏 30g、知母 10g、寒水石 30g、甘草 6g。方中黄芩、黄连、黄柏、金银花清热解毒；水牛角、丹皮、生地清热凉血；仙鹤草、牛膝炭、蒲黄炭、地榆炭、龙骨、牡蛎止血；白芍、甘草缓急止痛；石膏、知母、寒水石泻火退热。

3. 元气暴脱

主证：面色苍白，汗出肢冷，心悸气短，意识模糊，大便滑脱，手足拘挛，舌质淡暗，苔燥，脉微。

主方：参附汤加味。基本处方：红参 10g、制附片 10g、山萸肉 15g、桂枝 10g、生龙骨 30g、生牡蛎 30g。水煎灌服或鼻饲，转危为安之后再辨证治疗。方用人参大补元气；附子、桂枝温阳通脉；山萸肉培补肝肾，合龙骨、牡蛎涩精固脱。

【提示】 此病乃湿热之邪蕴结肠胃，清热燥湿之黄连、黄芩、黄柏是必用之品；金银花清热解毒兼有凉血作用，炒炭侧重止血。热毒伤络，止血药宜早用，有时少量出血与大便混杂而下，不易觉察，避免失治。湿热毒邪结聚于内，大黄泻热导滞，解毒化瘀，疾病的初、中期可在方内加入，取通因通用法，使用指征是舌苔厚。

三、吸收不良综合征

此病是由各种原因导致的小肠对营养物质吸收障碍产生的证候群。主要临床表现是：①腹泻，多为脂肪泻，量多，色淡，恶臭，表面常飘浮油脂层，伴腹胀腹痛。②消瘦，乏力，水肿。③贫血，出血，手足抽搐，舌炎，口角炎等，中医学可列入虚劳和慢性腹泻之范畴。

证治：此病虚实互为因果，邪实多为湿、热、痰之所客，正虚当责脾气、肝血，肾精之不足，正虚易见，实邪难察，临证务先察其有无实邪，实邪之表现有四，即：舌暗，苔厚，腹痛，呕吐，治疗宜攻，清热祛湿，理气涤痰，活血化瘀为攻邪之大法。扶正补虚重在脾肾，补脾四君子为首，补肾龟鳖四物汤领先。肝肾同原，故龟鳖四物汤可肝肾同治。临床攻补之方宜交替使用，一般三攻三补，视正邪虚实情况灵活掌握。

1. 湿热壅滞，脾不运化

主证：腹泻日久不愈，大便粘滞，恶臭，腹痛，泻后痛减，脘腹胀满，嗳气呕吐，面色苍白，肌肤消瘦，精神萎靡，气短乏力，舌质淡暗，苔白腻，脉濡或弱。

主方：

攻方：大柴胡汤加减。基本处方：柴胡 10g、黄芩 10g、半夏 10g、大黄 8g、炒枳壳 10g、白芍 30g、黄连 10g、茯苓 30g、白术 20g、车前子 30g、炒莱菔子 30g、紫苏梗 10g、焦山楂 20g、甘草 6g。方中黄芩、黄连清热坚肠；柴胡疏肝升清；茯苓、黄芩健脾利湿；车前子利水止泻；枳壳、莱菔子，苏梗理气；山楂、莱菔子消食；半夏止呕；白芍、甘草缓急止痛；大黄清热通腑，降逆去积。

补方：四君子汤加味。基本处方：生晒参 10g、茯苓 30g、白术 10g、陈皮 10g、麦冬 15g、石斛 15g、黄芪 30g、焦山楂 20g、山萸肉 10g、五味子 10g、炒山药 20g、炙甘草 6g。方中人参、黄芪补气；山萸肉，五味子益肝肾；山药、白术、炙甘草补脾益中；茯苓健脾利湿；陈皮理气；山楂消食；麦冬、石斛养阴。

2. 气滞血瘀，肝肾不足

主证：面色晦暗，肌肤瘦削，倦怠乏力，气短懒言，脘腹胀痛，痛连胸胁，腹泻或便血，恶心呕吐，嗳气，食少，舌质暗或有瘀点瘀斑，苔薄白，脉细涩。

主方：

攻方：丹参饮合陈皮饮加减。基本处方：丹参 30g、檀香 6g、砂仁 6g、生蒲黄 10g、炒灵脂 10g、陈皮 10g、炒枳实 10g、炒莱菔子 30g、紫苏梗 10g、生山楂 20g、白芍 30g、香附 15g、川楝子 10g、甘草 6g。舌苔厚加大黄 9g。便血加仙鹤草 15g、地榆炭 20g。方中丹参活血化瘀；枳实、陈皮、莱菔子、苏梗消胀除满，和胃止呕；蒲黄、灵脂、山楂化瘀止痛。檀香、砂仁、香附、川楝子理气止痛；白芍、甘草缓急止痛。

补方：龟鳖四物汤加味。基本处方：龟甲 10g、鳖甲 10g、当归 10g、生地 30g、川芎 10g、白芍 30g、生晒参 10g、黄芪 30g、阿胶 10g、陈皮 10g、甘草 6g。方用四物汤加阿胶活血养血；龟甲、鳖甲补肾益精；人参、黄芪甘草补气；陈皮理气和中。

3. 痰浊中阻，气血两虚

主证：面色、唇、甲苍白，全身乏力，心悸气短，头痛眩晕，失眠多梦，腹胀泄泻，恶心呕吐，舌质淡，苔白滑，脉沉细。

主方：

攻方：导痰汤加减。基本处方：茯苓 30g、半夏 10g、陈皮 10g、炒枳壳 10g、竹茹 30g、钩藤 30g、菊花 15g、天南星 10g、生龙骨 30g、生牡蛎 30g、黄连 10g、炒莱菔子 30g、紫苏梗 10g、焦山楂 20g、炒白术 30g、甘草 6g。方用导痰汤涤痰和中；钩藤、菊花息风清眩；龙骨、牡蛎安神固肠；黄连、焦楂、白术坚肠止泻；莱菔子、苏梗理气和中。

补方：八珍汤加味。基本处方：生晒参 10g、茯苓 30g、白术 10g、黄芪 30g、当归 10g、生地 30g、白芍 30g、川芎 10g、阿胶 10g、桂圆肉 10g、炒枣仁 15g、陈皮 10g、甘草 6g。方用四君子加黄芪补气健脾；四物汤加阿胶活血养血；桂圆肉、炒枣仁养血安神；陈皮理气和中。

〔提示〕 此病的病位在小肠，慢性腹泻是吸收不良的重要表现。因此，止泻是治疗的重点，基本方法有四：一是清利湿热；二是分利水湿；三是通因通用；四是健脾涩肠。清利湿热，主药用黄连、黄柏；分利水湿主药用车前子、泽泻；通因通用主药用大黄；健脾涩肠主药用白术、山药、焦山楂。此病的并发症主要是营养不良，中医谓之虚。虚有气、血、阴、阳等不同，临证要辨证立方，人参、黄芪大补元气，为必用之品，有寒象者用红参。正虚因邪实而成，务须明辨，补虚不忘祛邪，否则疗效不佳。

四、溃疡性结肠炎

本病是一种尚无确切病因的直肠和结肠的炎症性病变，早期肠黏膜弥漫性炎症，逐渐发展产生溃疡。主要临床表现是脓血便，里急后重，左下腹或小腹疼痛，便后痛减，急性期可有发热，病程长者可见营养不良。病因与病毒或细菌感染、免疫异常、遗传因素、精神刺激等有关。中医学的认识需要商榷，有的著作把此病归类于痢疾、便血，有的归类于腹痛泄泻。此病的临床表现确与痢疾极为相似，但从西医的病因病理来看，溃疡性结肠炎与痢疾为两个不同的疾病。《内经》所论肠澼一证可涵盖溃疡性结肠炎，但历代不少医书认为肠澼即痢疾，《景岳全书·痢疾》说："痢疾一证，即《内经》之肠澼也。"此老一语，后世附和，已成定论。考肠澼果真等同于痢疾吗？未必，愚见，《内经》论肠澼是一个病机的概念，不是指一个疾病。澼，指气血郁滞，肠澼，即肠的气血郁滞，故大便脓血，腹痛，里急后重，如《素问·大奇论》说："肾脉小搏沉，为肠澼下血，血温身热者死。心肝澼亦下血，二藏同病者可治，其脉小沉涩为肠澼，其身热者死。"如果肠澼是痢疾，那么心肝澼又是何病？明示澼是气血郁滞。《素问·太阴阳明论》说："故犯贼风虚邪者阳受之，食饮不节起居不时者，阴受之。阳受之则入六府，阴受之则入五藏。入六府则身热不时卧，上为喘呼；入五藏则膜满闭塞，下为飧泄，久为肠澼"。意为飧泄日久肠腑气血郁滞，而不是发生痢疾。这样，肠澼可以涵盖痢疾。溃疡性结肠炎的重要病机是气血郁滞，因此它可以归类于中医的肠澼。

证治：此病是由饮食、劳倦、七情所伤，气血郁滞而形成的一种疾病，病位在大肠，气滞则大便努责不爽，血瘀则便血，经气不通故腹痛，营卫不调而发热，肉腐则便脓，气血不达还可出现肌肉关节疼痛，或见体倦乏力，精神萎靡，纳呆食减等脏腑功能减退的症状。在气血郁滞的基础上再受外邪所客，可兼夹湿热或寒湿之证，故治本应当调气活血，治标兼以清利湿热或散寒除湿。因其病位在肠腑，腑气以通为顺。故通腑泻积是治疗此病一个比较有效的方法。

1. 湿热内积

主证：便下脓血，临厕努责不爽，腹痛，便后痛减，纳呆，脘腹胀满，全身乏力，或有发热，病程较长，反复发作，舌质暗红，苔黄腻，脉滑数。

主方：大柴胡汤加减，基本处方：柴胡 10g、黄芩 10g、半夏 10g、大黄 10g、炒枳壳 10g、白芍 10g、黄连 10g、黄柏 15g、滑石 15g、广木香 6g、槟榔 10g、陈皮 10g、焦山楂 20g、甘草 6g、地榆炭 20g。方中黄芩、黄连、黄柏清利湿热；柴胡退热升清；半夏化痰和胃；枳壳，陈皮消胀除满；重用白芍合甘草缓急止痛；滑石清热利湿；木香、槟榔行气止痛；焦山楂消食化滞；地榆炭凉血止血；大黄清热祛积。

2. 寒热夹杂

主证：便下脓血，白多血少，腹痛怕凉，遇寒痛甚，便后或得温暖痛减，大便不爽，脘痞纳呆，全身乏力，反复发作，舌质暗，苔白腻，脉细。

主方：乌梅丸加减。基本处方：乌梅 10g、当归 10g、肉桂 6g、干姜 6g、黄连 10g、黄柏 15g、广木香 6g、槟榔 10g、白芍 30g、炒枳壳 10g、陈皮 10g、焦山楂 20g、甘草 6g。方中乌梅涩肠止泻；黄连、黄柏坚肠清热；肉桂、干姜温经散寒；当归活血养血；枳壳、陈皮理气消痞；山楂消食化滞；白芍、甘草缓急止痛；木香、槟榔行气止痛。

3. 气虚血瘀

主证：腹痛下坠，大便脓血，时轻时重，遇劳即发，纳呆食减，全身乏力，肢节酸痛，心悸气短，舌质淡暗，苔薄白，脉虚无力。

主方：调免饮（经验方）加减。基本处方：黄芪 60g，当归 30g，白芍 30g，丹参 30g，黄连 10g，黄柏 15g，生晒参 10g，炒白术 10g，焦山楂 20g，神曲 15g，广木香 6g，槟榔 10g，甘草 6g。方中黄芪、人参补气，合当归养血；丹参活血化瘀；黄连、黄柏清热坚肠；白术、山楂、神曲健脾消食；广木香、槟榔行气止痛；白芍、甘草缓急止痛。

4. 血虚血瘀

主证：腹痛便血；便后痛减，纳呆食减，口干乏津，面色萎黄，心悸气短，头痛眩晕，失眠多梦，舌质淡暗，苔白燥，脉细数。

主方：血府逐瘀汤加减。基本处方：当归10g，川芎10g，白芍30g，生地30g，桃仁10g，红花10g，柴胡10g，黄芪30g，黄连10g，地榆炭20g，牛膝炭20g，蒲黄炭10g，生龙骨30g，生牡蛎30g，甘草6g。方中当归、川芎、桃仁、红花活血；黄芪、当归、生地、白芍养血；地榆炭、牛膝炭、蒲黄炭止血；柴胡升清；黄连坚肠；龙骨、牡蛎安神；芍药、甘草止痛。

〖提示〗 本病需与痢疾鉴别，痢疾多发生于夏、秋季节，饮食不洁是主要病因。本病一年四季均可见到，病程较长，反复发作，时轻时重，结肠镜检查可以确诊。

治法心得：通因通用是治疗此病的有效方法。固涩止泻往往加重病情。

处方心得：大柴胡汤表里双解，通腑泄热，治疗此病效果明显。

用药心得：通腑破瘀用大黄、枳壳；里急后重用广木香、槟榔；止血用地榆炭、蒲黄炭、仙鹤草；保护肠黏膜用赤石脂；止痛用白芍、甘草；坚肠止泻用黄连、黄柏；祛风散寒用紫苏叶、肉桂。

五、肠易激综合征

此病为一常见的胃肠道功能性疾病，发病多与心理精神因素有关，肠道对多种生理性和非生理性刺激的反应性异常增高，故称"易激"。主要临床表现是：腹痛、腹泻、腹胀、便秘、食欲不振、精神神经症状（如失眠，多虑，抑郁，心悸等）。中医学可将此病归于痰饮病的范畴。

证治：此病的病机是痰饮留注肠间，阻滞气机。遇寒遇湿则泻，遇热遇燥则结。阻碍中焦气机，脾胃运气失常，出现纳呆食减，嗳气脘痞等症。上犯清阳，眩晕失眠，心悸怔忡乃作。故治本应涤痰化饮，治标当疏利气机。扶正祛邪，寒热温凉随证而立。

1. 下焦不调

主证：腹痛泄泻，泻后痛减，脘痞腹胀，食后不舒，睡眠欠佳，腰酸腿软，舌质正常，苔薄白，脉弦或沉细。

主方：五苓散加减。基本处方：茯苓30g、白术20g、泽泻20g、桂枝10g、半夏10g、车前子30g、生龙骨30g、生牡蛎30g、珍珠母30g、黄连10g、焦山楂20g、白芍30g、甘草6g、陈皮10g。方用五苓散去猪苓加车前子利水逐饮，分离水湿；半夏燥湿化痰；龙骨、牡蛎、珍珠母安神定志；黄连坚肠；山楂和中；陈皮消胀除满；芍药、甘草缓急止痛。

2. 中焦不运

主证：脘腹撑胀，嗳气肠鸣，便溏泄泻，吐食反酸，睡眠不宁，体倦乏力，舌质正常，苔白腻，脉濡或弦细。

主方：生姜泻心汤加减。基本处方：生姜6g、黄连10g、黄芩10g、半夏10g、生晒参10g、吴茱萸3g、陈皮10g、炒枳壳10g、炒白术20g、炒山药20g、焦山楂20g、生龙骨30g、生牡蛎20g、甘草6g。方中生姜、吴茱萸温中止呕；吴茱萸、黄连、生牡蛎制酸；黄连、黄芩清利湿热，坚肠止泻；半夏化痰和胃；人参、甘草补气益中；白术、山药、山楂健脾消食；陈皮、枳壳消胀除满；龙骨、牡蛎安神宁志。

3. 上焦不行

主证：胸部憋闷，头痛眩晕，心悸失眠，便溏泄泻，恶心纳呆，腹部胀满，舌质暗，苔薄白，脉弦涩。

主方：导痰汤加减。基本处方：茯苓30g，半夏10g，陈皮10g，炒枳壳10g，竹茹20g，天南星10g，白芍30g，郁金10g，降香10g，黄连10g，炒白术20g，焦山楂20g，生龙骨30g，生牡蛎30g，甘草6g。眩晕加钩藤30g、菊花15g。方用导痰汤涤痰和中；郁金、降香宽胸散结；白术、山楂健脾消食，配黄连坚肠止泻；龙骨、牡蛎安神宁心；芍药、甘草缓急止痛。

〖提示〗　泄泻与便秘交作，脘痞与腹痛并见，睡眠不宁，体倦乏力为症状要点。

治法心得：涤痰化饮，调畅气机为主要治疗法则，不要见泻止泻，见痛止痛。

处方心得：导痰汤和生姜泻心汤为常用之方。

用药心得：茯苓、半夏、生姜、白术、陈皮、枳壳为必用之品。黄连不仅坚肠止泻，又能清心和胃，龙骨、牡蛎不仅安神定志，又有固肠止泻作用，均可在主方内加入。

六、大肠癌

证治：此病乃湿热浸淫，热毒蕴结大肠所致，日久正气销铄，出现正虚邪实的复杂表现，治疗应当攻补兼施。攻邪着眼于清热解毒，通腑理气，活血化瘀，破积散结。补虚着重补气养血，健脾益精。可采取攻补联用，或三攻三补的方法。

1. 热毒蕴积

主症：小腹憋胀疼痛，大便不爽，带血和黏液，发热心烦，口臭口干，纳呆食减，舌质红，苔黄，脉数。

主方：黄连解毒汤合小承气汤加减。基本处方：黄连10g、黄芩10g、黄柏15g、栀子10g、大黄10g、炒枳壳10g、厚朴10g、三棱10g、莪术10g、广木香6g、槟榔10g、白芍30g、山慈菇10g、柿饼炭20g、地榆炭20g、甘草6g。发热加生石膏30g、知母10g。方用黄连解毒汤加山慈菇泻火解毒；小承气汤泻下积热；三棱、莪术破积散结；广木香、槟榔行气消积；芍药、甘草缓急止痛；柿饼炭、地榆炭凉血止血。

2. 大肠湿热

主证：血便或脓液便，肛门坠胀，里急后重，小腹疼痛，大便次数增多，口粘纳呆，舌质红，苔腻，脉沉数。

主方：归芍汤（经验方）加减。基本处方：当归10g、白芍30g、黄连10g、黄柏15g、滑石20g、车前子30g、广木香6g、槟榔10g、柿饼炭20g、地榆炭20g、三棱10g、莪术10g、山慈菇10g、甘草6g。方中当归活血；柿饼炭、地榆炭凉血止血；黄连、黄柏清热燥湿；滑石、车前子利水渗湿；木香、槟榔行气消积；三棱、莪术破积散结；山慈菇泻火解毒；芍药、甘草缓急止痛。

3. 肝脾不调

主症：大便不调，或泻或秘，粪便中带血，脘腹胀满，痛连胸胁，心烦易怒，呕恶不食，或伴发热，舌质暗，苔厚，脉弦。

主方：大柴胡汤加减。基本处方：柴胡10g、黄芩10g、半夏10g、大黄10g、炒枳壳10g、白芍30g、香附15g、川楝子10g、三棱10g、莪术10g、炒莱菔子30g、紫苏梗10g、柿饼炭20g、地榆炭20g、甘草6g。发热加生石膏30g、知母10g。方中柴胡疏肝；黄芩清热；大黄通腑泻积；半夏化痰止呕；枳壳、莱菔子、苏梗消胀除满；香附、川楝子理气止痛；芍药、甘草缓急止痛；三棱、莪术破积散结；柿饼炭、地榆炭凉血止血。

4. 气滞痰凝

主症：大便不爽，努责不下，粪便带血和黏液，腹部可触及痞块，或有肿物从肛门脱出，小腹憋胀疼痛，恶心不欲食，舌质暗，苔腻，脉弦涩。

主方：橘核丸加减，基本处方：橘核15g、海藻15g、昆布15g、生牡蛎30g、三棱10g、莪术10g、香附15g、川楝子10g、鳖甲15g、大黄10g、桃仁10g、柿饼炭20g、地榆炭20g。方中橘核、香附、川楝子行气散结止痛；海藻、昆布、鳖甲、牡蛎软坚；三棱、莪术破积行滞；桃仁活血散瘀；大黄通腑消积；柿饼炭、地榆炭凉血止血。

5. 气血虚衰

主证：面色苍黄，肌肤瘦削，气短乏力，精神萎靡，饮食不思，大便不爽，血便夹杂黏液，舌质淡暗，苔剥或厚浊，脉细数。

主方：参芪四物汤加味，基本处方：生晒参10g、黄芪30g、当归10g、生地 30g、白芍 30g、川芎 10g、焦山楂 20g、炒莱菔子 30g、龟甲 10g、鳖甲 10g、甘草 6g、柿饼炭 20g、地榆炭 20g。方中人参、黄芪补气；四物汤养血；龟甲、鳖甲滋阴益肾；山楂、莱菔子消食祛积；柿饼炭、地榆炭凉血止血。

〖提示〗 治法心得：理气通腑，削坚解毒为主要治法。

处方心得：大柴胡汤可作通治方，但应随证加减。

用药心得：理气用枳壳、广木香、槟榔；通腑用大黄；削坚用三棱、莪术、鳖甲；解毒用连翘、山慈菇；止血用柿饼炭、地榆炭；扶正用人参、黄芪。

七、细菌性痢疾

证治：湿热积滞大肠，气机不畅，且易损伤络脉，治疗应以清利湿热、通腑泻积为主，疫毒痢在采取以上方法治疗的同时，应特别注意清热解毒，开窍固脱。

1. 湿热痢

主证：大便脓血，小腹疼痛，里急后重，发热或不发热，舌质红，苔黄腻，脉滑数。

主方：归芍汤加减。基本处方：当归 10g、白芍 30g、黄连 10g、黄柏 15g、广木香 6g、槟榔 10g、滑石 15g、车前子 30g、白头翁 15g、甘草 6g。发热加生石膏 30g、知母 10g，小腹怕凉加肉桂 6g、吴茱萸 3g。方中当归活血；黄连、黄柏、滑石、清利湿热；白头翁解毒凉血；广木香、槟榔行气消积；白芍、甘草缓急止痛；车前子分利水湿。

2. 休息痢

主证：大便脓血，小腹疼痛，里急后重，时发时止，病程较长，舌质暗红，苔黄或白厚，脉沉弦。

主方：大柴胡汤加减，基本处方：柴胡 10g、黄芩 10g、半夏 10g、大黄 10g、炒枳壳 10g、白芍 30g、黄连 10g、黄柏 15g、白头翁 15g、广木香 6g、槟榔 10g、滑石 20g、甘草 6g。方用大柴胡汤通腑泻积；黄连、黄柏、白头翁清热解毒；广木香、槟榔行气消积；滑石清热利湿；白芍、甘草缓急止痛。

3. 疫毒痢（中毒性痢疾）

主证：发病急骤，多见于小儿，初期高热，惊厥，昏迷。迅速出现面色苍白，四肢厥冷，脉微欲绝，呼吸微弱，舌质暗红，苔黄燥。

主方：初起用大黄黄连泻心汤合白虎汤加减，基本处方：大黄 10g、黄连 10g、黄芩 10g、黄柏 15g、生石膏 30g、知母 10g、金银花 30g、甘草 6g。小儿大黄用量酌减。惊厥抽搐加全虫 6g、蜈蚣 2 条。方用大黄黄连泻心汤加黄柏、金银花解毒泻积；石膏、知母清热泻火，应用的着眼点为高热。出现元气虚脱时用参附汤加味，基本处方：生晒参 10g、制附片 10g、山萸肉 10g、水煎灌服或鼻饲，应用的着眼点是脉微欲绝。

〖提示〗 治法心得：宜通不宜止，清热解毒为治疗重点。

处方心得：湿热痢很常见，蓝云祥先生惯用归芍汤治疗，疗效肯定。大柴胡汤用于休息痢、疫毒痢，随证加减。

用药心得：黄连、黄芩、黄柏为治疗此病的主药。里急后重用广木香、槟榔；便下脓血用金银花、白头翁；腹痛用白芍、甘草；大黄不仅泻下热毒，而且化瘀祛积，凡痢下不爽，腹痛苔厚者必用。

第六节　黄　疸

此病系血清内胆红素浓度增高，使巩膜、皮肤、黏膜、体液发生黄染的一种现象，临床常见的是：肝细胞性黄疸、胆汁淤积性黄疸、溶血性黄疸。

一、肝细胞性黄疸

各种原因导致肝细胞损伤，致使肝细胞摄取、结合、排泄胆红素功能障碍，血中胆红素过高，出现皮肤、巩膜黄染，常见原因是：各种病毒、细菌引起的肝炎、肝硬化、中毒，酒精、药物损伤，肝癌，以及营养不良、糖尿病等躯体疾病。伴随症状有乏力、厌食、饱胀、恶心、皮肤瘙痒和各种疾病特有的临床表现。中医学称之为黄疸。病因有风寒湿热等邪之所客和气血亏虚。病机为寒湿郁滞或湿热熏蒸，胆液不循常道，溢于肌肤。

证治：此病与脾肾关系最为密切。太阴脾土运化水湿，易被湿困，湿郁化热，湿热熏蒸肝胆，而发黄疸。健脾燥湿，清泻阳明，是治疗湿热的有效方法。肾与膀胱相表里，寒湿或湿热之邪可从膀胱渗利而出。因此，实证治应泻腑，使邪从二便而解；虚证治宜补脏，令先后天得养。阳黄为实，泻实当辨热毒、实火、湿热。阴黄兼虚，补虚须察邪正盛衰轻重。

1. 风湿蕴热

主证：恶寒发热，身痛喜卧，脘腹撑胀，恶心不欲食，继之目黄、身黄，小便黄，舌质边尖红，苔薄黄，脉浮数。

主方：麻黄连翘赤小豆汤加减。基本处方：麻黄 8g、连翘 30g、赤小豆 30g、梓白皮 15g、杏仁 10g、金银花 30g、板蓝根 30g、茵陈 60g、车前子 30g、生石膏 30g、知母 10g、栀子 10g、甘草 6g。方中麻黄解表；金银花、连翘、板蓝根清热解毒；车前子、赤小豆利湿；茵陈、梓白皮利湿退黄；栀子、石膏、知母清热泻火；甘草调和诸药。

2. 三焦实火

主证：身黄目黄如橘子色，发热口渴，心烦眩晕，胁肋胀痛，恶心不欲食，小便短赤，大便秘结，舌质红，苔黄厚，脉数。

主方：茵陈蒿汤加味。基本处方：茵陈60g、栀子10g、大黄10g、生石膏30g、知母10g、沙参15g、麦冬15g、石斛15g、炒枳壳10g、香附15g、川楝子10g、滑石20g、车前子30g、甘草6g。方中茵陈利湿退黄；栀子、石膏、知母清热泻火；大黄通腑泻热；沙参、麦冬、石斛滋阴；滑石、车前子清热利湿；枳壳消胀除满；香附、川楝子理气止痛；甘草调和诸药。

3. 湿热郁蒸

主证：身目颜色灰黄，面色晦暗，头面四肢轻度浮肿，体倦乏力，精神萎靡，脘腹撑胀，恶心不欲食，大便溏，小便黄，舌质暗，苔腻，脉濡。

主方：茵陈五苓散加味。基本处方：茵陈60g、桂枝10g、茯苓30g、白术10g、猪苓30g、泽泻20g、车前子30g、炒枳壳10g、炒莱菔子30g、紫苏梗10g、陈皮10g、甘草6g。方用茵陈利湿退黄疸；五苓散加车前子行气利水；枳壳、莱菔子、苏梗、陈皮理气宽中；甘草调和诸药。

4. 湿邪阻滞，气血不足

主证：身目灰黄，小便黄，大便溏，脘腹撑胀，恶心不欲食，胁肋疼痛，倦怠乏力，心悸气短，颜面四肢浮肿，舌质淡暗，苔白腻，脉弦细。

主方：茵陈五苓散合参芪四物汤加减。基本处方：茵陈30g、桂枝10g、茯苓30g、白术10g、猪苓30g、泽泻20g、车前子30g、生晒参10g、黄芪30g、当归10g、生地30g、白芍30g、香附15g、川楝子10g、陈皮10g、甘草6g。方用五苓散加车前子化气利湿；茵陈退黄；参芪补气；黄芪、当归、生地、白芍养血；陈皮和胃；香附、川楝子理气止痛；甘草调和诸药。

5. 精血亏虚，邪蔽清窍

主证：身目爪甲晦暗色黄，精神萎靡，甚至神志不清，脘腹胀满，恶心不食，小便色黄，大便时干时稀，舌质淡暗或胖大，苔腻，脉弦细。

主方：大补阴丸合金菖散加减。基本处方：龟甲10g、鳖甲10g、熟地15g、黄柏15g、知母10g、生晒参10g、郁金10g、石菖蒲10g、天南星10g、钩藤30g、茵陈30g、炒枳实10g、炒莱菔子30g、紫苏梗10g、黄连6g、甘草6g。方中龟甲、鳖甲、熟地培补肾精；人参大补元气；郁金、石菖蒲开窍；天南星、钩藤息风；黄柏、知母清热；茵陈利湿退黄疸；黄连清心；枳实、莱菔子、苏梗理气宽中；甘草调和诸药。

〖提示〗　辨证心得：阳黄的特征是：皮肤、虹膜、小便黄如橘子色，发热，大便干。阴黄的特征是：皮肤晦暗色黄，大便溏。阳黄主热，阴黄主湿。

治法心得：阳黄发汗泻大便，阴黄理气利小便。

处方心得：阳黄茵陈蒿汤为主方，阴黄五苓散为主方。

用药心得：无论阳黄阴黄，茵陈均为主药，用量30～60g。阳黄必用大黄，用量10g。阴黄必用泽泻、车前子，前者20g，后者30g。梓白皮药源不足，可用桑白皮代之。阳黄发热用石膏、知母。阴黄气血不足用人参、黄芪。

二、胆汁淤积性黄疸

肝内胆汁淤积可见于肿瘤压迫、病毒性肝炎、药物引起和妊娠，肝外胆汁淤积多见于胆管结石、癌肿压迫。中医学统称为黄疸。

证治：临床常见3个证型：一是湿热郁蒸，治宜清热利湿，泻大便，利小便。二是癥积压迫，治宜软坚散结，攻积利湿。三是结石阻塞，治宜消石破积，通腑退黄。

1. 湿热郁蒸

主证：身目发黄，黄如橘皮色，身痒，腹胀纳呆，恶心呕吐，右胁下胀痛，体倦乏力，粪色白，尿色黄，或伴发热，舌质红，苔黄腻，脉弦数。

主方：龙胆泻肝汤加减，基本处方：龙胆草10g、栀子10g、车前子30g、生地30g、木通6g、柴胡10g、当归10g、黄芩10g、泽泻20g、茵陈50g、大黄10g、炒莱菔子30g、紫苏梗10g、滑石20g、甘草6g。方用龙胆泻肝汤清利肝胆湿热；滑石合车前子，泽泻清热利尿；大黄通腑泻积；茵陈清热退黄；莱菔子、苏梗消胀除满。

2. 癥积痰凝

主证：身目发黄，身痒，右胁下痞块、疼痛，脘腹胀满，恶心呕吐，肌肤消瘦，体倦乏力，舌质暗，苔厚，脉沉弦。

主方：磨积饮（经验方）加减，基本处方：炒枳实10g、鸡内金10g、三棱10g、莪术10g、山慈菇10g、连翘30g、急性子10g、炒莱菔子30g、紫苏梗10g、香附15g、川楝子10g、茵陈50g、车前子30g、甘草6g。便秘加大黄10g。方中枳实、鸡内金、三棱、莪术攻坚破积；山慈菇、急性子行瘀散结；连翘清热解毒；茵陈、车前子利尿退黄；莱菔子、苏梗消胀除满；香附、川楝子理气止痛；甘草调和诸药。

3. 砂石阻塞

主证：身目发黄，身痒，右胁疼痛，恶心呕吐，脘腹胀满，纳呆，舌质暗有瘀点，苔白厚，脉紧，B超检查示胆管结石。

主方：化石汤（经验方）加减，基本处方：火硝10g、芒硝6g、金钱草30g、茵陈50g、威灵仙15g、炒枳实10g、鸡内金10g、香附15g、川楝子10g、白芍30g、甘草6g。方中火硝、芒硝硝石破结；金钱草、茵陈利湿退黄；枳实、鸡内金消积化滞；威灵仙祛湿止痛；香附、川楝子理气止痛；白芍、甘草缓急止痛。

〖提示〗　治法心得：湿热郁蒸见于胆汁淤积型病毒性肝炎，治当清热利湿解毒。癥积痰凝多为肿瘤压迫，治当攻坚破积。砂石阻塞必须化石排石。

　　用药心得：无论哪个证型，茵陈、大黄均为必用之品，胁肋疼痛用香附、川楝子、白芍、甘草。

第七节　酒精性肝病

　　酒精性肝病是指因大量饮酒，乙醇本身及其衍生物乙醛、乙酸损伤肝细胞而出现的疾病，包括酒精性脂肪肝、酒精性肝炎、酒精性肝纤维化、酒精性肝硬化。中医学认为酒为热物，热中夹湿，积久湿热为患。

　　证治：酒性湿热，积之日久，损伤肝胆脾胃。早期出现口淡乏味，脘痞纳差，大便不调，右胁不舒等肝胃不和、肝脾不调的症状。进一步发展，出现恶心呕吐、腹胀胁痛、黄疸等症。最后可形成鼓胀，见黄疸、消瘦、呕血、便血等全身衰竭的证候。此证早、中期为实，晚期虚实夹杂。早期治宜疏肝和胃，中期治应清热利湿，晚期则攻补兼施。饮酒是致病之源，故戒酒为治疗的前提。

　　1. 肝胃不和（早期）

　　主证：神疲乏力，腰膝酸软，饮食乏味，右胁不舒，性机能减退，B超示脂肪肝Ⅱ度以上，舌质边尖红，苔薄白腻，脉弦滑。

　　主方：小柴胡汤合保合丸加减。基本处方：柴胡10g、黄芩10g、半夏10g、北沙参10g、连翘15g、生山楂20g、炒莱菔子30g、紫苏梗10g、茵陈10g、神曲15g、葛花10g、枳椇子10g、甘草6g。方中柴胡疏肝；黄芩、连翘、茵陈清热；半夏和胃化痰；北沙参滋阴；生山楂、神曲消食化积；莱菔子、苏梗理气除满；葛花、枳椇子解酒毒；甘草调和诸药。

　　2. 肝胆湿热（中期）

　　主证：脘腹胀满，恶心呕吐，右胁胀痛，神疲乏力，黄疸，血液生化检查肝功能异常，舌质红，苔黄腻，脉弦数。

　　主方：茵陈蒿汤合五苓散加减。基本处方：茵陈30g、栀子10g、大黄10g、茯苓30g、白术10g、猪苓30g、泽泻20g、车前子30g、香附15g、川楝子10g、炒枳壳10g、炒莱菔子30g、紫苏梗10g、竹茹20g、葛花10g、枳椇子10g、五味子20g、甘草6g。方中茵陈清热利胆；大黄、栀子泻热；茯苓、白术健脾利湿；猪苓、泽泻、车前子利水祛湿；香附、川楝子理气止痛；枳壳、莱菔子、苏梗消胀除满；竹茹化痰止呕；葛花、枳椇子解酒毒；五味子护肝，改善肝功能；甘草调和诸药。

　　3. 气滞血瘀（晚期）

　　主证：腹胀如鼓，右胁胀痛，肌肤消瘦，面色黧黑，纳呆不食，气短乏力，B超检查肝细胞变性、纤维化，血液生化检查肝功能异常，舌质暗或有瘀斑，苔腻，脉细。

主方：鳖甲消积丸（经验方）。处方：鳖甲15g、鸡内金10g、当归10g、丹参30g、三棱10g、莪术10g、炒枳实10g、生晒参10g、甘草6g。有腹水加大黄10g、黑白丑15g；小便不利加猪苓30g、泽泻20g、车前子30g。方中鳖甲、鸡内金、枳实、三棱、莪术消坚破积；丹参、当归活血；人参、甘草补气。

〖提示〗 戒酒愈早，预后愈佳。若不戒酒，单纯药物治疗难以获效。葛花、枳椇子解酒，各方中均可加入，后期出现门脉高压症状应按鼓胀进行辨证施治。

第八节 肝 脓 肿

此病是肝脏因感染而致的局灶化脓性疾病，临床分细菌性和阿米巴性，单发或多发。二者的临床症状均有发热，肝区疼痛，肝肿大，可伴有黄疸。中医学称此病为肝痈。

证治：中医学认为，痈的成因是外邪侵入机体，与营卫交争，化热化火，火热郁蒸，肉腐成脓。疾病的过程可分4个阶段：①邪正交争期。②酿脓期。③成脓期。④溃脓期。治疗的最佳时期是①、②期，在未成脓之前遏制其发展。一旦成脓之后，单纯服药效果较差，一般要配合切开引流。

1. 邪正初争

主证：寒战高热，右胁下疼痛，按之痛甚，脘痞不食，B超检查：肝大，可见单个或多个囊性液腔，舌质边尖红，苔黄，脉数。

主方：五味消毒饮加减。基本处方：金银花60g、连翘30g、蒲公英15g、地丁15g、生石膏30g、知母10g、寒水石30g、柴胡15g、黄芩15g、茵陈30g、香附15g、川楝子10g、甘草6g。方中金银花、连翘、公英、地丁清热解毒，疏散风热；柴胡、黄芩、茵陈清肝利胆；石膏、知母、寒水石清热泻火；香附、川楝子理气止痛；甘草调和诸药。

2. 酿脓期

主证：高热不退，右胁下疼痛增甚，疼痛向右侧肩背放射，恶心不食，便秘溲赤，可出现黄疸，B超检查：肝内囊腔增大，舌质红、苔黄、脉洪数。

主方：黄连解毒汤合凉膈散加减。基本处方：黄连10g、黄芩10g、黄柏15g、栀子10g、大黄10g、芒硝6g、连翘30g、金银花60g、生石膏30g、知母10g、寒水石30g、香附15g、川楝子10g、茵陈30g、甘草6g。方用黄连解毒汤加金银花、连翘泻火解毒；大黄、芒硝通腑泻热；石膏、知母、寒水石清热泻火；茵陈清热退黄；香附、川楝子理气止痛；甘草调和诸药。

3. 溃脓期

主证：发热不规则，局部疼痛加重，脘腹胀满，恶心不食，头痛眩晕，心悸失眠，黄疸。如脓腔溃破。可转为中等度以下发热，并出现相关并发症。舌质暗红，苔腻，脉弦滑。

主方：仙方活命饮加减。基本处方：金银花30g、连翘30g、炮山甲10g、皂刺15g、天花粉15g、桔梗10g、当归10g、赤芍15g、茵陈30g、桃仁10g、生石膏30g、知母10g、陈皮10g、甘草6g。便秘或舌苔厚加大黄10g。方中金银花、连翘清热解毒；穿山甲、皂刺、天花粉、桔梗消肿排脓；当归、赤芍、桃仁活血；茵陈清热退黄；石膏、知母清热泻火；陈皮、甘草和胃。

4. 恢复期

主证：低热不退，午后为甚，心悸气短，体倦乏力，自汗盗汗，纳谷不香，右胁隐痛，脘痞不舒，舌质淡红，苔薄白，或舌红少苔，脉细数。

主方：大定风珠加减。基本处方：龟甲10g、鳖甲10g、生地30g、白芍30g、麦冬15g、五味子10g、生龙骨30g、生牡蛎30g、生晒参10g、黄芪30g、当归10g、地骨皮15g、生石膏30g、知母10g、甘草6g。方中龟甲、鳖甲滋阴益肾；生地、麦冬滋阴凉血；白芍、五味子敛阴固营；人参、黄芪补气；当归养血；地骨皮、石膏、知母退虚热；龙骨、牡蛎潜阳止汗；甘草调和诸药。

〖提示〗　高热、胁痛是此病的特点。

治法心得：脏实泻腑，清热、解毒、泻下是治疗此病的重要法则。

处方心得：五味消毒饮、凉膈散为主方。

用药心得：生石膏、知母清热泻火，香附、川楝子理气止痛，为必用之品。金银花清热解毒，可重用。蓝云祥先生曾口述治疗一肝脓疡初起患者，用金银花250g，浓煎顿服，一剂症状即缓解。

第九节　腮腺肿大

腮腺是最大的唾液腺，位于外耳道前下方，左右各一，腮腺管开口于上颌第二磨牙的黏膜处。腮腺肿大多见于病毒或细菌感染，也可因全身性疾病如糖尿病、肝硬化、尿毒症，以及慢性消耗性疾病引起。中医学称"时毒"、"痄腮"、"发颐"。临床常见两种疾病；一是流行性腮腺炎，多发于小儿，双侧腮腺为患。二是化脓性腮腺炎，多见于成人，单侧为患。

一、流行性腮腺炎

本病由腮腺炎病毒引起，冬春季多发，通过呼吸道和口腔黏膜传染，患者主要为儿童和青少年，临床特点是发热，两侧腮腺肿大。

　　证治：清热解毒、对症处理全身反应为治疗此病的基本原则。

　　主证：双侧腮腺肿大，以耳垂为中心，向前、后、下发展，边缘不清，疼痛明显，进食酸性食物疼痛加重，高热，头痛，恶心，呕吐，全身酸困，腮腺局部灼热，但不红，无化脓，舌质红，苔黄，脉数。

　　主方：内服方用黄连解毒汤加味，基本处方：黄连 6g、黄芩 10g、黄柏 15g、栀子 10g、板蓝根 30g、大青叶 15g、生石膏 30g、知母 10g、元参 30g、浙贝母 10g、滑石 30g、甘草 6g。方用黄连解毒汤加板蓝根、大青叶清热解毒；石膏、知母清热泻火；元参、浙贝母清热散结；滑石、甘草清热利湿。外用鲜芦荟叶或仙人掌捣成泥外敷。

二、化脓性腮腺炎

　　本病由细菌感染引起，任何年龄段均可发生，临床特点是局部红肿热痛，单侧发病。

　　证治：清热解毒，注意病因治疗。

　　主证：单侧腮腺肿大，继之局部红、肿、热、痛，发热，四肢酸困，全身乏力，舌质红，苔黄，脉数。

　　主方：五味消毒饮加减，基本处方：金银花 30g、连翘 30g、蒲公英 15g、地丁 15g、天花粉 20g、黄连 10g、黄芩 10g、生石膏 30g、知母 10g、寒水石 30g、陈皮 10g、甘草 6g。方用五味消毒饮加黄连、黄芩清热解毒；天花粉、石膏、知母、寒水石清热泻火；陈皮、甘草和胃。若脓肿已经形成应切开引流。

　　〖提示〗　腮腺肿瘤并不常见，某些慢性消耗性疾病可见症状性腮腺肿大，以治疗原发疾病为主。

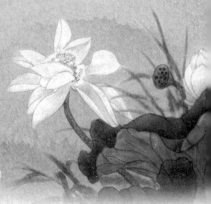

第七章　泌尿系统疾病

泌尿系统疾病治疗经验要点

1. 治法心得　活血化瘀、清热利湿为治疗该系统疾病的重要方法，四物汤、五味消毒饮为常用之方，但应随证加减。排尿困难常见疾病为前列腺增生和神经性膀胱功能障碍，其治疗不忘两大法则：一是温补肾阳增强气化，代表方为金匮肾气丸。曾治一老年前列腺增生患者，小便淋漓不通，一月来一直插导尿管排尿，尿道已经感染，痛苦异常，某医院建议手术切除，患者恐惧，来诊中医，服金匮肾气丸（改汤）加木通、滑石、冬葵子、三棱、莪术，服药两剂，去掉导尿管能够自主排尿，酌加清热解毒药，共服药十剂，小便畅通无阻。二是通大便以利小便，代表方为大柴胡汤。神经源性膀胱尤为适用。

2. 用药选择　大黄通腑泻热，为该系统疾病常用。土茯苓、野菊花清热解毒，感染性疾病必用。白茅根消蛋白尿疗效较为肯定，但用量要在60g以上。有些慢性蛋白尿不消者，可用白茅根50g煎水长期服用。三棱、莪术、冬葵子、木通、滑石，加入治疗前列腺增生的主方内可明显提高疗效。地榆炭、牛膝炭、蒲黄炭治疗血尿不可少。

第一节　蛋　白　尿

蛋白尿的发生主要由肾小球和肾小管疾病引起，肾小球疾病多见。传统的中医学分别涵盖在水肿、尿浊、淋证之中。原发性蛋白尿可见于急性肾小球肾炎、肾病综合征、慢性肾小球肾炎、急性和慢性间质性肾炎等。继发性蛋白尿常与自身免疫性疾病、高血压、糖尿病、中毒发热等有关，治疗应针对原发疾病。在原发性蛋白尿的疾病中，急性肾小球肾炎、肾病综合征参见肾性水肿一节，这里重点讨论慢性肾小球肾炎和急、慢性间质性肾炎。

一、慢性肾小球肾炎

此病临床表现主要是蛋白尿，血尿，高血压，水肿，逐渐肾功能不全到衰竭。中医学属于水肿、虚劳、淋证等病的范畴，病机以虚为主，气血阴阳不足在疾病过程中均有不同程度的表现，阴虚则热，阳虚则寒，不同阶段出现热证或寒证，应寻求阴阳盛衰的病机。

证治：劳伤是此病的重要病因，气血阴阳不足为主要病机，而且贯穿疾病的全过程。当然在疾病的某个阶段可伴外邪侵袭和痰饮瘀血夹杂。因此，治疗此病的着眼点是补气养血，调理阴阳，立方用药的重点是法从脾肾，这是治本。治标当为祛邪、利水、活血、泻浊，务使三焦通利，经脉畅达。

1. 气血两虚

主证：面色苍白，气短乏力，头晕目眩，腰膝酸软，舌质淡，苔薄白，脉细数，尿检有蛋白、红细胞，肾功能正常。

主方：参芪四物汤加味。基本处方：生晒参 10g、黄芪 60g、当归 10g、生地 30g、川芎 10g、白芍 10g、大蓟 30g、仙鹤草 15g、牛膝炭 20g、蒲黄炭 10g、车前子 30g、泽泻 20g、白茅根 60g、生山楂 30g、甘草 6g。方中参芪补气；四物汤养血活血；大蓟、仙鹤草、牛膝炭、蒲黄炭止血；泽泻、车前子利尿泻浊；生山楂化瘀行滞；白茅根消尿中蛋白；甘草调和诸药。

2. 气虚瘀热

主证：面色苍白，气短乏力，咽喉干痛，小便短赤，腰酸背沉，心悸失眠，舌质淡暗或有瘀斑瘀点，苔薄白，脉细涩，尿检有蛋白、红细胞，肾功能正常。

主方：调免饮（经验方）加减。基本处方：黄芪 60g、金银花 30g、当归 30g、丹参 30g、大蓟 30g、仙鹤草 15g、牛膝炭 20g、蒲黄炭 10g、车前子 30g、泽泻 20g、生山楂 30g、白茅根 60g、滑石 20g、甘草 6g。方中黄芪补气；当归、丹参活血；金银花、滑石清热；大蓟、仙鹤草、牛膝炭、蒲黄炭止血；泽泻、车前子利尿泻浊；生山楂化瘀行滞；白茅根消尿中蛋白；甘草调和诸药。

3. 阳虚水肿

主证：头面和四肢水肿，体倦乏力，心悸气短，畏寒怕冷，脘腹撑胀，纳呆食减，少尿便溏，舌质胖大，苔滑腻，脉沉细，尿检有蛋白、红细胞、管型，肾功能基本正常。

主方：真武汤加味。基本处方：制附片 10g、茯苓 30g、白术 10g、白芍

10g、生姜10g、猪苓30g、泽泻20g、车前子30g、桂枝10g、黄芪30g、牛膝炭20g、蒲黄炭10g、生山楂30g、白茅根60g、甘草6g。方用真武汤温阳化气行水；五苓散加车前子利尿泻浊；黄芪、甘草补气；牛膝炭、蒲黄炭止血；山楂化瘀行滞。白茅根消尿中蛋白。

4. 阴虚水停

主证：头面四肢水肿，口干渴，尿短赤，头晕目眩，心烦失眠，五心烦热，纳呆腹胀，舌质边尖红，苔燥，脉沉细数，尿检有蛋白、红细胞、管型，肾功能基本正常。

主方：猪苓汤加味。基本处方：猪苓30g、茯苓30g、泽泻20g、滑石15g、阿胶10g、车前子30g、元参30g、大蓟30g、仙鹤草15g、生山楂30g、黄芪30g、白茅根60g、甘草6g。方用猪苓汤加车前子、白茅根滋阴利尿，消尿中蛋白；元参滋阴清热；大蓟、仙鹤草止血；黄芪、甘草补气；山楂化瘀行滞。

5. 水毒壅滞　参见肾性水肿。

〖提示〗　辨证心得：此病多发于中青年人，凡见易疲劳、面色不华，晨起眼睑浮肿，即应做尿常规检查。

治法心得：补虚泻浊为主要治疗大法。

处方心得：补虚参芪四物汤，泻浊五苓散加减。调免饮为治疗自身免疫性疾病而设，原方药物组成是：黄芪90g、当归60g、金银花60g、丹参30g、三棱10g、莪术10g、白芍10g、生地30g、夜交藤30g。主治自身免疫性疾病，如银屑病、红斑狼疮、慢性肾小球肾炎、糖尿病等。

用药心得：白茅根60g，有消尿蛋白的作用，各型必用。生山楂散瘀行滞，可改善肾小球的滤过功能，亦为常用之品。

二、急性间质性肾炎

此病是以不同病因引起的急性肾间质病变综合征，一般均累及肾小管，故亦可称为急性肾小管-间质肾病。临床表现多种多样，一般有发热，尿频，尿液增多，血尿，轻微蛋白尿，皮疹，腰痛，关节痛，不同程度的肾功能损害，甚至出现急性肾衰。主要病因是：感染、药物过敏、自身免疫性疾病等。中医学可按发热、淋证辨证施治。

证治：风、湿、热邪所客是此病的主要病因，根据病机和发展过程，大抵可分三个阶段，第一阶段，风热滞留三阳，湿热蕴结下焦，表证尚在，治宜疏风解表，清热利湿。第二阶段，湿热充斥三焦，肾虚气化不利，瘀血内生，治宜疏利三焦，强肾活络。第三阶段，水气不化，湿毒内蕴，气机上逆，治宜温阳化气，通腑泻浊。

1. **风热滞留，湿热蕴结**

主证：寒热往来，咽痛身痛，尿频尿赤，体倦乏力，皮起斑疹，恶心纳差，舌质边尖红，苔黄，脉数，尿检有红细胞、微量蛋白和管型，肾功能正常。

主方：四合汤（经验方）合二妙散加味，基本处方：金银花30g、连翘30g、桑叶15g、菊花15g、柴胡10g、黄芩10g、生石膏30g、知母10g、黄柏15g、苍术10g、滑石15g、竹叶15g、大蓟30g、仙鹤草15g、野菊花30g、甘草6g。方中银花、连翘、野菊花清热解毒；桑叶、菊花疏风解表；柴胡、黄芩和解少阳；石膏、知母清热泻火；滑石、竹叶清热利尿；黄柏、苍术清热利湿；大蓟、仙鹤草止血；甘草调和诸药。

2. **湿热弥漫，肾虚不化**

主证：午后发热，腰酸腰痛，脘腹撑胀，纳呆食少，大便不爽，小便频数，眼睑水肿，气短乏力，舌质边红，苔腻，脉濡数，尿检有红细胞、蛋白、管型，血液生化检查尿素氮、血肌酐轻微增高。

主方：三仁汤合八味肾气丸加减，基本处方：薏苡仁30g、杏仁10g、白蔻仁6g、厚朴10g、通草10g、滑石15g、竹叶15g、半夏10g、生地15g、炒山药30g、山萸肉10g、茯苓30g、丹皮10g、泽泻20g、桂枝10g、制附片10g、猪苓30g、车前子30g、白茅根60g、生山楂30g、甘草6g。血尿严重去三仁、通草、半夏，加大蓟30g、仙鹤草15g、牛膝炭20g、蒲黄炭10g。如无发热去三仁汤加四物汤活血养血。方用三仁汤清热利湿；八味肾气丸温阳化气；猪苓、车前子增强利水之力；生山楂化瘀行滞合白茅根消尿中蛋白；甘草调和诸药。

3. **水邪泛滥、湿毒内生**

主证：全身水肿，心悸气喘，恶心呕吐，头痛眩晕，脘腹撑胀，小便短赤，舌质淡胖，苔滑腻，脉沉细数，尿检有大量蛋白、红细胞、管型，血液生化检查尿素氮、血肌酐严重增高。

主方：（参见肾性水肿，水毒壅滞）。

〖提示〗　药物过敏引起者要停用致敏药物，初、中期方内均可酌加蝉蜕、白蒺藜、水牛角、丹皮、大黄等祛风凉血之品。白茅根利尿，消尿中蛋白。

三、慢性间质性肾炎

此病是肾小管-间质肾病，呈慢性经过，发病原因与慢性感染、药物或毒物所致慢性中毒、物理因素、系统性结缔组织病、遗传等有关。主要临床表现是：①原发疾病的症状。②肾小管重吸收功能障碍，多尿、烦渴、多饮。③尿检可见红、白细胞，白细胞性管型，少量蛋白。晚期可出现贫血、高血压、肾功能衰竭。中医学消渴证中上消和下消涵盖了此病的主证，认为是饮食不节，过食肥甘，积生内热所致。

证治：六淫之邪所客，饮食不节，服药不当，均可积热化火，在上伤及心肺，出现口舌生疮，咽喉肿痛，口渴咳喘。中伤脾胃而见纳差不食，脘腹撑胀。下犯肾与膀胱，气化不行，水液直趋于下而多尿，腰及小腹酸胀疼痛。邪客日久，损伤气阴，又可出现正虚邪实的复杂证候。综观此病的病机，初期为实，多火多热，治宜清泻。中后期为实中夹虚，治应攻补兼施。

1. 热毒内蕴

主证：发热，尿急尿频，口渴多饮，小腹憋胀，腰酸腰痛，全身乏力，面色不华，易感，可伴咽喉肿痛或皮肤疮疡，舌质边尖红，苔黄，脉数，尿检有红白细胞、少量蛋白或白细胞管型。

主方：五味消毒饮合六一散加减。基本处方：金银花 30g、连翘 30g、蒲公英 15g、地丁 15g、野菊花 30g、滑石 20g、甘草 6g、竹叶 15g、白芍 30g、香附 15g、川楝子 10g。发热加生石膏 30g、知母 10g。方中银花、连翘、公英、地丁、野菊花清热解毒；滑石、竹叶、甘草清热利尿；白芍、甘草缓急止痛；香附、川楝子理气止痛。

2. 肾虚不化

主证：口渴多饮，饮不解渴，小便频数，小腹憋胀，腰酸腰痛，气短乏力，舌质淡，苔滑，脉细数，尿检有红白细胞、蛋白和白细胞管型。

主方：八味肾气丸加减。基本处方：制附片 10g、桂枝 10g、生地 30g、炒山药 20g、山萸肉 10g、茯苓 30g、泽泻 20g、丹皮 10g、花粉 30g、沙参 15g、乌梅 10g、生山楂 30g、白茅根 60g、甘草 6g。方用八味肾气丸温肾助阳，化气行水；花粉、沙参养阴止渴；乌梅酸涩，合甘草酸甘化阴，生津敛尿；生山楂化瘀行滞；白茅根治疗蛋白尿。

3. 阴虚内热

主证：口渴多饮，小便频数，五心烦热，心悸失眠，腰酸腰痛，小腹不舒，舌质红，少苔或苔剥，脉细数，尿检有红白细胞、蛋白和白细胞管型。

主方：增液汤合五苓散加减。基本处方：生地 30g、元参 30g、麦冬 15g、沙参 15g、茯苓 30g、白术 10g、猪苓 30g、泽泻 20g、桂枝 10g、车前子 30g、花粉 20g、生山楂 30g、白茅根 60g、生龙骨 30g、生牡蛎 30g、琥珀 30g、甘草 6g。方用增液汤加沙参养阴；五苓散加车前子化气行水；天花粉止渴；山楂化瘀行滞；白茅根消尿中蛋白；龙骨、牡蛎、琥珀镇静安神；甘草调和诸药。

4. 水毒壅滞　参见肾性水肿。

〖提示〗 此病初起从治疗原发病入手，控制感染尤为重要。五味消毒饮是一个较好的方子，可与清热泻火药联合应用。野菊花在泌尿系感染中一般要用。

多饮多尿，类似肾性尿崩症，五苓散利尿，取其化气行水作用，与养阴生津药配合可治疗中枢性和肾性尿崩症。

第二节　血　尿

红细胞进入尿中，尿沉渣每高倍视野＞3个，则为血尿，严重者肉眼可见。诸多泌尿系统疾病和某些血液病均可出现血尿的症状，常见疾病为：肾小球肾炎、泌尿系结石、泌尿系肿瘤、急性泌尿系感染、尿道炎、膀胱炎等。中医学认为是下焦有热，灼伤脉络所致，《素问·气厥论》说："胞移热于膀胱，则癃溺血。"《诸病源候论·小便血候》说："心主于血，与小肠合，若心家有热，结于小肠，故小便血也。"

一、IgA 肾病

IgA 肾病是一个免疫病理诊断，以肾小球膜区免疫球蛋白 IgA 或其免疫复合物沉积而得名，实际是一种系膜增生性肾小球肾炎。病因有原发和继发二种，原发性 IgA 肾病源于呼吸系或消化系或皮肤黏膜感染，潜伏期短，一般在数小时或三日内发病，为本节所论。继发性多源于过敏性紫癜、红斑狼疮、酒精性肝硬化等。主要临床表现是肉眼血尿、腰痛、腹痛、蛋白尿。临床分型：①血尿型，开始为肉眼血尿，渐为镜下血尿，肉眼血尿可反复出现。②蛋白尿型，可发展为肾病综合征。③高血压型，一般预后较差。④急性肾功能衰竭。⑤亚临床型，症状多不明显，仅见镜下血尿和轻微蛋白尿。此病多发于青少年，男多于女，预后差别很大，单纯血尿型预后较好。中医学中与尿血接近。热毒或湿热所客、情志所伤均可发为此病。

证治：原发性 IgA 肾病是由感染引起，初期病机以热毒或湿热所伤为主，治疗应注意清热解毒，燥湿利湿。进一步发展，正气损伤，治宜健脾益肾，补气益精。在疾病的过程中，由于出血而伤血，血溢脉外而成瘀，所以，养血活血应贯穿疾病的始终，四物汤为必用之方。

1. 热毒伤络

主证：发病前多有鼻塞、咽痛、咳嗽或腹痛腹泻、发热等外感症状，继之尿中带血，腰酸腰痛，舌质红，苔黄或白燥，脉数。尿检有大量红细胞，亦可有蛋白，肾功能正常。

主方：银翘四物汤加味。基本处方：金银花：30g、连翘 30g、当归 10g、川芎 10g、生地 30g、白芍 30g、滑石 20g、水牛角 30g、大蓟 30g、仙鹤草

15g、牛膝炭 20g、蒲黄炭 10g、生龙骨 30g、生牡蛎 30g、白茅根 30g（炒枯）、甘草 6g。方中银花、连翘清热解毒；四物汤活血养血；滑石清热利尿；水牛角清热凉血；大蓟、仙鹤草、牛膝炭、蒲黄炭、白茅根止血；龙骨、牡蛎潜阳固涩；甘草调和诸药。

2. 湿热下注

主证：尿中带血，小便不爽，小腹下坠，腰、腹酸痛，眼睑微肿，口粘，舌质红，苔腻，脉滑细数。尿检有大量红细胞，亦可有蛋白，肾功能正常。

主方：芩连四物汤加味。基本处方：黄芩 10g、黄连 10g、当归 10g、生地 30g、川芎 10g、白芍 30g、滑石 20g、黄柏 15g、泽泻 20g、大蓟 30g、仙鹤草 15g、牛膝炭 20g、蒲黄炭 10g、生龙骨 30g、生牡蛎 30g 柴胡 10g、甘草 6g。方中黄芩、黄连、黄柏清热燥湿；四物汤养血活血；滑石、泽泻清热利尿；柴胡升提中气；大蓟、仙鹤草、牛膝炭、蒲黄炭止血；龙骨、牡蛎潜阳固涩；甘草调和诸药。

3. 肾虚不化

主证：镜检血尿、蛋白尿、管型，血液生化检查尿素氮、血肌酐轻度增高，颜面和下肢水肿，腰痛，体倦乏力，畏寒怕冷，舌质淡、苔白滑，脉沉。

主方：八味肾气丸合五苓散加减。基本处方：制附片 10g、桂枝 10g、生地 30g、炒山药 20g、山萸肉 10g、茯苓 30g、白术 10g、泽泻 20g、猪苓 30g、车前子 30g、黄芪 30g、益母草 30g、大蓟 30g、仙鹤草 15g、甘草 6g。方中八味肾气丸温阳化气；五苓散加车前子化气利水；黄芪补气；大蓟、仙鹤草止血；益母草活血利尿；甘草调和诸药。

4. 脾虚不摄

主证：大量蛋白尿和血尿，小便频数，大便稀溏，腹胀纳呆，体倦乏力，面色苍白，心悸气短，血液生化检查尿素氮、血肌酐轻度增高，舌质淡，苔滑腻，脉沉细。

主方：补中益气汤加味。基本处方：生晒参 10g、黄芪 30g、白术 10g、升麻 10g、当归 10g、柴胡 10g、陈皮 10g、炒枳壳 10g、大蓟 30g、仙鹤草 15g、益母草 30g、白茅根 60g、甘草 6g。方中补中益气汤补气升阳；陈皮、枳壳理气和中；大蓟、仙鹤草止血；益母草活血利尿；白茅根消尿中蛋白。

5. 阴虚阳亢

主证：血尿、蛋白尿长期不消，腰酸腿软，头晕目眩，心悸心烦，失眠多梦，口咽干燥，手足心热，血压升高，血液生化检查尿素氮、血肌酐轻度增高，舌质暗红，少苔或无苔，脉弦数。

主方：十味降压汤（经验方）加减。基本处方：黄芪 60g、当归 10g、生地 30g、川芎 10g、白芍 10g、川牛膝 20g、地龙 15g、钩藤 30g、菊花 15g、益母草 30g、元参 30g、生龙骨 30g、生牡蛎 30g、琥珀 30g、大蓟 30g、仙鹤草 15g、甘草 6g。方中黄芪补气；四物汤养血活血；牛膝、地龙活血通经；钩藤、菊花平肝息风；元参、生地养阴；龙骨、牡蛎潜阳；益母草活血利尿；琥珀安神；大蓟、仙鹤草止血；甘草调和诸药。

6. 水毒壅滞　参见肾性水肿。

〖提示〗　血尿是此证的特征，四物汤养血活血。为常用方剂，各证型均可应用。

益母草活血利尿，且有降血压作用，适宜本病。牛膝炭、蒲黄炭活血止血，配合大蓟、仙鹤草止血效果明显。治疗尿血大蓟优于小蓟。

二、泌尿系结石

此病是泌尿系统出现矿化钙质沉积，以异物的形式存在泌尿系统内的一种疾病。临床症状特点是疼痛、血尿，尿路梗阻。日久可导致肾损害而发生肾功能不全。中医学属于石淋一证，病因是邪热煎熬津液而成，与贪食酒酪厚味有关。

证治：化石、排石是治疗此病的基本原则，对小的肾内结石主要是化，化石不但可使现有结石溶解，而且还能预防再生。对输尿管以下部位结石主要是排。但排中有化，化中也要有排，二者应当有机结合。砂石乃湿热煎熬津液而成，辨证立方时还要注意清热利湿。疼痛是砂石阻滞和损伤脉络所致，应在方内分别佐以缓急止痛和理气止痛之品。血尿无需特殊处理，结石排出后出血即止。

1. 化石

适应证：肾内结石和结石形成趋势。

方 1. 化石散（经验方）处方：火硝 300g、威灵仙 500g、鸡内金 500g、鱼脑石 100g、车前子 500g，上药共为细面，水泛为丸，每次 3g，一日 3 次，温开水送服。方中火硝、鱼脑石、鸡内金散结；威灵仙祛湿止痛；车前子利尿逐邪。

方 2. 化石汤加减。处方：火硝 10g、芒硝 6g、金钱草 30g、海金沙 15g、鸡内金 10g、威灵仙 15g、炒枳实 10g、香附 15g、川楝子 10g、白芍 30g、甘草 6g。方中火硝、芒硝化石破结；金钱草、海金沙利水通淋；鸡内金、枳实消积化滞；威灵仙祛湿止痛；香附、川楝子理气止痛；白芍、甘草缓急止痛。

2. 排石

适应证：泌尿系各部位结石均可应用，主要适用于输尿管以下结石。

主方：五苓散加减，基本处方：茯苓 30g、白术 10g、猪苓 30g、泽泻 20g、车前子 30g、桂枝 10g、冬葵子 15g、炒枳壳 10g、王不留行 15g、滑石

20g、木通 6g、地龙 15g、威灵仙 15g、香附 15g、川楝子 10g、白芍 30g、甘草 6g。方用五苓散加车前子利尿逐邪；冬葵子、木通、滑石清热利湿；王不留行、地龙通经活络；枳壳理气；威灵仙祛湿；香附、川楝子理气止痛；白芍、甘草缓急止痛。

【提示】　结石嵌顿，出现剧烈疼痛时，可立即口服硝苯地平 20mg，可扩张血管，舒缓局部组织，能使疼痛缓解，以利结石排出。

化石散适用于结石疼痛不明显的患者，化石汤用于结石伴疼痛者。

三、膀胱癌

此病多发生于中年以上之人，男性患病率较高，临床特点是：无痛性、间歇性肉眼血尿，可伴血块及腐肉，有的出现膀胱刺激征和影响排尿。中医学属于血淋和热淋的范畴，病因多为下焦蓄热，热邪灼伤脉络。

证治：清热利尿，软坚散结为治疗大法。现代医学多用手术切除的方法，故中药治疗又分术前和术后两类。

1. 术前治疗

（1）邪热伤络

主证：肉眼血尿可伴血块，排尿时尿道有热感，但不痛，无排尿困难，口干，舌质暗红或有瘀斑瘀点，苔黄，脉数。

主方：凉血四物汤加减，基本处方：水牛角 30g、丹皮 10g、连翘 30g、当归 10g、白芍 10g、生地 30g、川芎 10g、牛膝炭 20g、蒲黄炭 10g、仙鹤草 15g、大蓟 30g、三棱 10g、莪术 10g、鳖甲 15g、山慈菇 10g、甘草 6g。方中水牛角、丹皮、生地凉血；连翘、山慈菇解毒；四物汤活血；三棱、莪术、鳖甲破积散结；牛膝炭、蒲黄炭、仙鹤草、大蓟止血；甘草调和诸药。

（2）膀胱湿热

主证：肉眼血尿，可伴血块，尿急，尿频，排尿不爽，小腹酸胀不舒，舌质暗红，苔黄腻，脉滑数。

主方：龙胆泻肝汤加减，基本处方：龙胆草 10g、栀子 10g、车前子 30g、生地 30g、木通 6g、黄芩 10g、泽泻 20g、三棱 10g、莪术 10g、鳖甲 15g、山慈菇 10g、牛膝炭 20g、蒲黄炭 10g、仙鹤草 15g、大蓟 30g、甘草 6g。方用龙胆泻肝汤去柴胡、当归清热利湿；三棱、莪术、鳖甲破积散结；山慈菇解毒；牛膝炭、蒲黄炭、仙鹤草、大蓟止血。

2. 术后治疗

主证：尿检有红细胞，排尿时小腹酸胀不舒，食欲减退，体倦乏力，舌质有瘀点，苔薄白，脉弦。

主方：固本散瘀丸（经验方），处方：生晒参 500g、鳖甲 400g、三棱

400g、莪术400g、山慈菇500g、炒枳实400g，上药共为细面，水泛为丸，每次6g，一日3次，温开水送服。此方补气固本，解毒散结，用于膀胱癌术后，巩固疗效，预防复发。以上药量为一疗程，可连服2～3个疗程。

第三节 尿急、尿频、尿痛

有尿意即要排尿，急不能待，常伴尿失禁称为尿急，排尿次数较平常增多，谓之尿频，排尿时小腹或尿道疼痛或有灼热感是谓尿痛，有的还可伴见尿液混浊。常见于肿瘤、妊娠胎儿压迫、泌尿系统炎症、神经源性膀胱等。中医学称为淋证，有气淋、石淋、膏淋、劳淋、热淋之不同。门诊常见疾病是：急、慢性肾盂肾炎，急、慢性膀胱炎，尿道炎，前列腺炎等。

一、急性肾盂肾炎

此病是由细菌侵入肾盂引起的急性炎症，一侧或双侧，损害黏膜至黏膜下层或肾实质。主要症状是：寒战高热，恶心呕吐，腰痛，尿急、尿频、排尿不利。尿常规检查见红白细胞和脓细胞。严重者并发肾乳头坏死，出现肾绞痛，无尿，急性肾功能衰竭。中医学可隶属于热淋，乃感受六淫之邪，郁而化热，热蓄膀胱，气化不利所致。《素问·至真要大论》说："诸转反戾，水液混浊，皆属于热。"

证治：此病乃感受六淫之邪，郁而化热而形成的一种发热、小便不利的疾病。邪在三阳，正邪交争，寒热往来。膀胱蕴热，气化不行，而尿急、尿频、尿浊、排尿困难。主要病机是：邪热内蕴，阻滞气机，三焦不利，浊气上逆。治疗大法应为：清热，利尿，泻腑，降浊。五味消毒饮、五苓散、大柴胡汤为常用之方。

1. 三阳热盛

主证：寒战，高热，腰痛，尿急尿频，尿浊不爽，恶心气逆，大便秘结，舌质红，苔黄，脉数，尿检有红白细胞、细胞管型。

主方：大柴胡汤合五味消毒饮加减。基本处方：柴胡15g、黄芩15g、半夏10g、大黄10g、炒枳壳10g、白芍30g、金银花30g、连翘30g、蒲公英15g、野菊花30g、滑石20g、生石膏30g、知母10g、甘草6g。高热加寒水石30g。方中柴胡、黄芩清少阳经热；大黄、枳壳通腑泻浊；半夏化痰止呕；银花、连翘、公英、野菊花清热解毒；石膏、知母清热泻火；滑石清热利尿；芍药、甘草缓急止痛。

2. 热结膀胱

主证：小腹憋胀，尿急、尿频、尿浊，排尿涩滞不爽，腰酸腰痛，纳呆不欲食，或伴低热，舌质红，苔黄腻、脉濡数。

主方：八正散加减。基本处方：车前子 30g、木通 6g、萹蓄 10g、瞿麦 10g、滑石 20g、栀子 10g、大黄 8g、灯心草 10g、金银花 30g、连翘 30g、野菊花 30g、香附 15g、川楝子 10g、甘草 6g。发热加生石膏 30g、知母 10g。方用八正散清热利尿；银花、连翘、野菊花清热解毒；香附、川楝子理气止痛。

3. 气化不利

主证：腰痛，尿少或无尿，颜面和下肢水肿，恶心不欲食，体倦乏力，心悸气短，舌质淡暗，苔白腻，脉沉细，尿检有红白细胞、管型，可见蛋白。

主方：银翘五苓散加味。基本处方：金银花 30g、连翘 30g、茯苓 30g、白术 10g、猪苓 30g、泽泻 30g、车前子 30g、当归 10g、白芍 30g、黄芪 30g、滑石 20g、竹叶 15g、白茅根 60g、甘草 6g、桂枝 10g。方用五苓散加车前子化气行水；银花、连翘清热解毒；当归活血；白茅根凉血止血，消尿中蛋白；黄芪补气；滑石、竹叶清热利尿；芍药、甘草缓急止痛。

4. 水毒壅滞　参见肾性水肿。

〖提示〗　治法心得：清热解毒、通腑利尿为主要治法。

处方心得：五味消毒饮、大柴胡汤为有效方剂。

用药心得：大黄通腑泄热，金银花、野菊花清热解毒，车前子、滑石清热利尿，白茅根止血、消尿中蛋白，均为治疗本病的重要药物。

二、慢性肾盂肾炎

慢性肾盂肾炎病情隐匿，病程迁延，对肾脏的损伤较大。临床表现有发热（一般为低热），尿急尿频，全身乏力等，呈间歇性，少数患者可长期低热。如出现肾小管间质病变，可见多尿、失水。持续不愈还可出现水肿，高血压，贫血乃至肾功能衰竭。中医学当属于淋证之范畴，病因多为热邪所客，或尿液蓄积，或啖食厚味，积生内热。《丹溪心法·淋》说："淋有五，皆属乎热。"

证治：此病的特点是病情迁延，呈间歇性。发作时，经过治疗，症状可以缓解或消失，但极易复发，诱发因素多为感冒、劳累、过食辛辣厚味等。主要病机是：湿热留恋，脾肾不足，三焦不利，膀胱气化不行，虚实夹杂。治疗原则：祛实着重清热利湿，通腑泻浊，八正散、五苓散为常用之方。补虚重在补脾益肾，燮理阴阳，六君子、八味肾气丸是首选之剂。

1. 三焦湿热

主证：低热，疲乏无力，面色不华，恶心纳呆，小腹憋胀，尿频尿浊，小便赤涩，舌质暗红，苔腻，脉滑数，尿检有红白细胞、管型。

主方：八正散合三仁汤加减。基本处方：杏仁 10g、薏苡仁 30g、白蔻仁

6g、厚朴 10g、通草 6g、滑石 20g、竹叶 15g、半夏 10g、生石膏 30g、知母 10g、车前子 30g、大黄 8g、萹蓄 10g、瞿麦 10g、栀子 10g、甘草 6g。方用三仁汤化湿畅中；八正散泻浊通淋；石膏、知母清热泻火。

2. 热客膀胱

主证：尿急、尿频、尿痛、小便赤涩，小腹憋胀下坠，腰酸背沉，体倦乏力，舌质边尖红，苔薄黄，脉数，尿检有大量红白细胞、管型。

主方：八正散合五苓散加减。基本处方：茯苓 30g、白术 10g、猪苓 30g、泽泻 20g、桂枝 6g、车前子 30g、木通 6g、萹蓄 10g、瞿麦 10g、滑石 20g、栀子 10g、大黄 10g、金银花 30g、连翘 30g、野菊花 30g、甘草 6g。方用八正散清热泻浊；五苓散化气利尿；银花、连翘、野菊花清热解毒。

3. 脾虚不运

主证：尿频，茎中酸痛，小便不利，纳呆食少，小腹憋胀，心悸气短，体倦乏力，眼睑水肿，大便溏薄，舌质淡暗，苔白滑，脉细，尿检有红白细胞、微量蛋白。

主方：六君子汤合五苓散加减。基本处方：生晒参 10g、茯苓 30g、白术 10g、陈皮 10g、麦冬 15g、石斛 15g、猪苓 30g、泽泻 20g、桂枝 10g、车前子 30g、香附 15g、川楝子 10g、焦山楂 20g、炒枳壳 10g、甘草 6g。方用六君子汤去半夏加山楂补气健脾，消食和中；五苓散加车前子化气行水；香附、川楝子、枳壳理气消胀。

4. 肾虚不化

主证：颜面和下肢轻度水肿，小便不利或尿频量多，畏寒肢冷，腰酸腹胀，全身乏力，心悸气短，舌质淡暗，苔滑腻，脉沉细，尿检有红白细胞、管型、蛋白。

主方：八味肾气丸加减。基本处方：制附片 10g、桂枝 10g、生地 30g、炒山药 20g、山萸肉 10g、茯苓 30g、丹皮 10g、泽泻 20g、车前子 30g、猪苓 30g、生晒参 10g、炒枳壳 10g、黄芪 30g、白茅根 60g、甘草 6g。方用八味肾气丸温阳化气；车前子、猪苓、泽泻利水；黄芪、人参、甘草补气；枳壳消胀除满，白茅根消尿中蛋白。

5. 水毒壅滞　参见肾源性水肿。

〖提示〗　慢性肾盂肾炎发热是湿热内伏，三仁汤为有效方剂，方内要加生石膏、知母。

大黄不只泻下，还能清热、化瘀、通淋，使用时不受大便秘结的限制。

脾虚、肾虚互为因果，常一并存在，补脾益肾方剂要参合应用。

三、膀胱炎

急性膀胱炎发病突然，症见尿急、尿频、尿痛，或尿血。慢性膀胱炎以反复发作为特征。二者尿检均可见红、白细胞。中医学谓之淋证，有热淋、血淋、劳淋、气淋之分，病机有虚有实。

证治：《类证治裁·淋浊》说："诸淋皆肾虚膀胱生热，故小水涩而不利也。治法：初起宜清解结热，疏利水道，不用补涩。"急性膀胱炎为实，治应祛邪，慢性膀胱炎虽有脾肾气虚，但发病时本虚标实，在扶正的同时亦须祛邪。清热解毒，利水通淋是治疗此证的基本法则。

1. 热淋

主证：尿急、尿频、尿痛、尿道灼热，小便滴沥不爽，色赤，小腹坠胀酸痛，舌质红，苔黄，脉数，尿检有红、白细胞。

主方：八正散加味。基本处方：萹蓄 10g、瞿麦 10g、车前子 30g、木通 6g、滑石 20g、栀子 10g、大黄 10g、甘草 6g、金银花 30g、连翘 30g、野菊花 30g、竹叶 15g、仙鹤草 15g、藕节 15g。方用八正散加竹叶清热利尿；银花、连翘、野菊花清热解毒；仙鹤草、藕节凉血止血。

2. 血淋

主证：血尿或如洗肉水样尿，尿频、尿道灼热或疼痛，小腹坠胀不舒，舌质红，苔黄，脉细数，尿检红细胞满视野。

主方：五味消毒饮加减。基本处方：金银花 30g、连翘 30g、蒲公英 15g、地丁 15g、野菊花 30g、大蓟 30g、仙鹤草 15g、牛膝炭 20g、蒲黄炭 10g、生龙骨 30g、生牡蛎 30g、白茅根 30g、滑石 15g、车前子 30g、甘草 6g。方中银花、连翘、公英、地丁、野菊花清热解毒；大蓟、仙鹤草、牛膝炭、蒲黄炭、龙骨、牡蛎止血；白茅根、滑石、车前子利水通淋；甘草调和诸药。

3. 气淋

主证：尿急、尿频、尿痛，小腹憋胀，排尿不爽，胸胁胀痛，反复发作，发作与情绪有关，舌质边尖红，苔薄白，脉弦，发作时尿检有红、白细胞。

主方：柴胡疏肝散合五苓散加减。基本处方：柴胡 10g、白芍 30g、炒枳壳 15g、香附 15g、川楝子 10g、茯苓 30g、泽泻 20g、车前子 30g、木通 6g、滑石 15g、金银花 30g、连翘 30g、野菊花 30g、甘草 6g。方用柴胡疏肝散去川芎疏肝理气；茯苓、泽泻、车前子、木通、滑石利水通淋；银花、连翘、野菊花清热解毒；甘草调和诸药。

4. 劳淋

主证：病情迁延，反复发作，发作时尿急、尿频、尿道灼热，排尿终末期小腹酸痛不舒，腰酸无力，劳累易发，舌质淡暗，苔薄白，脉细，发作时尿检有红、白细胞。

主方：知柏地黄汤加味。基本处方：知母 10g、黄柏 15g、生地 30g、炒山药 20g、山萸肉 10g、茯苓 30g、丹皮 10g、泽泻 20g、金银花 30g、野菊花

30g、白茅根 30g、黄芪 30g、滑石 15g、甘草 6g。方用知柏地黄汤滋阴泻火；黄芪补气；银花、野菊花清热解毒；滑石、白茅根清热利尿；甘草调和诸药。

【提示】 五味消毒饮清热解毒，原方中有紫背天葵，可用野菊花代之，泌尿生殖系统感染，野菊花为优。

《济生方》小蓟饮子利水通淋，凉血止血，血淋可用，原方组成为：生地、小蓟根、滑石、通草、蒲黄、淡竹、藕节、当归、栀子、甘草。方中小蓟可用大蓟代之，大蓟止血效果优于小蓟。

四、淋菌性尿道炎

淋菌性尿道炎又称淋病，是由淋球菌通过不洁性交感染尿道而罹患。主要症状是尿道口红肿，刺痒，灼痛，有白色稀薄分泌物排出，继之尿急，尿频，尿痛，尿液混浊，分泌物变为黄色粘稠，挤压尿道有脓液流出。二个月不愈可转为慢性，后期可出现尿道狭窄，排尿不畅。中医学可归属于淋证和便浊之中。

证治：此病乃火热湿毒与气血搏结，蕴而成脓，阻滞下焦，膀胱气化不利所致。火热不去，不但阻碍气机，而且灼伤血脉，出现茎中流脓，疼痛，小便不爽，甚至尿血等症状。治疗大法应为：清热解毒，泻火通淋，理气宁血。《丹溪心法·淋》说："小便涩常有余沥者为气……执剂之法，并用流行滞气，疏利小便，清解邪热，其于调平心火，又三者之纲领焉。"可见清热解毒，泻火理气是治疗此病的基本原则。

1. 热毒蕴结

主证：尿道口红肿疼痛，有黄色分泌物溢出，尿急，尿频，尿痛，小腹下坠，可伴发热，舌质红，苔黄，脉数，尿检有大量脓细胞、红细胞。

主方：五味消毒饮加减。基本处方：金银花 30g、连翘 30g、蒲公英 15g、地丁 15g、野菊花 30g、木通 6g、黄柏 15g、滑石 15g、香附 15g、川楝子 10g、甘草 6g。发热加生石膏 30g、知母 10g。方中银花、连翘、公英、地丁、野菊花清热解毒；黄柏清热燥湿；木通、滑石清热利尿；香附、川楝子理气止痛；甘草调和诸药。

2. 膀胱湿热

主证：尿急、尿频、尿道口瘙痒微痛，有白色稀薄分泌物排出，排尿不爽，舌质边尖红，苔腻，脉数，尿检有大量白细胞、红细胞。

主方：八正散加减。基本处方：车前子 30g、大通 6g、萹蓄 15g、瞿麦 15g、滑石 15g、栀子 10g、大黄 10g、黄连 10g、黄柏 15g、灯心草 6g、炒枳壳 10g、甘草 6g。方用八正散清热利尿；黄连、黄柏清利湿热；枳壳理气逐邪。

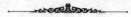

3. 小肠火盛

主证：尿频、排尿时尿道灼热疼痛，晨起尿道口可见白色分泌物，小腹和会阴部坠胀不舒，舌尖红，苔薄黄，脉数，尿检有红、白细胞。

主方：导赤散合黄连解毒汤加减。基本处方：生地 30g、木通 6g、竹叶 15g、滑石 15g、黄连 10g、黄柏 15g、黄芩 10g、栀子 10g、广木香 6g、槟榔 10g、甘草 6g。方用导赤散清热利尿；黄连解毒汤泻火解毒；广木香、槟榔理气通滞。

4. 气滞血瘀

主证：小便不畅、疼痛，尿液带血，或血精，小腹憋胀下坠，心烦失眠，舌质暗或有瘀斑瘀点，苔薄白，脉弦涩，尿检有大量红细胞。

主方：五磨饮子合四物汤加减。基本处方：香附 15g、川楝子 10g、乌药 10g、广木香 6g、槟榔 10g、炒枳壳 10g、当归 10g、川芎 10g、生地 30g、白芍 10g、仙鹤草 15g、大蓟 30g、牛膝炭 20g、蒲黄炭 10g、白茅根 30g（炒枯）、甘草 6g。方用五磨饮子去沉香，加香附、川楝子理气通淋；四物汤活血养血；大蓟、仙鹤草、牛膝炭、蒲黄炭、白茅根止血；甘草调和诸药。

〖提示〗 五味消毒饮和黄连解毒汤清热解毒，泻火通淋，是治疗此病的主方主药，各证型均可选用。木通泻火利尿通络，治疗淋症不可少，用量一般为 6g。

除淋球菌感染之外，还有一种非淋菌性尿道炎，多为衣原体、支原体通过不洁性生活感染，临床表现与此病基本相同，但症状较轻，亦可按上述证型辨证施治。

五、前列腺炎

急性前列腺炎由细菌感染而成，症见突然寒战发热，腰骶和会阴酸胀疼痛，尿急，尿频，尿道灼热，排尿不畅等。慢性前列腺炎分细菌性和非细菌性，前者发病原因与急性相同，后者病因尚不明确，临床症状较轻，主要是排尿不适，腰骶部和小腹酸痛，有的出现血精。中医学属于精浊一证的范畴，症状虽与淋病相似，但与淋病有别。

证治：急性前列腺炎有尿急、尿频、尿道灼热，应与膀胱炎、尿道炎鉴别，鉴别方法主要依靠尿液和前列腺液检查，此病前列腺液可见白细胞或脓细胞，中段尿检多无异常。中医治疗此病，辨病不是立方用药的依据，不应受病的约束。前列腺炎与尿道炎固然有别，但二者可相互感染，同时为患，故中医辨证施治更具优越性。从此病的临床表现分析，病因主要是热，败精瘀阻，多兼湿夹瘀，日久不愈又可伤阴灼络。因此，清热、利湿、滋阴、活络为治疗大法，根据疾病的发展阶段不同，立方用药亦有侧重和区别。

1. **下焦实热**

主证：寒战发热，尿急、尿频、尿道灼热，小腹及腰骶部酸胀不舒，舌质红，苔黄，脉数。

主方：五味消毒饮加减。基本处方：金银花30g、连翘30g、蒲公英15g、地丁15g、野菊花30g、生石膏30g、知母10g、柴胡15g、黄芩10g、木通6g、滑石15g、甘草6g。方中银花、连翘、公英、地丁、野菊花清热解毒；石膏、知母清热泻火；柴胡、黄芩和解少阳；木通、滑石清热利尿；甘草调和诸药。

2. **湿热下注**

主证：尿急、尿频、排尿不爽，尿后有白色分泌物溢出，小腹及会阴部下坠憋胀，外阴潮湿，口苦口粘，舌质红，苔腻，脉濡数。

主方：龙胆泻肝汤加减。基本处方：龙胆草10g、栀子10g、车前子30g、生地30g、木通6g、柴胡10g、当归10g、黄芩10g、泽泻20g、黄柏15g、金银花30g、野菊花30g、苦参15g、甘草6g。方用龙胆泻肝汤清热利尿；黄柏、苦参清热燥湿；野菊花清热解毒。

3. **阴虚火旺**

主证：尿频、尿痛、尿道灼热，小便短赤，遗精早泄，心悸失眠，五心烦热，口干，舌质红，苔少或苔剥，脉细数。

主方：大补阴丸加减。基本处方：知母10g、黄柏15g、生地30g、龟甲10g、鳖甲10g、麦冬15g、地骨皮15g、滑石15g、白茅根30g、通草10g、甘草6g。方中龟甲、鳖甲滋肾养阴；麦冬养阴生津；生地滋阴凉血；知母、黄柏、地骨皮退虚热；滑石、白茅根、通草清热利尿；甘草调和诸药。

4. **邪热伤络**

主证：排尿不爽，小腹会阴坠胀不舒，精液淡红或血性精液，或伴射精痛，舌质暗有瘀斑瘀点，脉沉细涩。

主方：犀角地黄汤合四物汤加减。基本处方：水牛角30g、生地30g、元参30g、当归10g、白芍30g、牛膝炭20g、蒲黄炭10g、大蓟30g、仙鹤草15g、生龙骨30g、生牡蛎30g、栀子10g、白茅根（炒）30g、甘草6g。方中水牛角、生地、元参清热凉血；当归、白芍活血养血；牛膝炭、蒲黄炭、大蓟、仙鹤草、白茅根止血；龙骨、牡蛎潜阳固涩；栀子、甘草清热泻火。

〖提示〗　急性前列腺炎发病率不高，慢性非细菌感染性门诊多见，常以性功能低下就诊，排尿时会阴部酸胀不舒为症状要点。

治法心得：清热解毒、疏肝理气为治疗大法。

处方心得：前列腺液白细胞增多或有脓性细胞者五味消毒饮为主方；否则龙胆泻肝汤、大补阴丸为主方。

用药心得：木通、滑石清热利尿，香附、川楝子理气止痛，为本病常见之品。

第四节 尿 崩 症

此病是由于抗利尿激素（血管升压素）分泌不足或肾对抗利尿激素反应缺陷而引起的一种疾病。临床表现特点是：烦渴，多饮，多尿，低比重尿和低渗透尿。病因与遗传、自身免疫反应、颅脑手术、外伤、感染、肾对抗利尿激素抵抗有关。中医学称为渴，或谓消，合称消渴。古代医学对消渴的认识有二，一是以渴饮为主证的消证或渴证。二是指糖尿病，即三消。尿崩症的病因病机为外感或内伤导致肺热伤津，或下元虚衰，气化不行，或血虚血瘀，津液运行受阻。

证治：渴欲饮水，饮不解渴，病机有四：一是津伤水少。二是水津不化。三是经脉瘀阻。四是生成乏源。治疗应当：养阴生津，化气行水，活血通经，补肾固元。高热伤津之大热、大渴不属本病治疗范围。

1. 气阴两虚

主症：渴欲饮水，饮不解渴，多尿，心悸气短，体倦乏力，自汗或盗汗，夜寐不安，舌质嫩红，无苔或少苔，脉细数。

主方：麦门冬汤加减。基本处方：生晒参10g、沙参15g、麦冬30g、元参30g、天花粉20g、五味子10g、生龙骨30g、生牡蛎30g、甘草6g。方中人参补气；沙参、麦冬、元参养阴；龙骨、牡蛎安神，配五味子固精敛阴；天花粉生津止渴；甘草调和诸药。

2. 水津不化

主症：渴欲饮水，饮不解渴，小便频数，脘痞恶心，颜面虚肿，心悸气短，舌质正常，苔燥，脉弦滑。

主方：五苓散合增液汤加味。基本处方：桂枝10g、茯苓30g、猪苓30g、白术10g、泽泻20g、车前子30g、生地30g、元参30g、麦冬15g、天花粉20g、甘草6g。方用五苓散加车前子化气行水；增液汤养阴生津；天花粉生津止渴；甘草调和诸药。

3. 血虚血瘀

主证：渴欲饮水，饮不解渴，多尿，胸胁胀痛，失眠多梦，精神恍惚，心悸怔忡，舌质淡暗或有瘀斑瘀点，苔薄白，脉沉涩。

主方：血府逐瘀汤加减。基本处方：当归10g、川芎10g、生地30g、白芍30g、桃仁10g、红花10g、柴胡10g、香附15g、川楝子10g、生龙骨30g、生牡蛎30g、琥珀30g、生晒参10g、天花粉20g、甘草6g。方用四物汤加桃仁、红花活血养血；柴胡、香附、川楝子疏肝理气；龙骨、牡蛎安神宁志；琥珀既能安神，又可化瘀；人参补气生津；天花粉生津止渴；甘草调和诸药。

4. 肾阳虚衰

主症：渴欲饮水，小便频数，腰膝冷痛，畏寒怕冷，精神萎靡，心悸气短，舌质淡胖，苔薄白，脉细。

主方：金匮肾气丸加味。基本处方：熟地 15g、炒山药 20g、山萸肉 10g、茯苓 30g、丹皮 10g、泽泻 20g、桂枝 10g、制附片 10g、生晒参 10g、天花粉 20g、甘草 6g。方用金匮肾气丸温补肾阳；人参补气；天花粉生津止渴；甘草调和诸药。

【提示】　此病应与Ⅰ型糖尿病鉴别，须检查血糖和尿常规。尿崩症血糖正常，低比重尿为其特点。

治法心得：养阴生津，化气行水为主要治法。

处方心得：增液汤合五苓散为主方。

用药心得：人参补气，车前子利尿行水，天花粉清热生津，主方中均不可少。

附：少尿或无尿

24h 尿量少于 400ml 为少尿，少于 100ml 为无尿，导致少尿或无尿的原因可分为三类：一是肾前性，为各种原因所致的血容量不足，如创伤失血、呕吐、腹泻失水、心力衰竭、休克等。二是肾性，由各种肾病引起。三是肾后性，多发生于泌尿系统梗阻和神经源性膀胱。以上疾病的处理参见有关章节。

第五节　排尿困难

膀胱内尿液不能排出或排出不畅，分梗阻性和非梗阻性两大类，梗阻性多因尿路周围组织压迫或尿路机械阻塞，最常见的是男性前列腺增生。非梗阻性多因控制排尿的中枢神经或周围神经病变引起，称神经膀胱功能障碍。中医学称此病为癃闭，《素问·宣明五气》说："膀胱不利为癃，不约为遗溺。"癃闭的病机多为实证、热证。其治疗，除实则攻之，热者清之外，古人还提出下病治上的观点，张山雷《脏腑药式补正·膀胱部》说："惟开展肺气，以通气化之上源，则上窍通而下窍自泄。"开肺气通小便的观点也是后世医家"通大便以利小便"的引伸。

一、前列腺增生

此病是老年男性常见病，国外报道，40 岁以上的男性中 80％有前列腺增生，到 80 岁发病率可达 95％以上，但增生程度和临床表现有差别。主要症状：最初为尿等待，尿频，逐渐出现尿后余沥，进一步发展出现排尿困难，甚至阻塞不通，易发生感染、尿潴留，而影响肾功能。中医学归属于癃闭一证的范畴，认为小便滴沥不畅为癃，点滴不出为闭，与肝肾三焦膀胱关系密切，《素问·气厥论篇》说："胞移热于膀胱，则癃溺血。"其病机：一是败精瘀血阻滞，二是痰核凝结，三是气化不行。

证治：此病乃邪热、败精、痰饮、瘀血等日久不除，形成癥积，阻滞经脉，气化不行所致。治疗原则必须削坚磨积以治本，祛邪通络以治标。宜制丸药缓攻，名曰消积丸（经验方）。处方：海藻 500g、昆布 500g、水蛭 300g、三棱 400g、莪术 400g、王不留行 500g，上药共为细面，水丸，每次 6g。一日 3 次。辨证论治应着眼于清热化痰，活血通络，补肾益精，理气利尿。

1. 痰热互结

主证：尿频、尿痛、小便滴沥不畅，尿道灼热，舌质红，苔腻，脉弦数，B 超检查示前列腺增生，尿液检查正常。

主方：清气化痰丸加减。基本处方：全瓜蒌 10g、茯苓 30g、半夏 10g、陈皮 10g、黄芩 10g、连翘 30g、木通 6g、炒枳实 10g、滑石 20g。方中瓜蒌、茯苓、半夏、陈皮化痰；黄芩、连翘清热；枳实、陈皮理气；木通、滑石利尿。同时内服消积丸。

2. 气滞血瘀

主证：小便困难，滴沥不畅，小腹憋胀，胸胁闷痛，舌质暗或有瘀斑瘀点，脉沉涩。B 超检查示前列腺增生，尿液检查有红细胞。

主方：柴胡疏肝散合下瘀血汤加减。基本处方：柴胡 10g、川芎 10g、炒枳壳 10g、香附 15g、川楝子 10g、大黄 10g、地鳖虫 10g、桃仁 10g、木通 6g、橘核 15g、荔枝核 15g。尿检有大量红细胞加仙鹤草 15g、牛膝炭 20g、蒲黄炭 10g。方中柴胡疏肝；枳壳理气；川芎、地鳖虫、桃仁活血；大黄通腑开结；橘核、荔枝核理气散结；木通通经利尿；香附、川楝子理气止痛。同时内服消积丸。

3. 肾精不足

主证：小便不通或滴沥难出，小腹憋胀，腰膝酸软，动则气喘，畏寒肢冷，面色不华，体倦乏力，舌质淡暗，苔剥或白滑，脉弦细，B 超检查示前列腺增生，尿液检查可有红、白细胞。

主方：济生肾气丸加减。基本处方：熟地 15g、炒山药 15g、山萸肉 10g、茯苓 30g、丹皮 10g、泽泻 20g、制附片 10g、肉桂 6g、川牛膝 20g、地龙 15g、巴戟天 10g、仙茅 10g。方用八味肾气丸加巴戟天、仙茅补肾助阳；牛膝、地龙活血通络。同时内服消积丸。

4. 三焦不利

主证：小便不通或滴沥难出，小腹憋胀，大便秘结，脘腹胀满，恶心不欲食，舌质暗，苔厚浊，脉沉弦，B 超检查示前列腺增生，尿液检查正常。

主方：大柴胡汤加减。基本处方：柴胡 10g、黄芩 10g、半夏 10g、大黄 10g、炒枳壳 10g、白芍 10g、炒莱菔子 30g、紫苏梗 10g、木通 6g、地龙 15g、川楝子 10g、香附 15g。方中柴胡疏肝；黄芩清中上焦之热；半夏化痰；白芍缓急；枳壳、莱菔子、苏梗理气疏通三焦；大黄通腑利二便；木通、地龙通络利尿；香附、川楝子理气通淋。同时内服消积丸。

〖提示〗 治法心得：温阳化气，通大便利小便为重要治疗法则。

处方心得：磨积丸治疗此病有效，为缓则治本之法。小便不通时应急则治标，葱地散小腹热敷，处方：葱白 2 根、地龙 20g、肉桂 20g、芒硝 30g，共捣，布包，水煎，局部热敷。欲得南风，先开北牖，小便不通伴大便不爽者，用大柴胡汤加木通、地龙，小便可随大便而下。

二、神经性膀胱功能障碍

此类疾病多由脊髓损伤或颅脑疾病引起，患者常有神经系统损害的病史和体征，可伴肛门括约肌松弛和下肢感觉、运动障碍。中医学认为，痰气郁结和气滞血瘀是重要病机。

证治：化痰理气与活血通腑是治疗神经性膀胱的主要方法，在辨证立方的同时，注意通大便以利小便，即欲得南风，先开北牖。

1. 痰气郁结

主证：小便不出或滴沥不爽，意识模糊，失眠健忘，动作迟缓，头痛眩晕，舌质淡暗，苔滑腻，脉弦滑。

主方：导痰汤加减，基本处方：茯苓 30g、半夏 10g、陈皮 10g、炒枳壳 10g、竹茹 20g、天南星 10g、木通 6g、滑石 20g、冬葵子 15g、川楝子 10g、钩藤 30g、菊花 15g、甘草 6g。尿液点滴不出加大黄 8g。方用导痰汤理气化痰；钩藤、菊花疏肝清头目；木通、滑石、冬葵子、川楝子利尿通淋。在内服汤药的同时，另用葱地散小腹热敷。

2. 气滞血瘀

主证：小便不出或滴沥不爽，小腹憋胀，腰胯酸痛，大便排出不畅或便秘，常发生于外伤、手术、分娩之后，可伴下肢运动受限，舌质暗或有瘀斑，苔薄白，脉沉涩。

　　主方：桃核承气汤加减，基本处方：桃仁 10g、桂枝 10g、丹皮 10g、赤芍 15g、大黄 10g、炮山甲 10g、木通 6g、滑石 20g、冬葵子 15g、川楝子 10g、当归 10g、甘草 6g。方用桃核承气汤去芒硝加丹皮、赤芍、当归活血化瘀，通腑泻滞；炮山甲活血通经；木通、滑石、冬葵子、川楝子利水通淋。同时还可用葱地散小腹热敷。

　　【提示】　神经源性膀胱与精神紧张、精神强迫有关，在用药的同时应创造一个有利排尿的环境，消除患者紧张情绪。

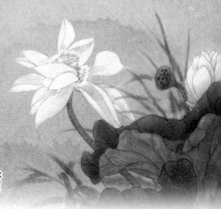

第八章　血液系统疾病

贫血、紫癜治疗经验要点

　　合成障碍性贫血治以补气养血，人参养荣汤、归脾汤为主方，有出血病史者同时治疗原发疾病。再生障碍性贫血治疗比较棘手，在补气养血的同时应注意活血、凉血、止血。血小板减少性紫癜，凉血、止血为治疗大法，凉血四物汤（丹皮、水牛角、当归、生地、川芎、赤芍）为代表方。过敏性紫癜治以凉血解毒，活血化瘀，代表方为银翘四物汤（金银花、连翘、当归、生地、川芎、赤芍）。

　　药物应用：补气人参、黄芪；养血熟地、龟甲；凉血丹皮、水牛角、生地榆；活血当归、桃仁、红花；止血仙鹤草、牛膝炭、蒲黄炭、生龙骨、生牡蛎。

第一节　贫　血

　　红细胞生成过程中需要维生素 B_{12}、叶酸和铁元素，这些物质缺乏或不足，即会导致贫血。中医学属于虚劳和血虚证的范畴，主要表现是面色苍白，疲乏无力，心悸气短。其治疗重在培补五脏，《难经·十四难》说："损其肺者，益其气；损其心者，调其荣卫；损其脾者，调其饮食，适其寒温；损其肝者，缓其中；损其肾者，益其精。"

一、合成障碍性贫血

　　门诊常见两个类型，一是缺乏维生素 B_{12} 和叶酸，使红细胞 DNA 合成障碍，发生巨幼红细胞性贫血。二是铁元素缺乏，影响血红蛋白合成，发生小细胞低色素性贫血。这些物质缺乏的原因：①摄入不足，如缺食、偏食。②吸收障碍，如胃肠病。③丢失过多，如慢性出血，钩虫病，月经病等。中医学责之脾胃虚衰，肾精不足。

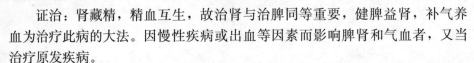

证治：肾藏精，精血互生，故治肾与治脾同等重要，健脾益肾，补气养血为治疗此病的大法。因慢性疾病或出血等因素而影响脾肾和气血者，又当治疗原发疾病。

1. 巨幼细胞性贫血（B₁₂、叶酸缺乏）

主证：面色苍白，头晕，心悸气短，腹胀纳呆，肢体麻木，下肢运动无力，舌质光滑，少苔，脉虚数。

主方：人参养荣汤加减，基本处方：生晒参 10g、黄芪 30g、茯苓 30g、白术 10g、当归 10g、白芍 10g、生地 30g、五味子 10g、龟甲 15g、陈皮 10g、炒枳壳 10g、甘草 6g。方中人参、黄芪、甘草补气；茯苓、白术健脾；龟甲、五味子补肾；当归、白芍、生地养血；陈皮、枳壳消胀除满。同时服用乌鸡白凤丸，每次 1 丸，一日 3 次。

2. 小细胞低色素性贫血（缺铁性贫血）

主证：面色苍白，疲乏无力，心悸气短，头晕眼花，纳呆腹胀，眼睑水肿，皮肤干燥，毛发不荣，可伴见口角糜烂、四肢麻木，舌质淡，舌尖红，苔少，脉细数。

主方：归脾汤加减，基本处方：生晒参 10g、黄芪 30g、当归 10g、生地 30g、白芍 10g、茯苓 30g、白术 10g、陈皮 10g、阿胶 10g、炒枣仁 15g、桂圆肉 10g、柏子仁 10g、炒枳壳 10g、麦冬 15g、石斛 15g、甘草 6g。方中人参、黄芪、甘草补气；当归、白芍、生地养血；茯苓、白术健脾；陈皮、枳壳理气；阿胶、枣仁、柏子仁、桂圆肉生血；麦冬、石斛滋阴。

二、再生障碍性贫血

此病是骨髓多能造血干细胞疾病，造血功能障碍，周围全血细胞减少。主要临床表现是：贫血，出血，感染，体倦乏力，心悸气短。

证治：此病的基础为气血不足，临床症状特点是面色苍白，疲乏无力，心悸气短，出血，易感。由于体质和健康基础不同，在疾病发展过程中，演变出不同的证型，有的偏于阳虚，有的偏于阴虚，有的以出血为症状特点，有的以脏腑虚损为症状特点，更有的外邪客犯而出现本虚标实的复杂证候，因此治疗立方必须辨证，在培补气血的基础上，分别脏腑阴阳虚实盛衰而施治。

1. 气血不足，肝肾失养

主证：疲乏无力，心悸气短，头痛眩晕，失眠健忘，精神恍惚，腰膝酸软，面色爪甲苍白，舌质淡，苔薄白，脉细数。查血：三系细胞均减少。

主方：参芪四物汤合六味地黄汤加减。基本处方：生晒参 10g、黄芪 60g、当归 10g、生地 15g、熟地 15g、白芍 30g、炒山药 15g、山萸肉 10g、龟甲 10g、肉桂 6g、炒枣仁 15g、钩藤 30g、菊花 15g、陈皮 10g、甘草 6g。方中人参、黄芪补气；四物汤养血；山药健脾；熟地、龟甲、山萸肉培补肝肾；酸枣仁养血安神；钩藤、菊花息风清头目；陈皮合甘草理气和胃，预防滞中。

2. 气血不足，气不摄血

主证：疲乏无力，心悸气短，齿衄，皮肤黏膜出现紫癜，妇女月经过多，面色爪甲苍白，舌质淡，苔薄白，脉濡数。查血：三系细胞均减少。

主方：补中益气汤加减。基本处方：生晒参 10g、黄芪 60g、白术 10g、升麻 6g、柴胡 10g、当归 10g、陈皮 10g、大蓟 30g、仙鹤草 15g、牛膝炭 20g、蒲黄炭 10g、生龙骨 30g、生牡蛎 30g、龟甲 10g、甘草 6g。方用补中益气汤补气升清；龟甲滋肝肾以生血；大蓟、仙鹤草、牛膝炭、蒲黄炭止血；龙骨、牡蛎潜阳固涩。

3. 气血不足，命门火衰

主证：疲乏无力，心悸气短，畏寒肢冷，腰膝酸软，肌肉关节冷痛，食少便溏，面色爪甲苍白，舌质淡胖，苔白滑，脉沉细。查血：三系细胞均减少。

主方：八味肾气丸加减。基本处方：熟地 16g、炒山药 20g、山萸肉 10g、茯苓 30g、肉桂 6g、制附片 10g、生晒参 10g、黄芪 30g、仙茅 10g、仙灵脾 15g、炒白术 20g、当归 10g、白芍 30g、甘草 6g。方中熟地、当归、白芍养血；人参、黄芪补气；肉桂、附子温阳；山萸肉、仙茅、仙灵脾补肾；茯苓、白术、山药、甘草健脾；白芍、甘草缓急止痛。

4. 气血不足，阴虚阳亢

主证：疲乏无力，心悸气短，潮热盗汗，心烦失眠，齿鼻衄血，头晕目眩，面色爪甲苍白，舌质嫩红，苔燥，脉弦数。查血：三系细胞均减少。

主方：大补阴丸合参芪四物汤加减。基本处方：龟甲 10g、鳖甲 10g、熟地 15g、生地 15g、当归 10g、白芍 30g、生晒参 10g、黄芪 50g、知母 10g、黄柏 15g、生龙骨 30g、生牡蛎 30g、牛膝炭 20g、蒲黄炭 10g、仙鹤草 10g、降香 10g、甘草 6g。方中龟甲、鳖甲、熟地滋阴补肾；四物汤去川芎养血；人参、黄芪补气；知母、黄柏清热；龙骨、牡蛎潜阳；降香降逆；仙鹤草、牛膝炭、蒲黄炭止血；甘草调和诸药。

5. 气血不足，热毒乘袭

主证：疲乏无力，心悸气短，发热咽痛，肤生疖痈，四肢酸软，便秘溲赤，面色爪甲苍白，舌质边尖红，苔黄腻，脉虚数。查血：三系细胞均减少，中性粒细胞比例较其他证型略高。

主方：银翘四物汤加味。基本处方：金银花 30g、连翘 30g、当归 30g、白芍 10g、川芎 10g、生地 30g、丹皮 10g、生石膏 30g、知母 10g、元参 30g、黄芪30g、甘草6g。皮肤疔疖加蒲公英15g、地丁15g；发热不退加柴胡10g、黄芩10g。方中银花、连翘清热解毒；丹皮、元参凉血解毒；四物汤养血；黄芪补气；石膏、知母退热；甘草调和诸药。

【提示】 急性再障以出血为主证，发病急，进展快，易发生严重感染。慢性再障以面色苍白、疲乏无力为主证，病程迁延，不易治疗。

处方心得：参芪四物汤补气养血，可作为治疗此病的基础方。

用药心得：龟甲、鳖甲补肾益精，肉桂温阳，可刺激骨髓再生，均为必用之品。

第二节 出 血 倾 向

血液在血管内流动而不溢出依赖三种因素，一是完整和功能正常的血管。二是数量和功能正常的血小板。三是正常的凝血。以上三个方面的异常可源于先天遗传因素，也可为后天获得。中医学认为，血得热则妄行，气机逆乱，脉络损伤均为出血重要病机。故火热、气逆、络脉损伤是中医辨证的着眼点。

一、过敏性紫癜

此为一种血管变态反应性出血性疾病，典型表现是四肢（多数为下肢）及臀部出现对称性紫癜，呈紫红色，常融合成片，有的可伴腹痛，关节痛，影响肾脏时出现蛋白尿。中医学称为斑，多由外感六淫，内伤饮食，血热血瘀，从肌肉外发所致。

证治：肺胃热盛，血热血瘀，风热伤络，气虚血瘀为重要病机。治疗的重点当为通腑泻热，凉血解毒，补气化瘀，通利三焦。

1. 血热血瘀

主证：双下肢皮肤红斑或紫癜，点状或融合成片，常伴低热，纳差，睡眠欠佳，血尿常规检查正常，舌质暗红，苔薄黄，脉数。

主方：银翘四物汤加减，基本处方：金银花30g、连翘30g、当归30g、川芎10g、白芍10g、生地30g、丹参30g、水牛角30g、丹皮10g、仙鹤草15g、生龙骨30g、生牡蛎30g、牛膝炭20g、蒲黄炭10g、甘草6g。方中银花、连翘清热解毒；四物汤加丹参活血；水牛角、生地、丹皮凉血；仙鹤草、牛膝炭、蒲黄炭止血；龙骨、牡蛎潜阳安神；甘草调和诸药。

2. 肺胃热盛

主证：多有呼吸道感染病史，低热咽痛，继之四肢皮肤出现红斑或紫癜，伴腹痛，恶心，纳差，舌质边尖红，苔薄黄，脉弦数。

主方：大柴胡汤加减，基本处方：柴胡10g、黄芩10g、半夏10g、大黄

10g、炒枳壳 10g、白芍 30g、金银花 30g、连翘 30g、丹参 30g、水牛角 30g、丹皮 10g、仙鹤草 15g、牛膝炭 20g、蒲黄炭 10g、甘草 6g。方用大柴胡汤通腑泻热；银花、连翘清热解毒；丹参活血；水牛角、丹皮凉血；仙鹤草、牛膝炭、蒲黄炭止血；甘草调和诸药。

3. 气虚

主证：四肢皮肤出现红斑或紫癜，关节酸痛，全身乏力，尿检有蛋白、红细胞，舌质淡暗，苔薄白，脉沉细。

主方：黄芪四物汤合五苓散加减，基本处方：黄芪 60g、当归 10g、白芍 30g、川芎 10g、生地 30g、桂枝 10g、茯苓 30g、白术 10g、猪苓 30g、泽泻 20g、白茅根 30g、仙鹤草 15g、牛膝炭 10g、蒲黄炭 10g、威灵仙 15g、甘草 6g。方用黄芪补气；四物汤养血活血；五苓散加白茅根、威灵仙利尿祛湿；仙鹤草、牛膝炭、蒲黄炭止血；重用白芍合甘草缓急止痛。

【提示】　治法心得：凉血解毒为主要治疗法则。

处方心得：银翘四物汤可作为基础方。

用药心得：此病为毛细血管炎症改变，金银花、连翘可抑制炎症反应。水牛角、丹皮、生地、生地榆凉血，配合仙鹤草、牛膝炭、蒲黄炭可控制血液渗出。生龙骨、生牡蛎潜阳固摄。以上药物均为必用之品。

二、原发性血小板减少性紫癜

此病又称特发性自身免疫性血小板减少性紫癜。特征是外周血中血小板减少，出血，皮肤紫癜。中医学涵盖在肌衄、内伤发斑之中。

证治：此病的病机为热毒内犯，伤血动气，气血两虚，脏腑失养，瘀血阻络，血不循经，虚实夹杂，以虚为主，治疗必须在补虚的同时不忘祛实，不可以虚遮目，忽略邪热和瘀血。治疗原则应为补气、养血、清热、祛瘀，八字法则可贯穿疾病的全过程，不同证型，有所侧重。

1. 热毒伤血

主证：皮肤紫斑，或色鲜红，双下肢明显，鼻或齿龈衄血，口腔黏膜或舌出现血疱，发热或伴咽喉干痛，舌质红，苔黄燥，脉数。尿检可见红细胞，血象：血小板减少。

主方：银翘四物汤加味。基本处方：金银花 30g、连翘 30g、当归 10g、生地 30g、川芎 10g、白芍 10g、丹皮 10g、水牛角 30g、黄芪 30g、仙鹤草 15g、牛膝炭 20g、蒲黄炭 10g、生龙骨 30g、生牡蛎 30g、甘草 6g。发热加生石膏 30g、知母 10g。方中银花、连翘清热解毒；四物汤养血活血；黄芪补气；丹皮、水牛角凉血；仙鹤草、牛膝炭、蒲黄炭止血；龙骨、牡蛎潜阳固涩；甘草调和诸药。

2. 气虚血少

主证：皮肤紫癜，臀部和下肢明显，月经量大，鼻或齿龈出血，病史较长，面色不华，气短乏力，失眠多梦，头目眩晕，舌质淡，苔薄白，脉细。尿检可见红细胞，血象：血小板和红细胞减少，血红蛋白减低。

主方：归脾汤加减。基本处方：生晒参 10g、黄芪 60g、当归 10g、生地 30g、白芍 10g、茯苓 30g、桂圆肉 10g、炒枣仁 15g、龟甲 10g、仙鹤草 15g、大蓟 30g、牛膝炭 20g、蒲黄炭 10g、生龙骨 30g、生牡蛎 30g、炙甘草 10g。方用人参、黄芪、炙甘草补气；当归、生地、白芍、桂圆肉、枣仁养血；龟甲补肝肾；仙鹤草、大蓟、牛膝炭、蒲黄炭止血；茯苓、龙骨、牡蛎安神。

3. 气虚热瘀

主证：皮肤多处反复出现紫斑，鼻和口腔黏膜出血，易感，感则发热咽痛，月经量大，病情缠绵，面色不华，气短乏力，肢体关节酸痛，舌质淡暗边尖红，苔黄或白燥，脉细数。尿检有红细胞，血象：血小板减少、血红蛋白减低。

主方：调免饮（经验方）加减。基本处方：黄芪 90g、金银花 60g、当归 30g、白芍 10g、水牛角 30g、生地 30g、丹皮 10g、仙鹤草 15g、大蓟 30g、牛膝炭 20g、蒲黄炭 10g、生龙骨 30g、生牡蛎 30g、甘草 6g。方中黄芪补气；银花清热解毒；当归活血，合黄芪、白芍生血；水牛角、丹皮、生地凉血；仙鹤草、大蓟、牛膝炭、蒲黄炭止血；龙骨、牡蛎潜阳固涩；甘草调和诸药。

4. 瘀血阻络

主证：全身多处皮肤紫癜，鼻和口腔黏膜出血，月经淋漓不止，尿血或大便下血，面色苍黄，心悸气短，舌质暗或有瘀斑瘀点，苔薄白，脉沉涩。尿检有红细胞，血象：血小板减少。

主方：血府逐瘀汤加减。基本处方：当归 10g、川芎 10g、生地 30g、白芍 10g、桃仁 10g、红花 10g、柴胡 10g、大蓟 30g、仙鹤草 15g、牛膝炭 20g、蒲黄炭 10g、地榆炭 20g、白茅根（炒枯）30g、生龙骨 30g、生牡蛎 30g、甘草 6g。方中四物汤加桃仁、红花活血化瘀；柴胡升提中气；大蓟、仙鹤草、牛膝炭、蒲黄炭、地榆炭、白茅根止血；龙骨、牡蛎潜阳固涩；甘草调和诸药。

【提示】　银翘四物汤清热解毒，活血养血，是治疗此病的有效方剂，不仅适用于热毒伤血型，其他证型亦可加减应用。黄芪补气，合当归补血，而且走表。水牛角、丹皮凉血，配活血止血药祛瘀化斑，均为此病常用之品。

黄芪重用 90g、银花、当归各用 60g，有调节免疫反应的作用，自身免疫病可随方加入。

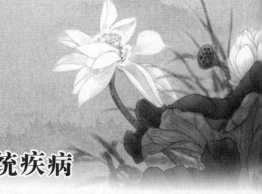

第九章　内分泌系统疾病

甲状腺肿大和糖尿病治疗经验要点

　　由于碘盐的应用，目前单纯性甲状腺肿大已少见。桥本甲状腺炎和甲状腺腺瘤发病率较高，病因与情志不舒、精神紧张有关，治疗以海藻玉壶汤、消瘰丸为主方，方内要加三棱、莪术、鳖甲、夏枯草、枳实。

　　糖尿病治疗以西医为主，中药辅助。竹叶石膏汤适应于1、2型糖尿病，应随证加减。黄芪、天花粉、生地、黄连、当归、瓜蒌可在方内加入，黄芪用量在60～90g之间，少则效差。1型糖尿病治疗失当易并发酮症酸中毒，2型糖尿病后期多发生心、脑、肾、眼底并发症，治疗中应予注意。

第一节　甲状腺肿大

　　下丘脑、垂体、甲状腺的内分泌经常处于动态平衡的状态。TH（甲状腺激素）需要碘的参与才能合成，如果碘摄入不足，或先天甲状腺合成酶缺陷，即会使TH合成不足，对下丘脑和垂体的反馈作用消失，TSH（促甲状腺激素）分泌增加，激发甲状腺使之肿大。甲状腺功能亢进、甲状腺炎、肿瘤亦为甲状腺肿大的原因。中医学称为瘿，或谓瘿气，概由七情不和，郁怒气结所成。甲状腺功能亢进和甲状腺功能减低已分别在水肿、心悸中出现，这里主要阐述单纯性甲状腺肿、甲状腺炎、甲状腺肿瘤的证治。

一、单纯性甲状腺肿大

　　此病病因主要是缺碘，发生于碘缺乏区，又称地方性甲状腺肿。青春期、妊娠期、哺乳期，因甲状腺素需要量增加，也可出现腺体肿大，一般不需治疗。中医学认为，地域水土为发病的主要原因，此外还与情志不和有关。

证治：此病之病机为痰气郁结，治疗大法为理气化痰，软坚散结，海藻、昆布为主药。

主证：甲状腺肿大，质软，无压痛，无甲状腺功能异常表现，肿大严重者可伴局部压迫症状，如咳嗽、胸闷、吞咽不利等，舌质正常，苔薄白而腻，脉弦滑。

主方：海藻玉壶汤加减，基本处方：海藻15g、昆布15g、浙贝母10g、元参30g、生牡蛎30g、陈皮10g、当归10g、夏枯草10g、全瓜蒌10g、三棱10g、莪术10g、炒枳实10g。方用海藻、昆布合夏枯草消瘰丸软坚散结；当归活血；陈皮、枳实、瓜蒌理气化痰；三棱、莪术破积。

二、慢性淋巴细胞性甲状腺炎

此病又称桥本甲状腺炎，为一种自身免疫性疾病。此病多发于中年女性，发展缓慢。中医学属于瘿瘤的范畴，痰气郁结和外邪所客为主要病因病机。

证治：此病早期，在痰气郁结的基础上多出现阴虚火旺的证候，治疗宜化痰散结，滋阴清热。疾病晚期，在痰气郁结的同时，由于阴损及阳而致阴阳两虚，治应化痰散结，阴阳并补。

1. 痰气郁结，阴虚火旺

主证：甲状腺弥漫性肿大，质韧如橡皮，无压痛，有的可伴气管、食管或喉区神经压迫症状，心悸汗出，烦躁不安、失眠多梦，口干易饥，舌质边尖红，无苔或苔少，脉细数。

主方：消瘰丸合大补阴丸加减，基本处方：元参30g、浙贝母10g、生牡蛎30g、龟甲15g、鳖甲15g、知母10g、黄柏15g、夏枯草10g、生龙骨30g、生磁石30g、生石膏30g、麦冬15g、甘草6g。方用消瘰丸合鳖甲化痰散结；龟甲、元参、麦冬滋阴；知母、黄柏、夏枯草、石膏清热；龙骨、磁石潜阳安神；甘草调和诸药。

2. 痰气郁结，阴阳两虚

主证：甲状腺肿大，有结节，无压痛，体倦乏力，心悸气短，面部虚浮，畏寒怕冷，舌质淡暗，苔薄白，脉沉细。

主方：消瘰丸合参芪四物汤加减，基本处方：元参30g、浙贝母10g、生牡蛎30g、生晒参10g、黄芪30g、当归30g、川芎10g、生地30g、白芍10g、仙茅10g、仙灵脾15g、鳖甲15g、甘草6g。方用消瘰丸合鳖甲化痰散结；参芪四物汤补气养血；仙茅、仙灵脾补肾助阳；甘草调和诸药。

三、甲状腺肿瘤

甲状腺肿瘤可分良性、恶性两类。良性者多为腺瘤，病因尚不明，约有

20％的癌变率，触之光滑，无粘连，可随吞咽动作上下移动，发展很慢。甲状腺癌结节坚硬，与周围组织粘连，易出现颈部淋巴结转移或血型播散。中医学中属于瘿瘤的范畴，病机为痰核结聚形成癥积。

证治：良性腺瘤一般无临床症状，可不予治疗，为抑制其发展，立方原则应为化痰理气，软坚散结。甲状腺癌的治疗在软坚散结的基础上，佐以清热解毒。

1. 良性腺瘤

主证：甲状腺 B 超检查见结节肿块，单发或多发，边界清楚，触之光滑，无压痛，随吞咽动作上下移动，舌质正常，苔薄白，脉弦滑。

主方：消瘤散结丸（经验方），处方：三棱 400g、莪术 400g、炒枳实 400g、浙贝母 400g、鳖甲 500g、连翘 500g。共为细面，水泛为丸，每次 6g，一日 3 次，温开水送服。方中三棱、莪术攻坚破积；枳实、贝母理气化痰；鳖甲软坚散结；连翘清热解毒。

2. 甲状腺癌

主证：甲状腺肿块坚硬，活动度小，发展较快，可伴颈部淋巴结肿大，B超检查肿块边界不清，放射性核素扫描为凉或冷结节，舌质暗，苔燥，脉弦数。

主方：解毒散结丸（经验方），处方：连翘 500g、山慈菇 500g、三棱 400g、莪术 400g、鳖甲 500g、夏枯草 500g。共为细面，水泛为丸，每次 6g，一日 3 次，温开水送服。方中连翘、山慈菇清热解毒；三棱、莪术攻坚破积；鳖甲、夏枯草软坚散结。

附：甲状腺结节

甲状腺内出现大小不一的结节，单发或多发，边界清楚，甲状腺并不肿大，亦无不适，多在体检时 B 超发现，女性多见。单发结节形成肿瘤的几率大于多发结节。一般无需治疗。如逐渐增大，可用消瘰丸加减进行治疗，基本处方：元参 30g、浙贝母 10g、生牡蛎 30g、三棱 10g、莪术 10g、夏枯草 10g、炒枳实 10g、鳖甲 15g、全瓜蒌 10g。方用消瘰丸加瓜蒌、夏枯草化痰散结；枳实理气；三棱、莪术、鳖甲消坚破积。

〖提示〗 关于含碘药食的应用，视 TH 分泌情况，TH 分泌不足，对垂体反馈抑制作用减低而引起的甲状腺肿大和疾病应当应用，反之则不用。

第二节　糖　尿　病

糖尿病是一个内分泌代谢疾病，现代医学主要分为二型，1 型糖尿病是胰岛病变，分泌胰岛素绝对不足，导致糖代谢障碍而出现的尿糖和血糖升高。2型糖尿病主要是胰岛素受体抵抗，致使胰岛素不能正常发挥作用，也可出现胰岛素相对不足。此病的诊断以静脉血浆血糖水平为标准。空腹血浆血糖＞7.0mmol/L 即可作出诊断。尿糖一般不作为诊断标准。

一、1型糖尿病

现代医学认为1型糖尿病是一个在遗传基因基础上的自身免疫性疾病，胰岛分泌胰岛素缺乏，糖不能正常被机体利用，并导致脂肪、蛋白质代谢紊乱，多发于30岁以前的年轻人，主要症状是多饮，多食，多尿，消瘦，即三多一少。后期出现心、脑、肾等组织的并发症或酮症酸中毒。中医学根据此病的前期临床表现归属于消渴病的范畴，上消多饮，中消多食，下消多尿。

证治：《灵枢·师传》篇说："胃中热则消谷，令人悬心善饥。"《儒门事亲·刘河间先生三消论》说："故治消渴者，补肾水阴寒之虚，而泻心火阳热之实，除肠胃燥热之甚，济人身津液之衰，使道路散而不结，津液生而不枯，气血利而不涩，则病日已矣。"1型糖尿病的病机为：火邪消铄，气血阴精虚损，三焦腠理郁结，气血不能畅达。治疗应当清热泻火，补气养阴，活血通经。方取竹叶石膏汤合调免饮加减，基本处方：黄芪90g、当归60g、金银花30g、丹参30g、生石膏50g、竹叶15g、麦冬30g、天花粉30g、生地30g、熟地15g、龟板10g、生晒参10g、甘草10g。方取黄芪、生晒参补气；生地、熟地、龟板、麦冬养阴；金银花、生石膏、竹叶、花粉清热；当归、丹参活血；甘草调和诸药。临证应视脉气、病气、形气进行加减。

二、2型糖尿病

现代医学认为2型糖尿病主要是胰岛素受体抵抗，糖不能正常被机体利用而出现血糖升高和糖尿，遗传倾向较1型糖尿病明显，多发于40岁以后的中老年人，早期可无症状，最早的症状可见全身乏力，肢体麻木，视物不清，或在体检时发现血糖升高，无三多一少的表现。晚期影响血管神经而出现心、脑、肾、视网膜等并发症。可归属于中医学虚劳病的范畴。

证治：《素问·奇病论》说："肥者令人内热，甘者令人中满，故其气上溢，转为消渴。"《儒门事亲·刘河间先生三消论》说："夫消渴者，多变聋盲疮癣痤痱之类，皆肠胃燥热怫郁，水液不能浸润于周身故也。或热甚而膀胱怫郁，不能渗泻，水液妄行而面肿也。"从所论之饮食病因和并发症上分析，中医消渴一证当涵盖2型糖尿病在内，其病机为脾胃积热，气机怫郁，精血不足，脏腑失养。治疗应当清热解郁，补气养血，竹叶石膏汤合参芪四物汤加减，基本处方：竹叶15g、生石膏30g、麦冬30g、生晒参10g、黄芪60g、当归30g、生地30g、川芎10g、白芍30g、香附15g、丹参30g、地龙15g、郁金10g、葛根30g。方中石膏、竹叶、麦冬、生地清热养阴；黄芪、生晒参补气；当归、白芍、丹参、川芎养血活血；香附、郁金、地龙解郁通经；葛根生津。

【提示】　竹叶石膏汤对1型和2型糖尿病均适用。1型糖尿病与调免饮联用，2型糖尿病与参芪四物汤联用。方内要加天花粉、龟甲、丹参、葛根。

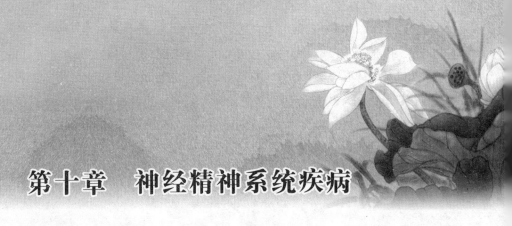

第十章　神经精神系统疾病

神经精神系统疾病治疗经验要点

1. 症状特点

（1）主诉很多，不易描述。患者常言"我哪里都不舒服"，遇此就要想到该系统疾病，神经症常见。

（2）动作不稳，行动迟缓，反应迟钝，语言不利。

（3）运动障碍，感觉异常，二便失禁，异常汗出。

（4）失眠，烦躁，易激动，精神强迫，健忘，注意力不集中。

2. 方剂应用

（1）温胆汤理气化痰，主治烦躁失眠，注意力不集中，随症加减可治疗诸多神经精神系统疾病，不可轻视。

（2）小柴胡加龙骨牡蛎汤主治胸满烦惊。凡见失眠、惊悸、抽搐震颤等症皆可应用。治疗癫痫方内要用黄丹，服15剂减去，其他疾病可用生磁石代之。

（3）经验方镇惊散治疗惊厥抽搐有效，尤适用于小儿。

（4）风引汤原治"热瘫痫"，凡惊厥抽搐伴舌苔黄、大便干者皆可随证加减应用。

（5）补方介绍：补精左归饮、大补阴丸；补气补阳还五汤；养血参芪四物汤；养阴天王补心丹。

3. 用药选择　平肝止眩——钩藤、菊花、天麻。祛风痰止眩——天南星。镇痉熄风——全蝎、蜈蚣、羚羊角。开窍醒神——麝香、石菖蒲、郁金。安神宁心——生龙骨、生牡蛎、生磁石、琥珀。解郁除烦——郁金、百合、甘草、小麦、大枣。敛营止汗——白芍、白术、五味子、覆盆子。补气养精——人参、黄芪、龟甲、鳖甲、熟地。

第一节 眩 晕

眩晕是一个常见的临床症状，可由前庭神经系统病变或全身性疾病引起。前者自觉周围物体旋转、摇晃，常伴恶心呕吐，平衡失调，站立不稳，面色苍白，出汗等。后者一般无周围物体旋转和摇晃，只是头昏眼花，头重脚轻，可伴轻微的站立不稳。中医学亦称眩晕，与肝的关系密切，《素问·至真要大论》说："诸风掉眩，皆属于肝。"后世医家认为"痰"和"虚"是眩晕的重要病因，朱丹溪认为"无痰则不能作眩"（《丹溪治法心要·头眩》），张景岳则说："无虚不能作眩，当以治虚为主"（《景岳全书·眩晕》）。

一、梅尼埃病

此病属于前庭神经性眩晕的一种，以眩晕，视物旋转，恶心呕吐，耳鸣、耳聋、耳胀为主要临床表现。在中医学中属于眩晕证的范畴，常与耳鸣相连。

证治：此病实则肝风上扰和痰浊中阻；虚则髓海不足和气血亏虚。虚则补之，实则泻之。息风、化痰、益精、养血八字不出之也。

1. 肝风上扰

主证：突发眩晕，视物旋转，恶心呕吐，头胀头痛，心烦易怒，耳鸣重听，舌质边尖红，苔薄白，脉弦数。

主方：天麻钩藤饮加减。基本处方：天麻6g、钩藤30g、菊花15g、石决明30g、茯苓30g、川牛膝20g、益母草30g、天南星10g、白芍30g、半夏10g、陈皮10g、甘草6g。方中天麻、钩藤、菊花、石决明平肝息风；茯苓、半夏、陈皮、甘草化痰止呕；牛膝、益母草活血、引气血下行；天南星祛风痰；白芍缓肝之急。

2. 痰浊中阻

主证：突发眩晕，视物旋转，恶心呕吐，心悸怔忡，失眠多梦，心下痞满，耳鸣重听，舌质正常，苔腻，脉弦滑。

主方：导痰汤加减。基本处方：茯苓30g、半夏10g、陈皮10g、炒枳壳10g、竹茹20g、天南星10g、钩藤30g、菊花15g、生龙骨30g、生牡蛎30g、珍珠母30g、甘草6g。方用导痰汤理气化痰；钩藤、菊花息风止眩；龙骨、牡蛎、珍珠母安神宁心。

3. 髓海不足

主证：突发眩晕，视物旋转，恶心呕吐，耳鸣重听，腰腿酸软，精神恍惚，失眠健忘，注意力不能集中，舌质嫩红，苔薄白，脉沉细。

主方：枕中丹加味。基本处方：龟甲15g、鳖甲15g、生龙骨30g、生牡

蛎 30g、石菖蒲 10g、远志 10g、枸杞子 15g、钩藤 30g、菊花 15g、天南星
14g、陈皮 10g、生磁石 30g、半夏 10g、甘草 6g。方用枕中丹加枸杞子、龟
甲、鳖甲、牡蛎、磁石补肾益精，潜阳安神；钩藤、菊花、天南星息风止眩；
陈皮、半夏、甘草和胃止呕。

4. 气血亏虚

主证：突发眩晕、视物旋转，恶心呕吐、心悸怔忡，面色苍白，失眠健
忘，全身乏力，精神萎靡，舌质淡，苔薄白，脉数。

主方：参芪四物汤加味。基本处方：生晒参 10g、黄芪 30g、当归 10g、
生地 30g、川芎 10g、白芍 10g、钩藤 30g、菊花 15g、天南星 10g、半夏 10g、
陈皮 10g、甘草 6g、炒枣仁 15g、生龙骨 30g、生牡蛎 30g。方用参芪四物汤
补气养血；钩藤、菊花、天南星息风止眩；半夏、陈皮、甘草和胃止呕；枣
仁、牡蛎安神宁心。

【提示】 辨证心得：此病痰浊中阻型多见，虚性眩晕次之，肝风上扰多
见于高血压患者。

处方心得：导痰汤对实证眩晕疗效肯定，在主诉眩晕的同时伴恶心、心
悸、失眠之一者即可应用。

用药心得：在主方基础上，天南星、钩藤、菊花三味为必用之品。

二、短暂性脑缺血发作

此病属于前庭中枢性眩晕的一种，常伴语言障碍，肢体麻木、无力，甚
至昏倒，为时很短，虽然发作短暂，可自行恢复，但为严重脑卒中的信号。
中医学认为属于中风一类的疾病。

证治：此类眩晕病因多为烟酒过度，劳倦内伤，七情不和，外邪所客，
致使气血逆乱，痰气郁结。治疗原则应为协调阴阳，疏导气血，理气化痰，
通经活络。潜阳，补气，活血，化痰为常用治法。

1. 肝阳上亢

主证：突发眩晕，偏盲，意识模糊，四肢无力，运动失灵，面色红，语
言不利，舌质红，苔薄白，脉洪或弦数。

主方：天麻钩藤饮加减。基本处方：天麻 10g、钩藤 30g、菊花 15g、石
决明 30g、生龙骨 30g、生磁石 30g、茯苓 30g、川牛膝 20g、地龙 15g、石菖
蒲 10g、远志 10g、甘草 6g。方中天麻平肝息风；钩藤、菊花祛风清头目；石
决明、龙骨、磁石平肝潜阳；牛膝引气血下行；地龙通经活络；茯苓、远志
安神定志；石菖蒲开窍；甘草调和诸药。

2. 气虚血瘀

主证：突然一侧上下肢或单肢运动障碍，肢端麻木，头晕目昏，语言不

利，全身乏力，意识模糊，舌质暗，苔薄白，脉沉细。

主方：八味汤加减：基本处方：黄芪 60g、当归 10g、川芎 10g、生地 30g、白芍 10g、川牛膝 20g、地龙 15g、丹参 30g、路路通 10g、石菖蒲 10g、远志 10g、甘草 6g。方中黄芪补气；四物汤合丹参活血；牛膝引气血下行；地龙、路路通通经活血；石菖蒲、远志开窍宁心；甘草调和诸药。

3. 痰气郁结

主证：突然头痛眩晕，或昏倒，肢体运动不灵活，恶心呕吐，心悸气短，语言不利，舌质正常，苔厚腻，脉弦滑。

主方：导痰汤加减。基本处方：茯苓 30g、半夏 10g、陈皮 10g、炒枳壳 10g、竹茹 20g、天南星 10g、钩藤 30g、菊花 15g、生龙骨 30g、生牡蛎 30g、丹参 30g、石菖蒲 10g、远志 10g、甘草 6g。方用导痰汤理气化痰；钩藤、菊花息风止眩；丹参活血化瘀；龙骨、牡蛎宁心安神；石菖蒲、远志祛痰开窍。

〔提示〕　此病发作时间短暂，发作恢复后应继续服药治疗 1～2 周，预防再发。

钩藤、菊花息风清头目；石菖蒲、远志祛痰开窍；路路通通络，各证型均可在方内加入。

三、颈性眩晕

颈性眩晕的特点是躯干不动而头转动或后仰时出现眩晕，由于不少颈椎病患者临床并无症状，故颈椎影像学检查意义不大。中医学认为外邪侵犯颈项三阳经脉是颈性眩晕的主要病因。

证治：此病多为风寒之邪入中头项三阳经脉，经气受阻，牵动目系而成。临床所见有虚证、实证之分，虚则气血不足，实则多为风寒入中，其治疗不外发散风寒，培补气血，疏通经络，息风清眩。然虚中夹实，实中夹虚，立方用药又当标本兼顾。

1. 风寒入中，经气受阻

主证：转动头项时头晕目眩，颈项牵引肩臂酸沉不舒，舌质有紫气，苔薄白，脉弦紧。

主方：葛根汤加减，基本处方：葛根 30g、桂枝 10g、白芍 30g、当归 10g、威灵仙 15g、木通 6g、钩藤 30g、菊花 15g、白蒺藜 30g、甘草 6g。方中葛根、桂枝发散风寒；威灵仙、白蒺藜祛风；当归、木通活血通络；白芍、甘草缓急通痹；钩藤、菊花息风止眩。

2. 气血不足，风寒痹阻

主证：转动头项时头晕目眩，指端麻木，面色苍白，体倦乏力，舌质淡暗，苔薄白，脉细数。

主方：黄芪桂枝五物汤加减，基本处方：黄芪 60g、桂枝 10g、白芍 30g、当归 10g、威灵仙 15g、白蒺藜 30g、木通 6g、钩藤 30g、菊花 15g、生姜 6g、大枣 6 枚（去核）、甘草 6g。方用黄芪、当归、大枣、白芍补气养血；桂枝、生姜散寒；木通通络；威灵仙、白蒺藜祛风；钩藤、菊花息风止眩。

【提示】 威灵仙善祛外风，白蒺藜长于息内风，二药合用治疗颈性眩晕有效；木通通经络；钩藤、菊花平肝息风，清眩明目。以上诸药一般要用。

对于虚实夹杂之证，虚实均较明显者，葛根汤和黄芪桂枝五物汤可并用。

四、紧张疲劳性眩晕

此病或称神经性眩晕，门诊很常见。其特点是在紧张或过度疲劳时发生，慢性疾病后期也可见到。除眩晕外，常伴有失眠、焦虑、心悸、出汗等自主神经功能紊乱的症状。中医学对此病的认识有虚实两种，实则风痰上扰；虚则髓海不足。

证治：辨证分清虚实，实则多为风痰上扰，化痰息风为治疗的着眼点。虚则气血不足，髓海失养，益气养血，填精补髓为治疗大法。

1. 风痰上扰

主证：头晕目昏，失眠多梦，心悸不宁，恶心纳呆，舌质正常，苔薄白，脉弦滑。

主方：导痰汤加减，基本处方：茯苓 30g、半夏 10g、陈皮 10g、竹茹 20g、炒枳壳 10g、天南星 10g、钩藤 30g、菊花 15g、生龙骨 30g、生牡蛎 30g、琥珀 30g、珍珠母 30g、石菖蒲 10g、远志 10g、甘草 6g。方用导痰汤理气化痰；钩藤、菊花息风止眩；余药安神定志。

2. 髓海不足

主证：头晕目昏，心悸怔忡，失眠健忘，注意力不易集中，面色不华，体倦乏力，舌质淡，苔薄白，脉细数。

主方：归脾汤加减，基本处方：生晒参 10g、黄芪 30、茯苓 30g、当归 10g、白芍 30g、炒枣仁 15g、龟板 15g、生地 15g、川芎 10g、钩藤 30g、菊花 15g、生龙骨 30g、生牡蛎 30g、石菖蒲 10g、甘草 6g。方中人参、黄芪补气；四物汤养血；茯苓健脾利湿；龟板滋阴强肾；钩藤、菊花息风止眩；龙骨、牡蛎、石菖蒲安神定志；甘草调和诸药。

【提示】 风痰日久不除可致正虚；气血不足亦易生痰。在疾病过程中虚实常可互见，故导痰和归脾汤可交互应用。

"久视伤血"，操作电脑、手机过久可引发此病，应注意自身调节。

第二节 抽 搐

全身或局部肌肉不自主的阵发性强直收缩谓之抽搐，又称惊厥，伴或不伴有意识障碍。主要发病机制是大脑神经元的异常放电，或在致病因素作用下中枢神经反射兴奋性增高所致。病因多为中枢神经系统缺血、缺氧、代谢紊乱、结构改变等。常见疾病有：癫痫、高热惊厥、低钙惊厥、癔病惊厥、破伤风及狂犬病等。中医学称为痉证，病因多为外邪所扰或阴血不足，致使筋脉不能自持发为痉抽。病机为风，肝主筋，筋脉拘挛抽搐似风吹树木枝摇叶动一样，故谓之肝风内动，《素问·至真要大论》说："诸暴强直，皆属于风。"其证有虚有实，实则多为邪实所致气血逆乱，或高热、痰阻。虚则多因血虚或阴虚，筋脉失养。

一、癫痫

此病是由多种病因引起的大脑神经元异常放电所致的发作性、短暂性脑功能紊乱。症状多种多样，有轻有重，轻者见局部肢体重复抽动或感觉异常，一般不伴意识障碍。重者是意识丧失，肢体抽搐和强直，症状严重。中医学称此病为痫或癫痫，俗称羊痫风，乃惊恐或痰热导致气机逆乱所致。

证治：痰邪上扰，七情不和、五脏不足是此病的重要病因病机，故治疗多重视涤痰开窍，镇惊安神，补五脏，养气血。

1. 风痰内扰

主证：突然昏仆不省人事，肢体强直抽搐，牙关紧闭，口吐白沫或半侧肢体抽动，或短暂意识丧失。平时眩晕头痛，心悸失眠，舌质正常，苔腻，脉弦滑。

主方：半夏白术天麻汤加味。基本处方：半夏10g、白术10g、天麻6g、茯苓30g、橘红15g、甘草6g、全虫6g、蜈蚣2条、地龙15g、钩藤30g、菊花15g、天南星10g。有热者加大黄10g。方用半夏白术天麻汤加天南星祛风痰；全虫、蜈蚣、地龙息风止痉；钩藤、菊花平肝息风。

2. 肝阳化风

主证：突然昏仆，不省人事，肢体强直抽搐，发出尖叫声，呼吸气促，胸腹鼓胀。或半侧肢体抽动，或短暂意识丧失。醒后胸部憋闷，胁肋胀痛，舌质边尖红，苔薄白，脉弦数。

主方：小柴胡加龙骨牡蛎汤加减。基本处方：柴胡10g、黄芩10g、半夏10g、北沙参10g、茯苓30g、大黄8g、桂枝6g、生龙骨30g、生牡蛎30g、黄丹10g、生磁石30g、琥珀30g、全虫6g、蜈蚣2条、地龙15g、钩藤30g、菊花 15g、郁金 10g、甘草 6g。方用小柴胡加龙骨牡蛎汤佐生磁石、琥珀平肝潜阳，安神定惊；全虫、蜈蚣、地龙息风止痉；郁金行气解郁；钩藤、菊花平肝息风。

3. 心肝血虚

主证：发作间歇期，面色不华，失眠多梦，心悸眩晕，目昏不明，体倦乏力，精神恍惚，舌质淡、苔薄白、脉细。

主方：参芪四物汤加味。基本处方：黄芪 30g、生晒参 10g、当归 10g、川芎 10g、生地 30g、白芍 30g、炒枣仁 15g、柏子仁 10g、阿胶 10g、生龙骨 30g、生牡蛎 30g、白蒺藜 30g、钩藤 30g、菊花 15g、甘草 6g。方用人参，黄芪补气；四物汤佐阿胶养血；枣仁、柏子仁养血安神；龙骨、牡蛎安神镇惊；白蒺藜、钩藤、菊花息风清头目；甘草调和诸药。

4. 心肾不交

主证：发作间歇期，失眠多梦，眩晕目昏，腰酸腿软，精神萎靡，心烦躁扰，心悸胆怯，舌质嫩红，苔薄白，脉细数。

主方：大定风珠合交泰丸加减。基本处方：生地 30g、白芍 30g、麦冬 15g、五味子 10g、龟甲 10g、鳖甲 10g、生龙骨 30g、生牡蛎 30g、黄连 6g、肉桂 2g、莲子心 6g、钩藤 30g、菊花 15g、琥珀 30g、甘草 6g。方中生地、白芍、麦冬、五味子、龟甲、鳖甲滋阴补肾；龙骨、牡蛎、琥珀镇惊安神；黄连、肉桂交通心肾；莲子心泻心火；钩藤、菊花平肝息风；甘草调和诸药。

【提示】 风痰内扰、肝阳化风常兼夹为患，故涤痰开窍，平肝息风可联合应用。天南星、龙骨、牡蛎、钩藤、菊花、琥珀、全虫、蜈蚣、地龙为常用之品。

以上各证在服汤剂的同时，配合服用镇惊散（经验方），组成：麝香 1.2g，琥珀粉、珍珠粉、羚羊角粉各 12g，研匀，分 12 包，密封保存。用法：每日 2 次，每次 1 包，可明显提高疗效。

此病不易速愈，应有一个较长时期的治疗过程，汤药可服药 10 剂停药 1 周，3 个月为一疗程，一般应服药 2~3 个疗程。

黄丹易致铅中毒，不宜久服，但治疗癫痫效果较好，可连服 15 剂去之。

二、流行性脑脊髓膜炎

此病是由脑膜炎双球菌从鼻咽黏膜感染的呼吸道传染病。中医学归属于温病中的春温，认为是一种伏气为患。

证治：此病是一个邪热亢盛的实证，发展过程一般是：壮热，神昏，动风，动血，气脱。高热伤阴是一重要病机。故其治疗大法应为：清热，养阴，开窍，息风，凉血，固脱。在疾病的某个阶段可兼夹湿邪，应予注意，湿邪宜采用化和利的方法而不宜燥，做到养阴不助湿，利湿不伤阴。

1. 气分热盛

主证：高热，头痛，呕吐，颈项强急，意识朦胧，舌质边尖红，苔薄白，脉洪数。

主方：白虎汤合五味消毒饮加减。基本处方：生石膏 30g、知母 10g、寒水石 30g、金银花 30g、连翘 30g、蒲公英 15g、地丁 15g、钩藤 30g、菊花 15g、苇根 30g、炒枳壳 10g、陈皮 10g、白芍 30g、石菖蒲 10g、甘草 6g。大便干加大黄 10g。方中石膏、知母、寒水石清热泻火；银花、连翘、公英、地丁清热解毒；钩藤、菊花平肝息风；苇根清胃热而止呕；枳壳、陈皮理气和胃；白芍、甘草缓急；石菖蒲开窍。

2. 气营两燔

主证：高热，午后或入夜热甚，汗出热不退，呕吐，神志不清，颈项强直，皮肤有瘀点，舌质红，苔少或无苔，脉细数。

主方：清营汤合白虎汤加减。基本处方：金银花 30g、连翘 30g、黄连 10g、水牛角 30g、生地 30g、元参 30g、竹叶 15g、麦冬 15g、丹参 15g、生石膏 30g、知母 10g、寒水石 30g、炒枳壳 10g、陈皮 10g、甘草 6g。大便干加大黄 10g。方用清营汤泄热护阴；石膏、知母，寒水石清热泻火；枳壳、陈皮理气止呕；甘草调和诸药。

3. 热盛动风

主证：高热，神昏，颈项强直，角弓反张，牙关紧闭，二目上视，皮肤有瘀点，舌质红，苔少或无苔，脉疾。

主方：羚羊钩藤汤加减。基本处方：羚羊角粉 3g（吞服）、钩藤 30g、菊花 15g、桑叶 15g、生地 30g、茯苓 30g、川贝母 10g、白芍 30g、竹茹 20g、甘草 6g、全虫 6g、蜈蚣 2 条、地龙 15g、生石膏 30g、知母 10g、寒水石 30g。大便干加大黄 10g。方用羚羊钩藤汤平肝息风；全虫、蜈蚣、地龙解痉止搐；石膏、知母、寒水石清热泻火。

4. 血热妄行

主证：发热，午后热甚，皮肤紫斑，便血尿血，神昏，颈项强直，舌质暗红有瘀斑，苔黄厚，脉滑数。

主方：犀角地黄汤加味。基本处方：水牛角 30g、生地 30g、赤芍 15g、丹皮 10g、栀子 10g、生石膏 30g、知母 10g、仙鹤草 15g、大蓟 30g、牛膝炭 20g、蒲黄炭 10g、地榆炭 20g、甘草 6g。方用犀角地黄汤清热凉血；栀子、石膏、知母清热泻火；余药止血；甘草调和诸药。

5. 心阳虚脱

主证：突然汗出肢冷，面色苍白，呼吸微弱，二便失禁，舌质红，蜷缩不伸，苔腻，脉微细。

主方：参附汤加味。基本处方：红参 10g、制附片 10g、山萸肉 10g、生龙骨 30g、生牡蛎 30g。浓煎灌服或鼻饲。方中人参补气；附子回阳；山萸肉、龙骨、牡蛎敛营固脱。

〔提示〕　此病除后期心阳虚脱外，均为实热内炽，在辨证应用汤药的同时，还可兼服安宫牛黄丸，此药清热解毒，开窍镇惊，尤其病在气营两燔和热盛动风阶段，为必用之品，每次 1 丸，冷开水研服，每日一次，可连服 3 天。镇惊散在高热动风抽搐时使用，可明显减轻症状，与安宫牛黄丸同时服用，无不良反应。

大黄通腑泻热，只要大便不是稀溏，可在方内加入。石膏、知母清热泻火，除心阳虚脱外，均要应用。金银花重用至 100g，可明显提高疗效。

三、流行性乙型脑炎

流行性乙型脑炎简称乙脑，是由蚊虫叮咬传播的病毒性传染病，中医学归属于暑温的范畴，病因是寒热之邪侵袭，入里化热，多发于长夏季节，又多夹湿。

证治：乙脑是暑温的一个类型，新感者可有短时间恶寒、身痛等卫分症状，很快进入气分。伏气为病开始即见气分实热。无论新感或伏气发病，二三日即可由气分内陷心包，出现神昏谵语，惊厥抽搐的危重证候，如失于治疗则可由实转虚，发展至亡阴亡阳。因此，治疗的重点是在气分实热和邪陷心包这两个阶段，阻止其向亡阳虚脱方面发展。方法是大剂清热泻火和开窍镇惊之剂，白虎汤、安宫牛黄丸是不易之方。值得注意的是，暑多夹湿，如患者苔浊腻，或大便稀溏，是夹湿的表现，可兼用利湿化湿之品，常用药物为藿香、佩兰、苍术、茯苓、车前子、滑石，不宜使用温燥之品。

1. 气分实热

主证：高热或寒热往来，头痛眩晕，恶心呕吐，精神恍惚，肢体疼痛，舌质红，苔黄，脉洪数。

主方：白虎汤合小柴胡汤加减。基本处方：生石膏 60g、知母 20g、寒水石 30g、苇根 30g、钩藤 30g、菊花 15g、柴胡 15g、黄芩 15g、甘草 6g、炒枳壳 10g。方中石膏、知母、寒水石清热泻火；苇根清胃热而止呕；钩藤、菊花息风清头目；柴胡、黄芩和解少阳，助石膏退热；甘草调和诸药。

2. 热陷心包

主证：高热，汗出热不退，神昏谵语，惊厥抽搐，肢体可出现运动障碍，舌质红，蜷缩不伸，苔剥或浊腻，脉疾数。

主方：安宫牛黄丸 1 丸，冷开水研服或用镇惊散（经验方），汤药用羚羊钩藤汤合白虎汤加减。基本处方：羚羊角粉 3g（兑服）、钩藤 30g、菊花 15g、生地 30g、生石膏 60g、知母 10g、寒水石 30g、全虫 6g、蜈蚣 2 条、甘草 6g。方中羚羊角、钩藤、菊花平肝息风；生地凉血；石膏、知母、寒水石清热泻火；全虫、蜈蚣解痉；甘草调和诸药。

3. 心阳虚脱 参见流行性脑脊髓膜炎"心阳虚脱"条。

【提示】 泻火退烧是治疗的重点，生石膏用量要大，一般用 60～100g 无毒副作用。大便秘结，舌苔厚者方内加大黄 10g 通腑泻热。

热入心包阶段患者昏迷，不能配合服药，须用鼻饲。

四、低钙惊厥

诊断：此病又称手足抽搐症，多发生于甲状旁腺功能减退的患者。主要病因为：①遗传因素。②颈部手术或放射性治疗，导致甲状旁腺破坏。③低镁血症。中医学称鹰爪风，由肝肾不足，筋骨失养所致。

证治：此病为虚证，肾精亏损，肝血不足是其主要病机，故其治疗重在补肾精，养肝血，佐以舒筋缓急治标之品。

主证：肘、脘及手掌指关节屈曲，指间关节伸直，拇指内收，呈鹰爪状。双足跖屈，膝髋关节屈曲。严重者全身骨骼肌痉挛，甚至喉肌痉挛而致窒息，婴幼儿多表现为全身惊厥，状似癫痫发作。舌质淡暗，苔白滑，脉促。

主方：枕中丹加味，基本处方：龟甲 15g、鳖甲 15g、生龙骨 30g、生牡蛎 30g、石菖蒲 10g、远志 10g、全虫 6g、蜈蚣 2 条、桂枝 10g、白芍 30g、甘草 6g。方中龟板、鳖甲培补肾精；龙骨、牡蛎安神定惊；石菖蒲、远志化痰开窍；全虫、蜈蚣息风解痉；桂枝通络；白芍、甘草缓急。

五、癔症性抽搐

多发于中青年女性，与精神刺激、情志不舒有关，属中医学之脏躁证，《金匮要略·妇人杂病脉证并治》说："妇人藏躁，喜悲伤，欲哭，象如神灵所作，数欠伸，甘麦大枣汤主之。"

证治：此病与情志有关，暗示可加重症状或使发作停止，因此，在用药的同时，辅以精神疏导。

主证：在情志不舒的基础上，突然倒在床上或椅子上，双目紧闭，呼之不应，肢体抖动或僵直，屏气或过度换气，舌质正常，苔薄白，脉弦滑。

主方：温胆利膈汤加减，基本处方：茯苓 30g、半夏 10g、陈皮 10g、炒枳壳 10g、竹茹 20g、钩藤 30g、菊花 15g、生龙骨 30g、生牡蛎 30g、全瓜蒌 10g、郁金 10g、香附 15g、甘草 6g。方用温胆汤理气化痰；瓜蒌、郁金、香附宽胸散结；龙骨、牡蛎安神宁心；钩藤、菊花平肝息风。

六、破伤风

此病是由破伤风杆菌经伤口侵入人体所引起的疾病，临床特点为全身骨骼肌持续性强直和阵发性痉挛。中医学认为外邪引动肝风，属于痉证之范畴。

证治：此病以骨骼肌痉挛为主证，喉头痉挛，呼吸困难，是窒息死亡的主要原因，声、光刺激可引起痉挛发作。故其治疗原则应为：平肝息风，解痉止抽，佐以清热解毒，安神宁心。在用药的同时，加强护理，使环境安静，避免声光刺激。

主证：初起全身乏力，轻度发热，继之张口困难，牙关紧闭，呈苦笑面容，全身肌肉强直性痉挛，腹肌板硬，角弓反张，严重者呼吸困难发生窒息，舌质暗红，苔黄燥，脉弦数。

主方：葛根汤合撮风散加减，基本处方：葛根60g、桂枝10g、白芍60g、炙麻黄8g、全虫6g、蜈蚣2条、僵蚕10g、地龙15g、钩藤30g、麝香0.2g（吞服）、生龙骨30g、生牡蛎30g、琥珀30g、甘草6g。方用葛根汤解肌缓急；全虫、蜈蚣、地龙、僵蚕、钩藤息风止痉；龙骨、牡蛎、琥珀安神宁心；麝香开窍散结。

第三节 瘫 痪

随意运动的肌力减弱或消失谓之瘫痪，追寻病变的部位可分中枢性瘫痪（上运动神经元瘫痪）、周围性瘫痪（下运动神经元瘫痪）、神经肌肉传导障碍和肌肉病变三种。中枢性瘫痪又可称痉挛性瘫痪，相对特点是：肢体瘫痪，肌张力增高，腱反射亢进，病理征阳性，一般无肌萎缩。周围性瘫痪又可称弛缓性瘫痪，相对特点是：肢体瘫痪，肌张力和腱反射减低或消失，肌肉萎缩。神经肌肉传导障碍所致瘫痪的相对特点是：受损肌瘫痪程度有变化，休息后症状可减轻。中医学属于中风病的范畴，有虚有实，虚则责之气虚，邪气内犯，阻滞经脉，实则多为气血上逆或痰邪阻滞，《素问·调经论》说："血之与气并走于上，则为大厥，厥则暴死。"《丹溪心法·中风》说："中风大率主血虚有痰，治痰为先，次养血行血。"

证治：气血上逆，气虚血亏，风邪入中，痰邪阻络，为此病的重要病机。潜阳降逆，补气养血，祛风化痰，活血通络是治疗大法。

一、周围性面神经麻痹

此病又称面神经炎，确切原因不明，部分患者有头面受冷风吹袭病史，故认为可能系风寒引起的神经血管痉挛、缺血水肿所致。临床特点为突然发病，口角歪斜，患侧眼睑闭合障碍。中医学认为是经络空虚，风邪侵袭之故。本病的发病部位在面颊，故与阳明、少阳两经关系密切。

证治：风邪入中，经络受阻，气血不和，痰邪随生，风、痰、瘀为此病的重要病机，其治疗亦当祛风、化痰、活血、通络，从阳明、少阳经脉辨证施治，葛根汤、小柴胡汤为常用之方。

1. 太阳阳明经受邪

主证：口角歪斜，患侧流涎漏饭，闭目时眼裂扩大，伴颈项强痛不舒，舌质淡暗，苔薄白，脉滑数。

主方：葛根汤加减，基本处方：葛根 30g、桂枝 10g、白芍 30g、炙麻黄 8g、当归 30g、天南星 10g、全虫 6g、蜈蚣 2 条、僵蚕 10g、鱼腥草 30g、甘草 6g。方用葛根汤祛风散邪；天南星祛风痰；当归活血；鱼腥草清热解毒；全虫、蜈蚣、僵蚕祛风解痉。

2. 阳明、少阳经络阻滞

主证：口角歪斜、患侧流涎漏饭，闭目时眼裂扩大，伴眩晕耳鸣，重听，舌质正常，苔薄白，脉弦细。

主方：小柴胡汤加减，基本处方：柴胡 10g、黄芩 10g、半夏 10g、北沙参 10g、天南星 10g、全虫 6g、蜈蚣 2 条、僵蚕 10g、钩藤 30g、菊花 15g、龟甲 15g、甘草 6g。方用小柴胡汤和解少阳；天南星祛风痰；钩藤、菊花祛风清头目；龟甲滋阴补肾；全虫、蜈蚣、僵蚕祛风解痉。

3. 气虚血瘀

主证：口角歪斜，患者流涎漏饭，闭目时眼裂扩大，伴面色苍白，气短乏力，舌质淡暗，苔白滑，脉细涩。

主方：参芪四物汤加减，基本处方：生晒参 10g、黄芪 50g、当归 10g、川芎 10g、白芍 10g、生地 30g、天南星 10g、全虫 6g、蜈蚣 2 条、僵蚕 10g、甘草 6g。方中人参、黄芪补气；四物汤养血活血；天南星祛风痰；全虫、蜈蚣、僵蚕祛风解痉；甘草调和诸药。

【提示】 处方心得：葛根汤可作为通用方。内服药的同时用蓖麻子膏外敷，可加速治愈。处方：蓖麻子仁 50g、冰片 3g、鲜生姜 10g，共捣如泥，摊布上，外敷。三日换一次。

用药心得：天南星祛风痰，全虫、蜈蚣、僵蚕祛风解痉，各证型均须在主方内加入。

二、动脉硬化性脑梗死

此病又称脑血栓形成，多发于中老年人，是脑卒中的重要类型，发病率约占脑卒中 70% 左右。病因多为脑动脉硬化形成的斑块栓子脱落，随血流造成远端血管栓塞；或病变局部血管血栓形成；也可以是血管硬化，内膜增厚，渐至狭窄闭塞。相应脑组织缺血，由水肿而致软化、坏死、液化。临床表现因缺血部位不同而有差异，常见症状有：偏瘫、失语、偏盲、感觉障碍，意识不清，记忆减退，反应迟钝，眩晕，震颤，甚至昏迷等。中医学称为中风，病因与饮食不节、过食肥甘、吸烟嗜酒、七情不和、劳倦内伤关系密切。病机有虚有实，虚则气虚血亏，实则痰饮瘀血，与心肝肾有关。《素问·至真要大论》说："诸风掉眩，皆属于肝。"《素问玄机原病式·火类》说："中风瘫痪者……由于将息失宜而心火暴甚，肾水虚衰不能制之，则阴虚阳实，而热气怫郁，心神昏冒，筋骨不用，而卒倒无所知也。"《丹溪心法·中风》说："中风大率主血虚有痰，治痰为先，次养血行血。"《金匮要略·中风历节病脉证并治》说："夫风之为病，当半身不遂……邪在于络，肌肤不仁；邪在于经，即重不胜；邪在于府，即不认人；邪在于藏，舌即难言，口吐涎。"

证治：气血不能通达，筋脉失养，因而肢体不随，肝风内动，是此病病机的核心，而气血不达则源于瘀血、痰浊阻滞和气血不足，故治疗的重点是使气血畅达。活血化瘀，涤痰通络，补气养血为治疗此病的主要方法。

1. 气虚血瘀

主证：半身不遂，全身乏力，患侧肢体麻木或疼痛，语言謇涩，一侧视力模糊，反应迟钝，小便无力或失禁，舌质暗胖大，苔薄白，脉涩。

主方：补阳还五汤加味。基本处方：黄芪90g、当归10g、赤芍15g、桃仁10g、红花10g、川芎10g、地龙15g、丹参30g、川牛膝20g、路路通10g、全虫6g、蜈蚣2条、白蒺藜30g、石菖蒲10g、甘草6g。方中黄芪补气；当归、赤芍、桃仁、红花、丹参、川芎、牛膝活血；地龙、路路通通经活络；全虫、蜈蚣息风解痉；白蒺藜祛风明目；石菖蒲开窍；甘草调和诸药。

2. 血虚血瘀

主证：半身不遂，患侧肢体麻木或疼痛，语言謇涩，眩晕目昏，心悸失眠，意识模糊，舌质淡暗，苔薄白，脉细。

主方：血府逐瘀汤加减。基本处方：当归10g、川芎10g、生地30g、白芍30g、桃仁10g、红花10g、川牛膝20g、地龙15g、黄芪60g、桂圆肉10g、炒枣仁15g、路路通10g、钩藤30g、菊花15g、生龙骨30g、生牡蛎30g、全虫8g、蜈蚣2条、甘草6g。方中四物汤加桃仁、红花、牛膝、桂圆肉活血养血；炒枣仁养血安神；黄芪补气，合当归补血；地龙、路路通通经活络；钩藤、菊花祛风清头目；龙骨、牡蛎宁心安神；全虫、蜈蚣息风解痉；甘草调和诸药。

3. 痰浊阻络

主证：半身不遂，语言不出，意识障碍，头痛眩晕，心悸失眠，烦躁不安，舌质暗，苔腻，脉弦滑。

主方：导痰汤加减。基本处方；茯苓 30g、半夏 10g、陈皮 10g、炒枳壳 10g、竹茹 20g、天南星 10g、钩藤 30g、菊花 15g、生龙骨 30g、生牡蛎 30g、珍珠母 30g、石菖蒲 10g、远志 10g、丹参 30g、琥珀 30g、全虫 8g、蜈蚣 2 条、甘草 6g。方用导痰汤涤痰；钩藤、菊花息风清头目；龙骨、牡蛎、珍珠母安神定志；琥珀、丹参散瘀宁心；石菖蒲、远志化痰开窍。全虫、蜈蚣息风解痉。

4. 邪热内郁

主证：神志不清，肢体颤抖，半身不遂，呼吸气粗，发热汗出，大便秘结，脘腹撑胀，呕恶不食，舌质红，苔黄，脉数。

主方：风引汤加减，基本处方：大黄 10g、干姜 6g、桂枝 6g、生石膏 30g、寒水石 30g、滑石 20g、赤石脂 30g、紫石英 30g、生龙骨 30g、生牡蛎 30g、甘草 6g、全虫 6g、蜈蚣 2 条、炒枳壳 10g、炒莱菔子 30g、紫苏梗 10g、石菖蒲 10g、远志 10g。方用风引汤去白石脂加全虫、蜈蚣泄热息风；枳壳、莱菔子、苏梗消胀除满；石菖蒲、远志开窍醒神。

【提示】 此病脉络空虚，补气之黄芪必须重用，轻则效差，一般用量在 60g 以上。

风引汤源于《金匮要略》，方后云"除热瘫痫"，用此方治疗因积热而致的肢体抽搐震颤效果良好，一般要加息风解痉和化痰通络之品。

经验方活血通络胶囊，用于治疗偏瘫半身不遂有一定疗效，在濮阳市中医院已应用 10 余年，今录之，供参考。处方：水蛭 200g、生蒲黄 200g、土圆 200g、炮山甲 100g、胆南星 200g，共为细面，装胶囊，每次 2g，一日 3 次，温开水送服。可与煎剂一并服用。

三、重症肌无力

此病是一种神经、肌肉间乙酰胆碱传递兴奋功能障碍，相应骨骼肌无力的一种疾病。容易受侵犯的肌肉多为眼外肌、咀嚼肌、吞咽肌、颈肌、四肢肌和呼吸肌。中医学属于痿证的范畴，病因病机多为感受六淫之邪或七情、劳倦内伤，精血虚损，脏腑、筋脉失养，或湿热、痰浊、瘀血阻滞经脉，致生此病。《素问·痿论篇》认为，肺热叶焦，发为痿躄。《丹溪心法·痿》说："痿证断不可作风治而用风药，有湿热、湿痰、气虚、血虚、瘀血。"

证治：此病的病机虽然有虚有实，但精气不足是病机的核心，培补精气则为治疗的重点，经验方参芪龟甲汤作为治疗的基础方可在辨证立方的基础上加入，处方：生晒参 10g、黄芪 60g、龟甲 10g、鳖甲 10g、地龙 15g、天南星 10g。方中人参、黄芪补气；龟甲、鳖甲补肾益精；地龙通络解痉；天南星祛风痰。此病的实证多为湿热、痰湿和瘀血，《丹溪心法》所论之五痿可作为临床辨证治疗的依据。

1. 气虚

主证：患病肌肉无力，运动障碍，心悸疲倦，动则气喘，腰腿酸软，纳呆食减，舌质嫩红，苔薄白、脉沉细。

主方：六君子汤合参芪龟甲汤。基本处方：生晒参 10g、茯苓 30g、白术 10g、陈皮 10g、半夏 10g、黄芪 60g、龟甲 10g、鳖甲 10g、地龙 15g、天南星 10g、甘草 6g。方用六君子汤补气和中，参芪龟甲汤补气益精，活络祛风痰。

2. 血虚

主证：患病肌肉无力，运动障碍，面色苍白，精神萎靡，心悸气短，失眠梦多，健忘，注意力不能集中，舌质淡，苔薄白，脉细数。

主方：归脾汤合参芪龟甲汤。基本处方：生晒参 30g、黄芪 60g、熟地 15g、白芍 10g、炒枣仁 15g、桂圆肉 10g、茯苓 30g、龟甲 12g、鳖甲 10g、地龙 15g、天南星 10g、甘草 6g。方中当归、熟地、白芍、桂圆肉养血；炒枣仁、茯苓安神宁心；参芪龟甲汤补气益精，活络祛风痰。

3. 湿热

主证：患病肌肉无力，运动障碍，午后低热，脘腹痞满、纳呆食减，大便粘滞，体倦乏力，四肢酸软、舌质边尖红、苔黄腻，脉濡数。

主方：三仁汤合参芪龟甲汤加减。基本处方：杏仁 10g、薏苡仁 30g、白蔻仁 6g、川朴 10g、木通 6g、滑石 20g、半夏 10g、竹叶 15g、生石膏 30g、知母 10g、龟甲 10g、鳖甲 10g、地龙 15g、天南星 10g、炒莱菔子 30g、紫苏梗 10g、甘草 6g。方用三仁汤清热利湿；龟甲、鳖甲补肾益精；地龙通络解痉；天南星祛风痰；莱菔子、苏梗消胀除满。

4. 瘀血

主证：患病肌肉无力，运动障碍，病久不愈，肌肉关节疼痛，皮肤紫癜，心烦失眠，女性可出现痛经和月经不调，舌质暗或有瘀斑瘀点、苔薄白、脉细涩。

主方：血府逐瘀汤合参芪龟甲汤加减。基本处方：当归 10g、川芎 10g、白芍 30g、桃仁 10g、红花 10g、丹参 30g、柴胡 10g、川牛膝 20g、地龙 15g、龟甲 10g、鳖甲 10g、天南星 10g、甘草 6g。皮肤紫癜牛膝改用炭，加蒲黄炭 10g、仙鹤草 15g、生龙骨 30g、生牡蛎 30g。方中四物汤去地黄加桃仁、红花、丹参、牛膝活血化瘀；柴胡疏肝调畅气机；龟甲、鳖甲补肾益精；地龙通络解痉；南星祛风痰；甘草调和诸药。

5. 痰湿

主证：患病肌肉无力，运动障碍，头痛眩晕，心悸失眠，恶心纳呆，胸脘痞闷，舌质正常，苔腻，脉弦滑。

主方：导痰汤合参芪龟甲汤。基本处方：茯苓 30g、半夏 10g、陈皮 10g、炒枳壳 10g、竹茹 20g、天南星 10g、生晒参 10g、黄芪 60g、龟甲 10g、鳖甲 10g、地龙 15g、钩藤 30g、菊花 15g、甘草 6g。方用导痰汤理气化痰；参芪龟甲汤补气益精；钩藤、菊花息风清头目。

〖提示〗　根据发病部位不同，随证酌加引经药或治标药。眼肌无力眼睑下垂加白蒺藜 30g、白芷 15g。咽喉肌无力吞咽困难加葛根 30g、全虫 6g、蜈蚣 2 条。颈肌无力头不能抬加葛根 30g、独活 10g。上肢肌无力加葛根 30g、桂枝 15g。下肢肌无力加川牛膝 20g、木瓜 10g。呼吸肌无力加全瓜蒌 10g、郁金 10g、细辛 8g。

第四节　神　经　症

此病又称神经官能症，为一组轻性大脑功能失调的疾病总称，包括神经衰弱、焦虑症、抑郁症、强迫症、癔症等。发病与精神因素和遗传体质有关，临床表现多样，患者对症状难以尽述。中医学属于郁证、百合病之范畴，与七情所伤有关，《金匮要略·百合狐惑阴阳毒病脉证治》说："百合病者，百脉一宗，悉致其病也。意欲食复不能食，常默然，欲卧不能卧，欲行不能行，饮食或有美时，或有不用闻食臭时，如寒无寒，如热无热，口苦小便赤，诸药不能治，得药则剧吐利，如有神灵者。"此病临床常见，多发于中青年，用脑过度，情志不畅为诱发用素。

一、神经衰弱

本病为以情绪不稳，精神敏感，易兴奋，易疲劳，睡眠障碍，许多躯体不适为特点的大脑功能衰弱性疾病。主要病因是大脑劳累伴不良情绪，且与体质特点有关。中医学隶属于不寐、惊悸、痰饮等证之中。

证治：心主血藏神，肝藏魂调畅气机，脾主思为气机升降之枢纽，肾藏精在志为恐，并与心水火相交，心、肝、脾、肾受情志所扰，功能不足为致病之源，血虚心神失养，心火旺心肾不交，怒则伤肝，气机不调，思则气结，运化失常，气滞水停，聚而成痰，痰阻经络，诸病丛生。故对此病的治疗应着眼于养血安神，疏肝解郁，理气通腑，化痰通络，滋阴泻火，交通心肾。

1. 心血不足，心神失养

主证：失眠多梦，头晕目昏，心悸不安，体倦乏力，注意力不易集中，健忘，舌质淡，苔薄白，脉细数。

主方：归脾汤加减，基本处方：黄芪 30g、生晒参 10g、茯苓 30g、白术

10g、当归 10g、白芍 10g、生地 30g、炒枣仁 15g、桂圆肉 10g、生龙骨 30g、生牡蛎 30g、生磁石 30g、钩藤 30g、菊花 15g、甘草 6g。方用四君子汤合黄芪补气健脾；当归、白芍、生地、桂圆肉养血；枣仁、龙骨、牡蛎、磁石安神宁心；钩藤、菊花息风止眩。

2. 肝气郁结，气机不畅

主证：胸部憋闷，胁肋窜痛，心烦乏趣，夜寐不安，头胀头痛，舌质暗，苔薄白，脉弦。

主方：柴胡利膈汤加减，基本处方：柴胡 10g、全瓜蒌 10g、郁金 10g、降香 10g、香附 15g、川楝子 10g、炒枳壳 10g、钩藤 30g、菊花 15g、生龙骨 30g、生牡蛎 30g、甘草 6g。方中柴胡疏肝；瓜蒌、郁金、降香宽胸散结；枳壳、香附、川楝子理气止痛；钩藤、菊花息风清头目；龙骨、牡蛎安神宁心；甘草调和诸药。

3. 中焦气滞、脾胃不和

主证：思虑不解，脘腹痞闷，嗳气纳呆，泛酸胃痛，头昏脑涨，夜寐不安，舌质淡暗，苔腻，脉细涩。

主方：大柴胡汤加减，基本处方：柴胡 10g、黄芩 10g、半夏 10g、大黄 10g、炒枳壳 10g、白芍 10g、炒莱菔子 30g、紫苏梗 10g、蒲公英 15g、莪术 10g、陈皮 10g、黄连 10g、吴茱萸 2g、甘草 6g。方用大柴胡汤通腑泻浊；莱菔子、苏梗、陈皮消胀除痞；蒲公英、莪术清热散结；黄连、吴茱萸清热制酸；甘草调和诸药。

4. 痰浊中阻，元神受蒙

主证：失眠多梦，头痛眩晕，心悸乏力，恶心纳呆，舌质正常，苔滑腻，脉弦滑。

主方：温胆汤加减，基本处方：茯苓 30g、半夏 10g、陈皮 10g、炒枳壳 10g、竹茹 20g、钩藤 30g、菊花 15g、生龙骨 30g、生牡蛎 30g、生磁石 30g、天南星 10g、琥珀 30g、生晒参 10g、甘草 6g。方用导痰汤理气化痰；钩藤、菊花息风清头目；龙骨、牡蛎、磁石、琥珀安神宁心；人参补气安五脏。

5. 阴虚火旺，心肾不交

主证：心悸易惊，失眠多梦，腰腿酸软，口干口苦，舌质红，无苔或苔少，脉细数。

主方：天王补心丹合交泰丸加减，基本处方：元参 30g、丹参 15g、生晒参 10g、茯苓 30g、炒枣仁 15g、柏子仁 10g、麦冬 15g、五味子 10g、生龙骨 30g、生牡蛎 30g、琥珀 30g、黄连 6g、肉桂 2g、莲子心 6g、甘草 6g。方中元参、麦冬滋阴；丹参、枣仁、柏子仁养血安神；人参补气安五脏；五味子滋肾生津；龙骨、牡蛎、琥珀、茯苓安神宁心；黄连、肉桂、莲子心泻心火，交通心肾；甘草调和诸药。

〖提示〗　处方心得：温胆汤可作为治疗此病的通用方。

用药心得：生石膏、生牡蛎、琥珀安神定志，为常用之品。琥珀30g，入煎，较3g吞服效佳。人参不但补气，且有安神宁心作用，各型必用。

此病与遗传体质有关，脑力劳动者和在校学生为易感人群，青少年患者可视为大脑疲劳，不以神经衰弱确立病名。

二、焦虑症

此病以莫名的恐惧不安，坐卧不宁、多种躯体不适为特点，病因与遗传体质，不良遭遇有关，多发于中青年人，女性发病率高。中医学中类似百合病，与心肝关系密切。

证治：宁心安神，疏肝解郁为治疗的重点。

主证：紧张恐惧，心烦意乱，坐卧不宁，胸闷脘痞，心悸出汗，夜寐不安，舌质尖红，苔薄黄或薄白而燥，脉弦数。

主方：小柴胡加龙骨牡蛎汤加减，基本处方：柴胡10g、黄芩10g、半夏10g、北沙参10g、茯苓30g、桂枝6g、大黄3g、生龙骨30g、生牡蛎30g、生磁石30g、琥珀30g、郁金10g、炒枳壳10g、百合15g、莲子心6g、甘草6g。方用柴胡加龙骨牡蛎汤，磁石易黄丹安神镇惊；琥珀加重安神之力；郁金疏肝解郁；枳壳消胀除满；百合、莲子心清心除烦。

三、抑郁症

本病以情绪低落，生活乏趣，疲乏无力，睡眠障碍为特点，女性发病多于男性。病因与内向性格、不良遭遇有关。中医学属于郁证之范畴，七情不和，伤心劳神为发病之源，《灵枢·口问》说："悲哀愁忧则心动，心动则五脏六腑皆摇。"《金匮要略》所载之脏躁证亦与此病的某些症状相合。

证治：肝气郁结，气机不畅，痰浊中阻，元神被蒙，故其治疗应以疏肝解郁，理气化痰为主。

主证：消极不乐，对工作、生活不感兴趣，信心不足，胸闷胁痛，心悸失眠，腰酸背沉，悲痛欲哭，舌质正常，苔薄白，脉弦细。

主方：逍遥散加减，基本处方：当归10g、白芍30g、柴胡10g、茯苓30g、白术10g、干姜6g、薄荷10g、郁金10g、百合15g、生晒参10g、生龙骨30g、生牡蛎30g、香附15g、甘草10g、小麦30g、大枣6枚（去核）。方用逍遥散疏肝养血；甘麦大枣汤合人参、百合益心气、安五脏；龙骨、牡蛎安神宁心；香附、郁金理气解郁。

第五节　不自主运动

此症状是指随意肌的不随意收缩，意识清楚而不能自控的骨骼肌动作，常见疾病，如帕金森氏病、舞蹈病。某些脑神经疾病，亦可出现相关部位的肌肉颤动，如面肌痉挛。中医学将此症涵盖在痉证之中，认为是肝风内动的表现，肝失疏泄，肝阳化风为实，不自主运动振幅较大，称为抽动。阴血不足，筋脉失养，筋力不能自持为虚，不自主运动振幅较小，称为瘛疭。其治疗：实证宜平肝潜阳，虚证宜滋阴养血。

一、帕金森氏病

此病又称震颤麻痹，为大脑锥体外系纹状体-核质因多巴胺不足或受体变性，乙酰胆碱兴奋性增强所致。主要临床表现是：四肢、头、口唇静息性震颤，肌强直，运动障碍。随意运动缓慢、动作减少，起步困难，步伐小，不能立即停止或转弯。面部表情呆板，说话缓慢。中医学与此病相似的论述不多，《内经》所载"解㑊"和《金匮要略》所言"趺蹶"与之相近。

证治：此病与心肝脾肾关系密切，心神不用，精神萎靡，心易惊，不欲言。肝风内动，四肢震颤而强硬不遂。肝肾精血不足，筋骨失养而动作无力。脾虚聚湿生痰，痰邪阻滞，使症状加重。故其治疗的重点应为：培补脾肾，益心宁神，养肝息风，化痰通络。

1. 精血不足

主证：四肢无力，动作缓慢，行走和持物尤为明显，静息时肢端震颤，四肢麻木，腰酸不能久立，小便滴沥不爽，舌质淡，苔薄白，脉沉细。

主方：参芪四物汤合左归丸加减。基本处方：生晒参10g、黄芪60g、当归10g、川芎10g、熟地15g、白芍10g、炒山药15g、山萸肉10g、枸杞子15g、龟甲10g、鳖甲10g、巴戟天15g、仙灵脾15g、全虫6g、甘草6g。方中人参、黄芪、山药补气；四物汤养血；山萸肉、枸杞子、龟甲、鳖甲培补肾精；仙灵脾温助肾阳；全虫祛风解痉；甘草调和诸药。

2. 血虚风动

主证：四肢无力，动作缓慢，手足震颤，头摇，口唇颤动，心悸易惊，舌质淡而边红，苔薄白，脉弦细。

主方：四物汤合桂枝龙骨牡蛎汤加减。基本处方：熟地15g、川芎10g、当归10g、白芍10g、桂枝6g、生龙骨30g、生牡蛎30g、全虫6g、蜈蚣2条、钩藤30g、菊花15g、甘草6g。方中四物汤养血活血；桂枝龙骨牡蛎汤镇惊安神；钩藤、菊花平肝息风；全虫、蜈蚣息风解痉。

3. 心神失养

主证：四肢无力，动作缓慢，头晕目昏，心悸失眠，健忘，注意力不能集中，舌质嫩红，苔薄白，脉细数。

主方：天王补心丹加减。基本处方：生晒参 10g、元参 15g、丹参 15g、茯苓 30g、五味子 10g、炒枣仁 15g、麦冬 15g、生龙骨 30g、生牡蛎 30g、珍珠母 30g、钩藤 30g、菊花 15g、石菖蒲 10g、远志 10g、甘草 6g。方中人参补气；丹参、枣仁养血；元参、麦冬、五味子滋阴生津；茯苓、龙骨、牡蛎宁心安神；钩藤、菊花息风清头目；石菖蒲、远志化痰开窍；甘草调和诸药。

4. 风痰内扰

主证：四肢无力，动作缓慢，手足震颤，表情呆滞，恶心食少，心悸失眠，舌质正常，苔腻，脉弦滑。

主方：导痰汤加减。基本处方：茯苓 30g、半夏 10g、陈皮 10g、炒枳壳 10g、竹茹 20g、天南星 10g、生龙骨 30g、生牡蛎 30g、全虫 6g、蜈蚣 2 条、甘草 6g。方用导痰汤祛风痰；龙骨、牡蛎镇惊安神；全虫、蜈蚣息风止痉。

【提示】 此病以虚为主，气血不足，肾精亏损是导致乏力、动作迟缓、震颤的根源，因此，人参、黄芪、四物汤、左归丸可谓主方主药。震颤是动风的典型症状，全虫、蜈蚣息风止痉，为常用之品。

百病皆因痰作祟，痰生怪证，祛风化痰亦为治疗此病的重要方法之一，导痰汤息风化痰，各证型均可与主方配合应用，可提高疗效。

二、舞蹈病

此病的主要临床表现是四肢不自主的舞蹈样动作，快速而多变，摇头耸肩，挤眉弄眼，情绪紧张时加重，休息和睡眠时减轻或消失。临床常见两个类型，一是发于风湿热病，儿童为主要罹患对象，称小舞蹈病。二是与遗传有关的慢性进行性舞蹈病，多在成年之后发病。此外尚有老年性舞蹈病和妊娠舞蹈病，患病率不高。中医学称为动风，肝失疏泄，阴血不足，痰邪阻络为重要病机。

证治：平肝息风，滋阴养血，化痰通络为治疗的基本原则，在治本的同时，佐以息风定痉治标之品。

1. 肝阳化风

主证：手舞足蹈，摇头耸肩，坐立不稳，心烦失眠，舌质暗红，苔黄，脉弦数。

主方：风引汤加减，基本处方：大黄 8g、桂枝 6g、干姜 6g、生龙骨 30g、生牡蛎 30g、生石膏 30g、滑石 20g、紫石英 30g、全虫 6g、蜈蚣 2 条、琥珀 30g、地龙 15g、白芍 30g、甘草 6g。方中大黄、石膏泻热；干姜、桂枝温经解肌；龙骨、牡蛎、琥珀潜阳安神；紫石英、全虫、蜈蚣镇痉息风；地龙通络息风；白芍、甘草缓急息风。

2. 虚风内动

主证：面、颈、四肢肌肉颤动挛缩，摇头晃脑，心悸失眠，全身无力，面色苍白，精神萎靡，舌质嫩红，无苔或苔少，脉细数。

主方：大定风珠加减，基本处方：当归 10g、白芍 30g、生地 30g、麦冬 15g、龟甲 15g、鳖甲 15g、黄芪 30g、全虫 6g、蜈蚣 2 条、生龙骨 30g、生牡蛎 30g、天麻 6g、钩藤 30g、甘草 6g。方中黄芪、当归养血；龟甲、鳖甲、生地、麦冬、白芍滋阴强肾，柔肝息风；天麻、钩藤平肝息风；龙骨、牡蛎潜阳安神；全虫、蜈蚣息风定痉；白芍、甘草缓急。

3. 风痰内扰

主证：手足颤抖，头颈摇摆，步履不稳，头痛眩晕，心悸失眠，恶心纳呆，舌质正常，苔厚腻，脉促或结代。

主方：导痰汤加减，基本处方：茯苓 30g、半夏 10g、陈皮 10g、炒枳壳 10g、竹茹 20g、天南星 10g、钩藤 30g、菊花 15g、生龙骨 30g、生牡蛎 30g、全虫 6g、蜈蚣 2 条、川牛膝 20g、地龙 15g、生晒参 10g、炒枳壳 10g、甘草 6g。方用导痰汤理气化痰；钩藤、菊花平肝息风；龙骨、牡蛎镇惊安神；全虫、蜈蚣息风解痉；人参甘草补气安五脏；枳壳和胃降逆。

【提示】　妊娠期舞蹈病应注意血压变化，警惕子痫的发生。

三、面肌痉挛

本病多以阵发性半侧面部肌肉抽搐收缩为特点，原因未明，可能与面神经传导兴奋异常有关。中医学认为，风邪入中面部经络或风痰内扰为发病的病因病机。

证治：祛风化痰，活血通络为治疗的基本原则。

1. 风邪入中

主证：先从眼轮匝肌抽搐开始，逐渐出现口角肌和面肌痉挛收缩，常伴流泪，畏光，视力疲劳，舌质正常，苔薄白而燥，脉浮数。

主方：葛根汤加减，基本处方：葛根 30g、桂枝 10g、白芍 30g、炙麻黄 8g、天南星 10g、全虫 6g、蜈蚣 2 条、生龙骨 30g、生牡蛎 30g、白芷 15g、钩藤 30g、菊花 15g、当归 10g、白蒺藜 30g、甘草 6g。方中葛根、桂枝、白芍升津解肌；麻黄、白芷祛风解表；南星、全虫、蜈蚣息风止痉；龙骨、牡蛎镇惊安神；钩藤、菊花平肝息风；白蒺藜祛风明目；当归活血化瘀；甘草调和诸药。

2. 风痰上扰

主证：先从眼轮匝肌抽搐开始，逐渐出现口角肌和面肌痉挛收缩，可伴头痛眩晕，心悸，恶心，睡眠不宁，舌质正常，苔腻，脉弦滑。

主方：半夏白术天麻汤加减，基本处方：半夏10g、白术10g、茯苓30g、天麻10g、陈皮10g、天南星10g、蔓荆子10g、全虫6g、蜈蚣2条、生龙骨30g、生牡蛎30g、甘草6g。方用半夏白术天麻汤加南星化痰息风；龙骨、牡蛎、全虫、蜈蚣安神止痉。

〖提示〗 风邪阻滞经络，可聚液生痰，痰邪不除又可引动外风，故风邪入中和风痰上扰可兼夹为患，葛根汤和半夏白术天麻汤亦可联用，随证加减。

第六节 呃 逆

呃逆又称膈肌痉挛，是膈神经或迷走神经受刺激而引起的膈肌不自主运动。冷风刺激、饮食过饱、精神兴奋、大笑等均可引起，可自愈。必须指出的是由诸多疾病引发以及手术后，特别是危重病人出现呃逆应予高度重视。

一般可将此病分为中枢性和周围性两类。中枢性可见于脑内和脊髓的诸多疾病，以及中毒和癔病。周围性可发生于胸、膈、腹腔内脏器的疾病及手术之后。中医古籍中有称为"哕"者，多为寒热相争，胃气上逆或元气虚衰所致。

证治：寒热之邪并于胃中，或痰饮留滞中焦，致使胃气不降，上逆而呃，或元气虚衰，脏腑失养而致气机紊乱。前者为实，后者为虚，故其治疗应视虚实，辨证施治。实者重在祛痰、温中，虚者立足于补气固元。由于病机为胃气上逆，筋脉挛急，故理气降逆，潜阳镇痉之品，虚证实证均不可少。

1. 中枢性

主证：呃逆频作，除癔病外，一般呃声较低，可有间歇期，病程较长，有脑部疾病史和原发疾病的症状。如呃声超过每分钟100次，为膈肌扑动，预示后果严重。舌质暗或有瘀斑，苔腻，脉弦细数。

主方：温胆汤合丁香柿蒂汤加减，基本处方：茯苓30g、半夏10g、陈皮10g、炒枳壳10g、丁香6g、柿蒂10g、竹茹20g、全虫6g、蜈蚣2条、韭子（炒）20g、代赭石30g、生龙骨30g、生牡蛎30g、甘草6g。方中茯苓、半夏、陈皮、枳壳、竹茹理气化痰；丁香、柿蒂、韭子温中止呃；全虫、蜈蚣解痉；代赭石、龙骨、牡蛎潜阳镇逆；甘草调和诸药。

2. 周围性

主证：呃逆频作，呃声较重，除睡眠外一般无间歇，有原发疾病史或手术史，常伴胸闷，脘腹憋胀，大便不爽，舌质暗，苔白厚，脉弦滑。

主方：大柴胡汤加减，基本处方：柴胡10g、黄芩10g、半夏10g、大黄10g、炒枳壳10g、白芍10g、丁香6g、柿蒂10g、代赭石30g、炒莱菔子30g、紫苏梗 10g、全虫 6g、蜈蚣 2 条，韭子（炒）15g、甘草 6g。方中柴胡、白芍疏肝；半夏化痰和胃；黄芩清热；枳壳、莱菔子、苏梗理气，合大黄通腑降逆；丁香、柿蒂、韭子温中止呃；全虫、蜈蚣解痉；代赭石镇逆；甘草调和诸药。

【提示】 丁香、柿蒂、韭子温中止呃；全虫、蜈蚣解痉；代赭石镇逆，为治疗呃逆要药，各方均应加入。

单用韭子 15g，炒研，温开水送服，亦可治疗顽固性呃逆。

第七节 老年性痴呆

老年性痴呆主要包含两种疾病，一是阿尔茨海默病。二是脑血管性痴呆。本节论述前者，此病发病年龄在 50 岁以上，病因主要与遗传有关，病理为脑萎缩。主要临床表现是记忆力和认知能力逐渐减退或丧失，学习新事物，解决问题，计算力、识别力障碍或不能，行动缓慢，表情呆板，生活不能自理，逐渐卧床不起。中医学亦称此病为痴呆，或称呆病，病因病机是：①气逆于上，扰乱神明。②痰迷心窍，神志失用。③心脾两虚，心神失养。④肾精不足，不能作强。《石室秘录·呆病》说："呆病如痴，而默默不言也……实亦胸腹之中无非痰气，故治呆无奇法，治痰即治呆也。"

证治：心藏神而主血脉，心神赖心血滋养，年老体衰，加之烦劳过度，心血不足，心神失养，故年长者易患此病。思虑伤脾，郁怒伤肝，肝脾不调，气血乏源，神志不聪。脑为髓海，元神之府，肾主骨生髓，年高肾精衰惫，髓海不足，发为痴呆。气化不及，聚湿生痰，痰迷心窍，处事不精。痰迷心窍为实，心脾肾不足为虚，治疗大法应为：涤痰开窍，培补心脾，益肾填精。

1. 痰迷心窍

主证：记忆力和认知能力减退，行动迟缓，呆板，眩晕，心悸失眠，恶心，胸膈满闷，舌质正常，苔厚腻，脉弦滑。

主方：导痰汤加减。基本处方：茯苓 30g、半夏 10g、陈皮 10g、炒枳壳 10g、竹茹 20g、钩藤 30g、菊花 15g、天南星 10g、生龙骨 30g、生牡蛎 30g、石菖蒲 10g、远志 10g、郁金 10g、甘草 6g。方用导痰汤理气涤痰；石菖蒲、远志祛痰开窍；钩藤、菊花息风清头目；龙骨、牡蛎安神定志；郁金宽胸解郁。

2. 心脾血虚

主证：记忆力和认知能力减退，行动迟缓，呆板，精神萎靡，心悸失眠，纳呆食少，面色苍白，舌质淡，苔薄白，脉细。

主方：归脾汤加减。基本处方：黄芪 30g、生晒参 10g、茯苓 30g、白术

10g、当归 1g、熟地 15g、白芍 10g、炒枣仁 15g、柏子仁 10g、桂圆肉 10g、焦山楂 20g、神曲 15g、石菖蒲 10g、远志 10g、甘草 6g。方中黄芪、人参补气，合当归、熟地、白芍、桂圆肉养血；枣仁、柏子仁养心安神；山楂、神曲健胃消食；石菖蒲、远志化痰开窍；甘草调和诸药。

3. 肾精不足

主证：记忆力和认知能力减退，行动迟缓，呆板，腰酸软疼痛，四肢不温，眩晕耳鸣，二目昏花，小便不爽或失禁，舌质淡，苔薄白，脉沉细迟。

主方：左归丸合五子衍宗丸加减。基本处方：熟地 15g、炒山药 20g、山萸肉 15g、杞子 10g、龟甲 10g、菟丝子 15g、五味子 10g、韭子 10g、生晒参 10g、肉苁蓉 10g、狗脊 30g、石菖蒲 10g、远志 10g、怀牛膝 20g、甘草 6g。方中熟地、山萸肉、杞子、龟甲、菟丝子、韭子、肉苁蓉培补肾精；山药补脾；五味子固精；人参补气；狗脊、牛膝利腰壮骨；石菖蒲、远志化痰开窍；甘草调和诸药。

【提示】 老年人气化功能渐衰，极易聚湿生痰，心脾肾虚证亦常兼夹痰闭清窍，故化痰开窍之石菖蒲、远志均须在方内加入。茯苓、半夏不但利湿化痰，安神作用亦很好，此病常用。

除以上辨证分型施治外，还可见到瘀血阻滞经脉的情况，兼见身体疼痛，头痛，躁扰不安，舌质暗或有瘀斑等症状，方内应酌加活血化瘀之品。

第八节 出汗异常

出汗是机体散热的一种方式，高热、运动、精神紧张、食物刺激等引起出汗增多为生理现象。病理性多汗可见于发热、甲状腺功能亢进、低血糖、剧烈疼痛等病，诊断治疗参见有关章节。除以上疾病之外，中枢神经或交感神经病变，自主神经功能紊乱引起多汗者门诊很常见。中医学认为阳气蒸发阴液外出是为汗，《素问·阴阳别论》说："阳加于阴是谓汗。"临床常见者是多汗和黄汗。

一、多汗

小汗腺泌汗量增多，汗腺本身并无明显病变，多为神经系统疾病或汗腺神经兴奋性增高引起。中医称白日多汗为自汗，夜间多汗为盗汗，辨证治疗无大差异。

1. 自汗

（1）虚弱型

主证：多汗，恶风，容易感冒，乏力，气短，舌质偏淡，苔薄白，脉细。

主方：玉屏风散合桂枝汤加减，基本处方：黄芪 60g、白术 10g、防风 10g、桂枝 10g、白芍 30g、生龙骨 30g、生牡蛎 30g、五味子 10g、甘草 6g。方用玉屏风散补气固表；桂枝、白芍调和营卫；余药敛汗固涩。

（2）焦虑型

主证：多汗，背冷，多虑，敏感，易激动，睡眠欠佳，舌质正常，苔薄白，脉弦。

主方：温胆汤加减，基本处方：茯苓 30g、半夏 10g、陈皮 10g、炒枳壳 10g、竹茹 20g、天南星 10g、生龙骨 30g、生牡蛎 30g、生磁石 30g、白芍 30g、五味子 10g、炒枣仁 15g、甘草 6g。方用温胆汤加天南星理气化痰；龙骨、牡蛎、磁石潜阳固涩，合酸枣仁安神；白芍、五味子敛汗。

2. 盗汗

一般多为黎明时出汗，也可见于入睡后或白日。饮酒之人患此病《内经》称为"酒风"。

主证：夜间出汗，可伴白日多汗，乏力，饮酒后加重，常兼性功能低下，舌质嫩红，苔少或苔剥，脉细数。

主方：当归六黄汤加减，基本处方：当归 10g、黄芪 60g、生地 30g、黄连 6g、黄芩 10g、黄柏 15g、泽泻 20g、白术 30g、生龙骨 30g、生牡蛎 30g、生磁石 30g、白芍 30g、五味子 10g、炒枣仁 15g、甘草 6g。方用当归六黄汤去腻胃之熟地以清热止汗；泽泻、白术利湿；余药潜阳安神，固阴止汗。

二、局部多汗

身体某一局部出汗，常见者为手足，有的半身或头部出汗。

主证：双手或双足出汗，严重者汗出如滴，可伴手足皮肤冷凉，心悸，精神紧张时症状加重，多与遗传有关，舌质正常，苔薄白，脉滑。

主方：桂枝龙骨牡蛎汤加减，基本处方：桂枝 10g、白芍 30g、生龙骨 30g、生牡蛎 30g、生磁石 30g、全虫 6g、蜈蚣 2 条、五味子 10g、甘草 6g。方中桂枝、白芍调和营卫；全虫、蜈蚣息风解痉，舒缓神经；余药潜阳固汗。

三、黄汗

汗出为黄色，多见于背部，病因多为汗液中内源性脂褐素氧化所致，也可因细菌或摄入有色药物、染料引起。中医学认为乃湿热郁阻而成，《诸病源候论·卷十二》说："汗染衣，正黄如柏汁，其脉自沉，此由脾胃有热，汗出而入水中浴，若水入汗孔中，得成黄汗也。"

主证：汗出色黄染衣，多发于胸背部位，可伴大便粘滞不爽，纳呆不欲食，胃脘痞闷，舌质尖红，苔黄腻，脉弦数。

主方：茵陈五苓散加减，基本处方：茵陈 30g、茯苓 30g、白术 10g、猪苓 30g、泽泻 20g、桂枝 6g、车前子 30g、白茅根 30g、滑石 20g、炒枳壳 10g、陈皮 10g、甘草 6g。方用茵陈五苓散加车前子、白茅根、滑石清热利湿；枳壳、陈皮理气；甘草调和诸药。

〖提示〗　辨证心得：汗出明显，甚者如水滴，伴恶风易感者卫气虚；盗汗多见于饮酒之人，谓之"酒风"。白日夜间均汗出多者与植物神经功能紊乱有关，慢性疲劳、更年期、神经衰弱均可出现。黄汗为湿热郁阻。

处方心得：卫气虚用玉屏风散合桂枝汤；盗汗用当归六黄汤；与精神神经因素有关者用温胆汤；黄汗用茵陈五苓散。

用药心得：以上方剂中均需加止汗治标之品，常用药物为白芍 30g、五味子 20g、山萸肉 10g、生龙骨 30g、生牡蛎 30g、白术 30g。酒风白术、泽泻、防风不可少。黄汗重用茵陈 30～60g。

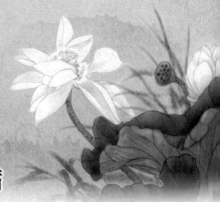

第十一章　妇产科疾病

妇产科疾病治疗经验要点

1. 辨证提示　少女和未婚女青年除先天性疾病外，继发性妇科疾病较少见。少女出现月经周期紊乱，多与发育尚未成熟有关，一般不须治疗。未婚青年发生排卵期出血也属正常现象，不必服药。中年女性轻度的经前期紧张和早晚眼睑、足踝轻度浮肿（排除全身性疾病）也无须处理。在疾病与脏腑的关系方面，少女应重视肾精的盛衰；中青年应注意心肝功能失调，心神受伤和肝郁气滞多发；老年病多脾虚气陷。疾病与病邪的关系：少女多见六淫外感，中青年病多湿热下注，老年易见痰凝血瘀。

2. 方剂应用　妇女以血为用，四物汤养血活血，各种妇产科疾病均可选用。气能生血，气能帅血，八珍汤最好。青春期气血易乱，治宜两地汤为主。中年肝气易郁，逍遥散效佳。老年脾虚，方用归脾。

补肾地黄饮子、五子衍宗丸。利水五苓散。补肝人参养荣汤。疏肝柴胡疏肝散。泻肝大柴胡汤、龙胆泻肝汤。补脾五味异功散。泻胃大黄黄连泻心汤。补肺生脉散、玉屏风散。泻肺凉膈散。补心甘麦大枣汤。泻心导赤散。理气化痰温胆汤。活血化瘀血府逐瘀汤。经验方止痛饮加减治疗痛经疗效肯定。

3. 用药选择　四物汤中用熟地培补肝肾，用生地活血凉血。仙茅、仙灵脾、人参可提高性和生殖功能。当归（60g）、桃仁、红花通经。黄柏、苍术、车前子止带。炒白术、黄连止泻。竹茹、陈皮止呕。郁金、百合除烦。生磁石、琥珀、人参安神。香附、川楝子、生蒲黄、炒灵脂、元胡止痛。仙鹤草、牛膝炭、蒲黄炭、生龙骨、生牡蛎止血。路路通、王不留、莴苣下乳。花椒、炒麦芽回乳。

第一节 女性性功能障碍

此病并不罕见，约占婚后女性的1/3。由于女性对性生活的不正确认识，羞涩难言，不以此为主诉就诊，多在诊治不孕症，内、外生殖器炎症时被发现。中医学认为与心、肝、肾关系密切，精神紧张、情志抑郁、性知识缺乏、环境不良等因素均与发病有关，同时还受经、带、胎、产的影响，故对此病诊治不但要明确生殖系统的器质性疾病，还要考虑到社会、心理、受教育程度等方面与此病的关系。

证治：首先明确有无器质性疾病和全身慢性疾病，对这类患者在治疗原发疾病的基础上，辅以提高性功能的药物。对特发性患者则应辨证施治。

1. 性欲冷淡

主证：长期无性欲要求，不能对足够的性刺激作出性反应，严重者对性生活厌恶。此种现象的发生多与不正确性观念教育，夫妻关系不和，工作生活压力太大而焦虑、抑郁，以及某些抗精神病药或避孕药的应用等有关。

主方：五子丸加减，基本处方：枸杞子15g、菟丝子15g、五味子10g、韭子15g、仙茅10g、仙灵脾15g、生晒参10g、郁金10g、百合15g、当归10g、甘草6g。方中杞子、菟丝子、韭子、仙茅、仙灵脾补肾兴阳；生晒参、五味子补气安五脏；郁金、百合清心解郁；当归养血活血；甘草调和诸药。

2. 性高潮障碍

主证：有性欲要求，但达不到性高潮。此种情况的发生多因性知识缺乏，或青年时受到压抑、恐惧等性教育，或婚姻不满意、环境影响、生殖器疾病、某些抗抑郁药物应用等。

主方：兴阳饮（经验方），处方：生晒参10g、制附片10g、蜈蚣2条、急性子10g、仙茅10g、仙灵脾15g、甘草30g。方中人参、甘草补气；附子补命门火；蜈蚣、急性子兴阳；仙茅、仙灵脾强肾益精。

3. 阴道痉挛

主证：性交时阴道肌肉痉挛收缩，致使不能正常性交，多与心理、情感、体质有关。

主方：小柴胡加龙骨牡蛎汤加减，基本处方：柴胡10g、黄芩10g、半夏10g、北沙参10g、茯苓30g、桂枝6g、生龙骨30g、生牡蛎30g、生磁石30g、白芍30g、全虫6g、蜈蚣2条、地龙15g、甘草6g。方用柴胡加龙骨牡蛎汤以生磁石易黄丹加全虫、蜈蚣疏肝解痉；地龙通经活络；白芍、甘草缓急。

第二节　闭　经

年满 18 岁尚无月经初潮谓之原发性闭经，以往有月经来潮，此后 6 个月以上未行经者（排除妊娠、哺乳期和绝经），谓之继发性闭经。月经的正常建立有赖下丘脑—垂体—卵巢轴的正常生理功能和具有一个能对卵巢激素产生反应的子宫，以上某个环节发生异常即会导致闭经的发生。中医学称血枯经闭、不月，经水不通。病因复杂，血瘀、血虚、气滞、痰饮、外邪所客、脾肾不足等都会导致闭经的发生。

一、子宫内膜损伤

各种原因如刮宫过度、炎症等使子宫内膜损伤、粘连、瘢痕形成，或因哺乳时间过长引起子宫内膜萎缩，导致内膜对卵巢激素不产生反应，故出现闭经。中医学认为是冲、任二脉受损，经脉空虚风冷之邪乘虚内侵，客于胞宫，致使经闭。

证治：冲任受损，经脉空虚，寒邪所客为此症的重要病机，其治疗应当培补冲任，温经养血。

主证：闭经，小腹冷凉。隐痛，腰酸腿软，体倦乏力，有子宫手术或刮宫史，舌质淡暗，苔薄白，脉细。

主方：固冲四物汤（经验方），处方：生晒参 10g、黄芪 30g、肉桂 6g、制附片 10g、吴茱萸 3g、当归 30g、生地 30g、白芍 30g、川芎 10g、杜仲 15g、阿胶 10g、甘草 30g。方用四物汤养血，合杜仲、阿胶固冲；重用甘草合人参、黄芪补气；肉桂、附子、吴茱萸温经散寒。

二、卵巢早衰

多在 40 岁以前绝经，可先有经量减少，也可突然闭经，常伴潮热、出汗、失眠、性欲减退等更年期综合征表现，血清雌二醇（E_2）降低，而卵泡刺激素（FSH）和黄体生成素（LH）升高。确切病因尚不清楚，可能与基因异常、自身免疫性疾病、腮腺炎性卵巢炎、促性腺激素过度刺激等有关。中医学认为肾精不足或因病肾精早衰为主要病机。

证治：先天肾精有赖后天脾胃运化水谷精微以滋养，故此证的治疗应着眼于补脾益肾，立方用药当施以血肉有情之品。

主证：40 岁左右闭经，伴性欲减退，怕冷，潮热出汗，烦躁易怒，失眠多梦，血 E_2 减低，FSH、LH 增高，舌质正常，舌薄白，脉弦细数。

主方：大补阴丸加减，基本处方：熟地 15g、龟板 15g、知母 10g、黄柏

15g、紫河车粉 2g（吞服）、生晒参 10g、枸杞子 15g、仙茅 10g、仙灵脾 15g、甘草 30g。方中熟地、龟板、杞子补益精血；紫河车粉、仙茅、仙灵脾补肾助阳；重用甘草合人参补气；知母、黄柏泄肾中虚火。

三、垂体功能减退（席汉综合征）

妊娠期垂体呈生理性肥大，产后大出血引起垂体前叶缺血坏死，促性腺激素分泌明显减少，而出现闭经和生殖器官萎缩、第二性征衰退。属中医学血枯经闭之范畴，病机主要是命门火衰。

证治：血枯精少，命门火衰是主要病机。故养血生精，补火兴阳是治疗此证的大法。此病不易速愈，宜守方坚持，可服药 10 天，停药 7 天，或配制药丸长期服用。

主证：有产后大出血病史，闭经，性欲减低，第二性征消退，全身乏力，畏寒肢冷，反应迟钝，毛发脱落，舌质淡，苔白滑，脉沉细。

主方：地黄饮子加减，基本处方：熟地 15g、巴戟天 10g、山萸肉 10g、肉苁蓉 10g、桂枝 10g、制附片 10g、生晒参 10g、紫河车粉 2g（吞服）、枸杞子 15g、韭子 15g、黄芪 30g、当归 10g、甘草 30g。方中熟地、巴戟天、肉苁蓉、紫河车粉、枸杞子、韭子补肾益精；人参、甘草补气；黄芪、当归养血；山萸肉肝肾并补；桂枝、附子补火通经。

四、多囊卵巢综合征

此病多发于 20～30 岁女性，无排卵，月经稀少或闭经，多毛，肥胖，不孕，卵巢增大为特征，确切病因不明。中医学辨证多为痰湿过盛，阻滞胞宫，瘀血内停，经脉不通。

证治：由于痰湿阻滞，瘀血内停，导致脏腑气机不利，功能减退，兼见体倦乏力，性欲低下，心悸气短，多毛和皮肤色素沉着等症状。痰湿、瘀血为本，脏腑功能减退所致各种表现为标，治本应当化痰祛湿，活血通经，治标则宜补气养血，强肾益精。

主证：闭经，不孕，肥胖，多毛，B 超检查双侧卵巢增大，性激素测定 FSH（卵泡雌激素）在低限，LH（黄体生成素）增高，E_2（雌二醇）稍增高，诊断性刮宫，子宫内膜为增生期，无分泌期变化，舌质正常，苔薄白，脉细数。

主方：四物二陈汤加减，基本处方：茯苓 30g、半夏 10g、陈皮 10g、炒枳壳 10g、当归 30g、川芎 10g、赤芍 15g、丹参 30g、桃仁 10g、红花 10g、车前子 30g、三棱 10g、莪术 10g、甘草 6g。方用四物二陈汤加枳壳、桃仁、红花化痰理气，活血化瘀；车前子利湿；三棱、莪术破积化滞。在内服汤药的同时，双侧少腹用痛宁散局部热敷。

此病不易速愈，为能坚持治疗，用药2周，停药休息1周。

五、高催乳素血症

又称闭经-溢乳综合征，血催乳激素升高，抑制垂体促性腺激素分泌，导致不排卵和闭经，在闭经和不孕症中并不罕见。病因多为腺垂体肿瘤引起，亦可见于甲状腺及肾上腺皮质功能减退和长期口服避孕药的患者。内分泌六项检查见催乳素增高。中医学认为此证与肝肾关系密切，肝主疏泄，肾主闭藏，肝气郁结，气不下达而上逆，肾精不足，胞脉空虚，故下为月事不至，上见乳房溢液。

证治：疏肝解郁，补肾益精为治疗大法，视临床表现有所侧重，溢乳明显者以疏肝为主，性功能低下者补肾为要。

主证：闭经或月经稀发，乳头溢液，不孕，性功能低下，可伴潮热，出汗，心悸，失眠，血清催乳素增高，舌质淡胖，苔薄白，脉沉细。

主方：以溢乳为主者方用逍遥散加减，以性机能低下为主者方用五子衍宗丸加减。逍遥散加减，基本处方：当归10g、白芍10g、柴胡10g、茯苓30g、白术10g、薄荷10g、干姜6g、紫河车粉2g（吞服）、生晒参10g、山萸肉10g、五味子10g、当归30g、甘草30g、黄芪60g。方用逍遥散疏肝健脾；重用甘草合人参补气；黄芪、当归养血；紫河车补肾；山萸肉、五味子固精。五子衍宗丸加减，基本处方：枸杞子20g、菟丝子20g、五味子10g、车前子30g、韭子15g、生晒参10g、紫河车粉2g（吞服）、仙茅10g、仙灵脾15g、甘草30g。方中杞子、菟丝子、韭子、紫河车、仙茅、仙灵脾补肾生精；五味子固精；车前子利湿、生晒参、甘草培补元气。

【提示】 以上二方交替应用，方中亦可加桃仁、红花、丹参、川牛膝，增强活血之力。

六、精神性闭经

因精神受到刺激，或忧虑、恐惧、紧张等，引起中枢神经与下丘脑功能紊乱，致不排卵，卵泡发育不全而闭经，血FSH、LH、E_2均减低。此类患者门诊常见，中医学认为，七情郁结，气机失调是发病的基本病因病机。

证治：疏肝解郁，安神宁志是治疗此病的基本原则，在用药的同时辅以精神疏导，务使气机和顺，三焦通利。

主证：闭经，情志抑郁或焦虑，胸闷胁痛，眩晕或头痛，心悸失眠，体倦乏力，血FSH、LH、E_2减低，舌质正常，苔薄白，脉弦细。

主方：利膈汤合四物汤加减，基本处方：柴胡10g、郁金10g、降香10g、全瓜蒌 10g、香附 15g、川楝子 10g、当归 30g、川芎 10g、白芍 30g、生地 30g、陈皮 10g、生晒参 10g、仙茅 10g、仙灵脾 15g、炒枳壳 10g、甘草 6g。方中柴胡疏肝；郁金、降香、瓜蒌宽胸解郁；陈皮、枳壳理气；四物汤活血；人参、甘草补气；仙茅、仙灵脾强肾益精。

〖提示〗　妇女以血为用，闭经虽然原因不同，血瘀血虚，冲任不充为共同的病机，养血、活血为共同的治疗法则，当归、桃仁、红花必用，当归重用 30g～60g 为益，人参、黄芪亦不可少。

第三节　痛　　经

原发性痛经主要见于青年人，发病原因尚无统一的认识，一般认为前列腺素分泌增加，促使子宫平滑肌收缩所致，而前列腺素的分泌又与孕酮撤退有关，故常发于有排卵的月经。继发性痛经主要见于婚后女性，由某种疾病引起，常见病如子宫内膜异位、子宫腺肌症、子宫肌瘤、盆腔瘀血等。

一、原发性痛经

妇女在经行时小腹有轻微不适或疼痛，不影响日常生活，不属疾病。原发性痛经多见于青年，常在初潮 6～12 个月后发生，经行前一、二日有轻微小腹疼痛，经行当日疼痛最为严重，不可忍受，影响工作和学习，疼痛向肛门、腰骶、阴道放射，有的可出现心悸，出冷汗，面色苍白，甚至昏厥。中医学称此病为经行腹痛。病因为外邪所客和七情不和。病机有虚有实，实者多为寒凝、气滞、血瘀。虚者常见气血不足。

证治：妇女以血为用，生理特点为有余于气，不足于血。肝藏血，主疏泄；脾为气血生化之源；肾藏精，主生殖，月经与肝脾肾三脏关系至为密切。肝气不疏，气滞血瘀，脾肾不足，精血不充，都会导致痛经的发生。因此，治疗此病应以疏肝理气，活血化瘀，补精养血为原则，以《陈素庵妇科补解》所论为依据，经前痛疏肝理气；经行痛活血化瘀；经后痛补精养血。然痛则不通，无论哪个证型，方中均宜酌加化瘀通络之品。

1. **肝郁气滞**

主证：经前一周两乳胀痛，小腹憋胀不舒，经行当日小腹剧烈疼痛，影响正常工作和学习，心烦易怒，舌质正常，苔薄白，脉弦。

主方：柴胡利膈汤合当归芍药散加减。基本处方：柴胡 10g、郁金 10g、降香 10g、全瓜蒌 10g、香附 15g、川楝子 10g、当归 30g、川芎 10g、白芍 30g、茯苓 30g、白术 10g、泽泻 20g、丹参 30g、生山楂 30g、威灵仙 15g、甘草 6g。经前二日开始服，连服 5 剂。方中柴胡、郁金疏肝解郁；降香活血降逆；瓜蒌宽胸散结；当归、川芎、丹参、山楂活血化瘀；茯苓、白术、泽泻健脾利湿；香附、川楝子理气止痛；威灵仙祛风止痛；白芍、甘草缓急止痛。

2. 瘀血阻络

主证： 经来腹痛，疼痛剧烈，影响工作和学习，经行不畅，经血有凝块，腰骶酸沉，可伴心悸失眠，舌质暗或有瘀斑瘀点，苔薄白，脉细涩。

主方： 活络散瘀汤（经验方）。处方：丹参30g、炮山甲10g、王不留行15g、当归30g、生山楂30g、威灵仙15g、制乳香10g、制没药10g、生蒲黄10g、炒灵脂10g、白芍30g、甘草6g。方中丹参、当归、活血化瘀；穿山甲性走窜，善祛经络之瘀；王不留行行血通络；山楂、乳香、没药散瘀止痛；蒲黄、灵脂活血止痛；威灵仙、白芍、甘草祛风缓急止痛。此方治疗子宫内膜异位症效果良好，青年女性痛经可去穿山甲、乳香、没药。

3. 精血不足

主证： 经行后期小腹挛痛，月经量大，面色不华，体倦乏力，心悸气短，眩晕失眠，舌质淡，苔薄白，脉弱。

主方： 龟鳖四物汤加味。基本处方：龟甲10g、鳖甲10g、当归30g、川芎10g、熟地15g、白芍30g、黄芪30g、生晒参10g、桂圆肉10g、炒枣仁15g、香附15g、川楝子10g、甘草6g。方中龟甲、鳖甲、熟地补肾益精；四物汤佐人参、黄芪、桂圆肉补气养血；枣仁安神宁志；香附、川楝子理气止痛；白芍、甘草缓急止痛。

【提示】　治法心得：经前痛疏肝理气，经期痛活血化瘀，经后痛补肾养血。

处方心得：活络散瘀汤治疗痛经效果良好，原发性痛经可去穿山甲、乳香、没药。各类痛经均可在主方内加用经验方止痛饮。

用药心得：生山楂30g散瘀止痛合当归30g，丹参30g，对原发性痛经有效。再加失笑散、威灵仙疗效更好。

二、子宫内膜异位症

此病是子宫内膜异位于子宫外的部位，病因与经血倒流、伤及子宫内膜的手术等因素有关。移植部位主要是盆腔，其中又多见于卵巢，形成卵巢子宫内膜异位囊肿，其次为子宫骶韧带，直肠子宫陷凹等部位。子宫内膜也可移植于腹腔外的脏器和组织，但罕见。其主要临床表现是随月经周期而发生腹痛、性交痛、不孕。如异位于直肠子宫陷凹，可出现排便痛，向会阴、阴道放射，肛门下坠等。中医学将此病列入经行腹痛、性交痛疾病之中，主要病因是情志不舒、劳伤、受寒。病机为气滞血瘀，脉络受阻。

证治：瘀血是此病的根结，或兼气滞，或兼水湿，因此，治疗的重点是活血化瘀，解除脉络瘀阻。在内服药的同时，用药物局部热敷，促进血液的运行和吸收，可提高临床疗效。

1. 瘀血阻络

主证：经前一二日小腹隐痛，经行疼痛加剧，难以忍受，可伴面色苍白，冷汗出，恶心不欲食，或见肛门下坠，大便时疼痛，经净疼痛消失，舌质暗或有瘀斑瘀点，苔薄白，脉促或细数。

主方：活络散瘀汤（经验方）。处方：丹参30g、炮山甲10g、王不留行20g、当归30g、生山楂30g、威灵仙15g、制乳香10g、制没药10g、生蒲黄10g、炒灵脂10g、白芍30g、甘草6g。方中丹参、当归、生山楂活血散瘀；炮山甲、王不留行通经；乳香、没药、蒲黄、灵脂活血通经止痛；白芍、威灵仙、甘草缓急止痛。经前二日开始服，经净停药。另用痛宁散局部热敷。

2. 气滞血瘀

主证：经前一周开始胸胁，两乳胀痛，小腹不舒，经行小腹剧烈疼痛，难以忍受，可伴肛门下坠，大便时疼痛，心烦易怒，经净疼痛消失，舌质暗，苔薄白，脉弦涩。

主方：利膈汤合失笑散加减。基本处方：柴胡10g、全瓜蒌10g、郁金10g、降香10g、香附15g、川楝子10g、生蒲黄10g、炒灵脂10g、炮山甲10g、王不留行20g、丹参30g、当归30g、生山楂30g、白芍30g、甘草6g。方中柴胡疏肝；瓜蒌、郁金、降香宽胸散结；香附、川楝子理气止痛；蒲黄、灵脂活血止痛；穿山甲、王不留行、生山楂、当归、丹参活血化瘀，通络止痛；白芍、甘草缓急止痛。经前二日开始服，经净停药。同时用痛宁散局部热敷。

3. 血与水结

主证：平时白带色黄量大，小腹憋胀硬满，月经失调，经行小腹剧烈疼痛，可伴肛门下坠，大便时疼痛，腰腿酸软，经净疼痛消失，舌质正常，苔滑腻，脉沉弦。

主方：当归芍药散合抵当汤加减。基本处方：当归30g、川芎10g、白芍30g、茯苓30g、白术10g、泽泻20g、丹参30g、生山楂30g、水蛭6g、桃仁10g、大黄10g、炮山甲10g、王不留行20g、甘草6g。方用当归芍药散活血利湿止痛；大黄通腑泻水；余药活血化瘀，通经散结；甘草调和诸药。

〖提示〗 本病与原发性痛经的主要鉴别点是腹痛持续时间长，一般为2～3天，有的可至经净。

治法心得：各方中均可加经验方止痛饮。

用药心得：穿山甲破瘀通络，方中不可少，用量10g，若无穿山甲，可用血竭3g吞服代之，但效果不如穿山甲。当归、丹参用量一般为30g。

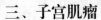

三、子宫肌瘤

此病是一个常见病，多发于 35～50 岁的女性，肿瘤大小悬殊较大，可为多发，也可为单发，病因尚不完全清楚，中医学视为癥积。

证治：子宫肌瘤常引起痛经和崩漏。治以活血化瘀，消积固冲，疏肝理气，磨积化痰。

1. 瘀血积结

主证：经来小腹剧痛，月经量大或淋漓不止，B 超检查示子宫肌瘤，舌质暗有瘀点，苔薄白、脉沉涩。

主方：血府逐瘀汤加减。基本处方：当归 30g、白芍 30g、川芎 10g、生地 30g、桃仁 10g、红花 10g、柴胡 10g、鳖甲 15g、生山楂 30g、大蓟 30g、仙鹤草 15g、牛膝炭 20g、蒲黄炭 10g、生龙骨 30g、生牡蛎 30g、甘草 6g。方中四物汤加桃仁、红花、鳖甲、山楂活血止痛，消积散结；柴胡升提中气；大蓟、仙鹤草、牛膝炭、蒲黄炭止血固冲；龙骨、牡蛎潜阳固涩；甘草调和诸药。

2. 气滞痰凝

主证：经来腹痛，白带量多，平时胸胁不舒，小腹憋胀，心悸头晕，B 超检查示子宫肌瘤，舌质有瘀点，苔白滑，脉弦滑。

主方：瓜蒌贝母散合桂枝茯苓丸加减。基本处方：全瓜蒌 10g、浙贝母 10g、橘红 15g、茯苓 30g、桂枝 10g、丹皮 10g、桃仁 10g、白芍 30g、当归 30g、生山楂 30g、鳖甲 15g、香附 15g、川楝子 10g、甘草 6g。方中瓜蒌、贝母、茯苓、橘红化痰；当归、桃仁、丹皮活血；桂枝温通经脉；鳖甲、山楂消积散结；香附、川楝子理气止痛，白芍、甘草缓急止痛。

以上两型所列主方为在经期服用，平时可用消癥散结丸（经验方）常服，处方：当归 400g、鳖甲 400g、生山楂 500g、三棱 400g、莪术 400g、海藻 500g。共为细面，水泛为丸，每次 6g，一日 3 次。

四、盆腔淤血综合征

盆底、阔韧带有丰富的静脉丛，盆腔又在最低部位，最易出现静脉淤血。多次孕产、肿瘤压迫、生殖器官下垂等不但能致盆腔淤血，还会使静脉曲张而加重病情。主要症状是痛经，小腹坠胀，腰骶部酸痛，白带增多，久行、久站、劳累、经期症状加重。中医学认为水与血结是此病的重要病机，《金匮要略·妇人杂病脉证并治》说："妇人少腹满，如敦状，小便微难而不渴，生后者，此为水与血并结在血室也，大黄甘遂汤主之。"少腹满，如敦状，应考虑为盆腔瘀血。

证治：针对水与血结的病机，逐瘀泻水便是治疗此病的大法，大黄甘遂汤和当归芍药散为的对之方，若经期腹痛剧烈，应佐以理气通络止痛之品。

主证：小腹坠胀增大，腰骶部酸痛，白带多，痛经，行走、站立过久、劳累症状加重，有的可伴性交痛，舌质暗或有瘀斑瘀点，苔薄白，脉沉弦。

主方：大黄甘遂汤合当归芍药散加减，基本处方：大黄10g、制甘遂2g（研面吞服）、阿胶10g、当归30g、川芎10g、白芍30g、茯苓30g、白术10g、泽泻20g、香附15g、川楝子10g、丹参30g、生山楂30g、威灵仙15g，方用大黄甘遂汤、当归芍药散加丹参、山楂、威灵仙化瘀泻水；香附、川楝子理气止痛。

【提示】 本节所列治疗痛经方剂，须于经前1～2日开始服用，连服5剂。

第四节 阴 道 出 血

阴道出血是指除正常月经以外的出血，包括阴道、宫颈、宫体等部位，但多数为子宫出血。月经的正常来潮受下丘脑—垂体—卵巢轴的生理调节，下丘脑分泌GNRH（促性腺激素释放激素）作用于脑垂体，垂体分泌FSH（卵泡刺激素）和LH（黄体生成素）作用于卵巢，促进卵泡发育。卵泡发育过程中分泌E_2（雌激素）使子宫内膜增生，血液增多，称增生期子宫内膜，卵子排出后，卵泡形成黄体，分泌P（孕激素，又称黄体素），使子宫内膜血供充沛，糖原积聚，由增生期子宫内膜变为分泌期，迎接受精卵。如未受孕，黄体萎缩，子宫内膜坏死脱落，月经来潮。以上各个环节功能异常，即可破坏正常的月经周期，发生不正常的出血，这种出血谓之功能性子宫出血，最常见。幼女阴道出血与肿瘤、性早熟、及服用雌激素类药物有关，本节从略。

一、功能失调性子宫出血

此病是不因生殖器和全身性疾病而出现的阴道不规则出血。中医学称之为崩漏。应作盆腔B超检查排除内生殖器病变。

证治：劳倦损伤导致气虚，气虚不摄，血自妄流。七情不和损伤脏腑，与心肝脾肾关系致为密切。情志为病不但化火，迫血妄行，还可由气滞而生血瘀，《临证指南医案·崩漏》说："有瘀血内阻，新血不能归经而下者。""久崩久带，宜清宜通。"因此，治疗此病应重视通因通用之法。大法为：清热、补气、化瘀、止血。

1. 相火妄动

主证：月经周期不规则，出血量大，或淋漓不止，多发于青春发育期，心烦心悸，经前乳房胀痛，口干，便秘，舌质红，苔燥，脉弦数。

主方：两地汤加减。基本处方：生地 30g、元参 30g、麦冬 15g、地骨皮 20g、白芍 10g、阿胶 10g、丹皮 10g、栀子 10g、柴胡 10g、当归 10g、大蓟 30g、仙鹤草 15g、牛膝炭 20g、蒲黄炭 10g、生龙骨 30g、生牡蛎 30g、甘草 6g。方用两地汤滋阴清虚热；丹皮、栀子、生地凉血；当归活血；柴胡疏肝；大蓟、仙鹤草、牛膝炭、蒲黄炭止血；龙骨、牡蛎潜阳固涩；甘草调和诸药。

2. 湿热下注

主证：月经周期不规则，出血量大，或淋漓不止，带下量多色黄，心烦口苦，大便不爽，小便黄，舌质边尖红，苔黄腻，脉濡数。

主方：龙胆泻肝汤加减。基本处方：龙胆草 10g、栀子 10g、车前子 30g、生地 30g、木通 6g、柴胡 10g、当归 10g、黄芩 10g、泽泻 20g、大蓟 30g、仙鹤草 15g、牛膝炭 20g、蒲黄炭 10g、生龙骨 30g、生牡蛎 30g、甘草 6g。方用龙胆泻肝汤清利肝胆湿热；大蓟、仙鹤草、牛膝炭、蒲黄炭止血；龙骨、牡蛎潜阳固摄。

3. 瘀血内积

主证：月经周期不规则，出血量大，或淋漓不止，有血块，可伴小腹疼痛，病史较长，失眠多梦，腰腿酸软，舌质暗或有瘀斑瘀点，苔薄白，脉涩。

主方：血府逐瘀汤加减。基本处方：当归 10g、川芎 10g、生地 30g、白芍 30g、桃仁 10g、红花 10g、柴胡 10g、牛膝炭 20g、蒲黄炭 10g、大蓟 30g、仙鹤草 15g、生龙骨 30g、生牡蛎 30g、甘草 6g。方用血府逐瘀汤去枳壳、桔梗，侧重活血化瘀；牛膝用炭，合蒲黄炭、大蓟、仙鹤草止血；龙骨、牡蛎潜阳固涩。

4. 气虚不摄

主证：月经周期不规则，出血量大，或淋漓不止，小腹坠胀，气短乏力，腰酸腿软，便溏尿频，舌质淡，苔薄白，脉弱。

主方：参芪四物汤加味。基本处方：生晒参 10g、黄芪 30g、当归 10g、生地 30g、川芎 10g、白芍 10g、柴胡 10g、山萸肉 10g、仙鹤草 15g、大蓟 30g、牛膝炭 20g、蒲黄炭 10g、生龙骨 30g、生牡蛎 30g、甘草 6g。方中人参、黄芪补气；四物汤养血；柴胡升提中气；山萸肉补肾涩精；仙鹤草、大蓟、牛膝炭、蒲黄炭止血；龙骨、牡蛎潜阳固摄；甘草调和诸药。

【提示】　治法心得：青春期着眼于心肾；中年着眼于肝肾；老年着眼于脾肾。

处方心得：四物汤为治疗此病的基础方，气虚加人参、黄芪；血虚加首乌、阿胶；阴虚加元参、麦冬；血瘀加桃仁、红花；有热佐丹皮、栀子；有寒配艾叶、肉桂。止血治标之品各型必用，常用药如仙鹤草、大蓟、牛膝炭、蒲黄炭、生龙骨、生牡蛎。

蓝云祥先生治疗本病惯施通因通用之法，血府逐瘀汤加止血治标之品为常用之方。

用药心得：龙骨、牡蛎有潜阳固涩作用，用于止血效果良好，传统喜煅用，经验证明，煅则失去灵性，生用效果更佳。

二、自然流产

妊娠不足28周，非人工终止而流产者称自然流产，发生在12周以前称早期流产，12周以后至28周称晚期流产，前者多见。此外，还有习惯性流产，即自然流产连续发生3次或3次以上。病因病机有虚有实，虚证为血虚不养，气虚不摄，肾虚不固。实证为癥积阻滞，瘀血滞留。

证治：先兆流产治应保胎，难免流产不可保胎，应当促其胎儿、胎盘排出，免受继续损伤，以利再孕。一般说，先兆流产、习惯性流产多见于虚证，或血虚或气虚或肾虚，辨证立方补之。难免流产、稽留流产多为实证，或癥积阻碍，或瘀血滞留，辨证立方攻之。

1. 血虚失养

主证：妊娠阴道流血，小腹隐痛，面色不华，心悸失眠，头目眩晕，精神萎靡，舌质淡，苔薄白，脉滑细数。

主方：胶艾四物汤加减。基本处方：阿胶10g、艾叶炭10g、当归10g、川芎10g、生地30g、白芍30g、黄芪30g、仙鹤草15g、地榆炭20g、炒枣仁15g、黄连3g、甘草6g。方用胶艾四物汤加黄芪养血；艾叶炭、地榆炭、仙鹤草止血固胎；枣仁养血安神；黄连泻心火；甘草调和诸药。

2. 气虚不摄

主证：妊娠阴道流血，小腹下坠，气短乏力，燥热自汗，纳呆食减，大便稀溏，舌质淡，苔薄白，脉滑细。

主方：补中益气汤加减。基本处方：生晒参10g、黄芪30g、白术10g、升麻6g、当归10g、柴胡10g、陈皮10g、甘草6g、黄芩10g、仙鹤草15g、阿胶10g、地榆炭20g。方用补中益气汤补气升提；黄芩清热安胎；阿胶养血安胎；仙鹤草、地榆炭止血固胎。

3. 肾虚不固

主证：妊娠阴道流血，小腹隐痛，腰腿酸软，体倦乏力，白带增多，精神恍惚，舌质嫩红，苔薄白，脉滑数。

主方：加减五子丸（经验方）。处方：菟丝子15g、枸杞子15g、五味子10g、覆盆子10g、韭子10g、仙灵脾15g、杜仲15g、仙鹤草15g、地榆炭20g、甘草6g。方中菟丝子、枸杞子、韭子补肾益精；五味子、覆盆子补肾固

201

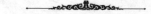

精；仙灵脾、杜仲补肾安胎；仙鹤草、地榆炭止血；甘草调和诸药。

4. 癥积阻滞

主证：妊娠阴道流血，量较大，小腹坠胀疼痛，B超检查提示子宫或附件有包块肿瘤，舌质暗，苔薄白，脉弦滑。

主方：当归芍药散合桂枝茯苓丸加减。基本处方：当归 10g、川芎 10g、白芍 30g、茯苓 30g、白术 10g、桂枝 6g、丹皮 10g、桃仁 10g、仙鹤草 15g、牛膝炭 20g、蒲黄炭 10g、生龙骨 30g、生牡蛎 30g、柴胡 10g、甘草 6g。方用当归芍药散去泽泻合桂枝茯苓丸活血去积；仙鹤草、牛膝炭、蒲黄炭活血止血；龙骨、牡蛎固涩止血；柴胡升提中气；甘草调和诸药。服药 2 剂不见好转不宜继续保胎，改用抵当汤促使胎儿排出。

5. 瘀血滞留

主证：妊娠阴道流血，胎儿已排出，但瘀血滞留，阻滞脉络，出血，腹痛不止，面色苍白，心悸气短，体倦乏力，舌质暗或有瘀点，苔薄白，脉沉涩。

主方：血府逐瘀汤加减。基本处方：当归 30g、川芎 10g、生地 30g、白芍 30g、桃仁 10g、红花 10g、丹参 30g、牛膝炭 20g、蒲黄炭 10g、大蓟 30g、仙鹤草 15g、生晒参 10g、阿胶 10g、甘草 6g。方中四物汤加丹参、桃仁、红花活血化瘀；牛膝炭、蒲黄炭、大蓟、仙鹤草活血止血；人参补气；阿胶养血；甘草调和诸药。

6. 胎死腹中

主证：妊娠阴道流血。小腹疼痛，经治疗出血减少，腹痛减轻，B超检查：胎儿大小与妊娠月份不符，无心跳，舌质淡暗，苔薄白，脉沉细。

主方：抵当汤加减。基本处方：水蛭 10g、虻虫 5g（无虻虫可用地鳖虫 10g 取代）、桃仁 10g、大黄 10g、芒硝 6g、苍术 10g、炒枳壳 30g。方中水蛭、虻虫破血消积；桃仁活血化瘀；大黄、芒硝通腑泻浊；苍术化浊开结；枳壳理气除秽。

〔提示〕治法心得：保胎治疗时，孕妇除服药外，一般应休息，习惯性流产应卧床休息，同时避免精神紧张，保持乐观情绪，平静心态。习惯性流产于妊娠后即开始服药，每日或隔日一剂。服至超过以往流产时间一个月停药。

处方心得：习惯性流产用经验方加减五子丸，随症加补气或补血之品。《金匮要略·妇人妊娠病脉证治》说："妇人妊娠，宜常服当归散。"处方：当归、白芍、川芎、黄芩、白术。此方养血安胎，可做预防流产使用。

用药心得：仙鹤草、地榆炭、阿胶止血不活血，各证型均可用，牛膝炭、蒲黄炭、大蓟活血止血，用于妊娠难免流产的出血，保胎方中不用。

三、产后出血

产后 24 小时内出血量＞500ml，称早期产后出血，24 小时以后，出血量大或淋漓不断称晚期产后出血，临床并不少见，严重者可致休克或肾功能衰竭而危及生命。中医学称"产后血崩"或"产后崩中恶露不尽"。

1. 早期产后出血

某种因素如产程过长、多胎妊娠、镇静药使用过量、尿潴留等，影响子宫肌的正常收缩，引起出血，谓之宫缩乏力。若胎盘残留于宫腔，致使附着面血管不能收缩关闭，同时也影响子宫肌肉的收缩，这种情况导致的出血谓之胎盘残留。在分娩过程中还可出现产道（宫颈、阴道、会阴等）损伤，也是早期产后出血的原因。中医学认为与气虚血瘀有关，气虚子脏回复无力，瘀血阻滞，血不循经，是其主要病机。

证治：产后 24 小时内出血＜500ml 为正常现象，出血量＞500ml，须要干预处理。胎盘尚未排出而出血，颜色鲜红者多为产道损伤，颜色暗红者为胎盘残留，若胎盘已排出而出血量大，多为宫缩乏力。胎盘残留治宜活血化瘀，宫缩乏力治当补气固冲，产道损伤应手术处理，局部用药。

（1）胎盘残留

主证：产后 24 小时内出血量大，色暗红，有块。胎盘未娩出，或胎盘母体面有缺损，或胎膜残缺，面色苍白，心悸气短，舌质淡暗，苔白厚，脉细数。

主方：血府逐瘀汤加减，基本处方：当归 30g、白芍 30g、生地炭 30g、川芎 10g、桃仁 10g、红花 10g、炒枳壳 10g、地鳖虫 10g、丹参 30g、三七粉 3g（吞服）、仙鹤草 15g、大蓟 30g、牛膝炭 20g、蒲黄炭 10g、甘草 6g。方用四物汤加桃仁、红花、地鳖虫、丹参活血化瘀；枳壳理气；余药止血。

（2）宫缩乏力

主证：出血不止一般在胎盘剥离或娩出之后，色暗红，挤压宫底可有大量血液或血块排出，常伴产程过长，产妇疲劳，面色苍白，心悸气短，舌质淡，苔薄白，脉虚数。

主方：补中益气汤加减，基本处方：生晒参 10g、黄芪 60g、当归 10g、白术 10g、升麻 10g、柴胡 10g、陈皮 10g、三七粉 3g（吞服）、紫苏梗 10g、炒枳壳 10g、仙鹤草 15g、大蓟 30g、甘草 6g。方用补中益气汤补气升提；三七、仙鹤草、大蓟活血止血；苏梗、枳壳理气，增强子宫收缩功能。

2. 晚期产后出血

正常情况下产后恶露排出，初为血性，后为血性混浊液体，2 周后变为白色，渐渐消失。如果出血量大，或时间延长，则应按晚期产后出血处理。产后出血的原因多为胎盘组织残留或子宫复旧不全。中医学属于产后血崩一证，血虚血热和瘀血阻络为主要病因病机。

证治：晚期产后出血的患者，生理病理特点有二：一是气血不足，易致感染，二是胎盘或脱膜残留与子宫复旧不全常常并存，而且二者又相互影响。因此治疗前应首先明确导致产后出血的主要病因，以胎盘组织残留为主者，治疗应攻中兼补，以感染为主者治疗宜补中兼清。

（1）胎盘组织残留

一般发生在产后一周左右，先为血性恶露，继之反复出血，有血块和坏死组织脱落，小腹疼痛，面色苍白，心悸气短，有的可伴发热，B超检查可提示宫腔内有残留组织。治疗参见早期产后出血胎盘残留。

（2）感染

主证：血性恶露时间延后，出血量大，排出物恶臭，发热，小腹和骶髂部酸痛，全身乏力，恶心纳差，心悸汗出，头痛眩晕，舌质淡，苔黄腻，脉虚数。

主方：银翘四物汤加减，基本处方：金银花50g、连翘30g、野菊花30g、当归30g、川芎10g、生地30g、白芍30g、生石膏30g、知母10g、仙鹤草15g、大蓟30g、牛膝炭20g、蒲黄炭10g、生龙骨30g、生牡蛎30g、柴胡10g、水牛角30g、甘草6g。方中银花、连翘、野菊花清热解毒；四物汤活血养血；石膏、知母清热泻火；仙鹤草、大蓟、牛膝炭、蒲黄炭止血；龙骨、牡蛎潜阳固摄；柴胡升提中气；水牛角凉血；甘草调和诸药。

第五节 带 下 病

外阴和阴道经常有少量白色分泌物以保持其湿润，这种分泌物称为白带，来源于前庭大腺、大小阴唇汗腺、阴道黏膜渗出、宫颈腺体和子宫内膜的分泌，性兴奋时增多，是正常现象，称生理性白带。如带下量多，色、质、气味异常称病理性白带，主要源于上述部位的炎症，其次为肿瘤、异物刺激等。中医学对带下的认识有广义和狭义之分，广义之带下泛指妇科病症，如《素问·骨空论》说："任脉为病，男子内结七疝，女子带下瘕聚。"《史记·扁鹊仓公列传》说："扁鹊名闻天下，过邯郸，闻贵妇人，即为带下医。"狭义之带下指从阴道流出的分泌物。本节指狭义之带下，带的量、色、质、味异常。最常见的疾病是宫颈炎、阴道炎。盆腔炎、淋病等也见带下过多，参见有关章节。

一、宫颈炎

证治：青春期、妊娠期，口服避孕药，雌激素水平增高，宫颈外口呈红色，形似糜烂，属生理现象，不须治疗。病理性的宫颈糜烂应内外同治，外用祛腐散（经验方）局部上药，处方：黄柏细面 10g、黄连细面 10g、煅炉甘石 20g、赤石脂 20g、煅石膏 20g，混合研匀，装瓶备用。每用适量宫颈局部上药，灭菌纱布覆盖，隔日换药一次。上药期间禁止性生活。内服方药着眼于清热利湿和健脾除湿。

1. 湿热下注

主证：带下色黄、量多、气臭，常伴性交痛，性交出血，外阴瘙痒，阴道镜检多为Ⅱ度以上宫颈糜烂，舌质边尖红，苔黄腻，脉弦滑。

主方：龙胆泻肝汤加减，基本处方：龙胆草 10g、栀子 10g、车前子 30g、生地 30g、木通 6g、柴胡 10g、当归 10g、黄芩 10g、泽泻 20g、黄柏 15g、苍术 10g、野菊花 30g、连翘 30g、苦参 15g、甘草 6g。方用龙胆泻肝汤加黄柏、苦参、苍术清热利湿；连翘、野菊花清热解毒。

2. 脾虚湿盛

主证：带下稀白量多，腹胀纳呆，面色不华，精神不振，体倦乏力，可伴性交痛或性交出血，阴道镜检为Ⅱ度以上宫颈糜烂，舌质淡，苔白滑，脉细。

主方：完带汤加减，基本处方：苍术 10g、白术 10g、炒山药 20g、柴胡 10g、白芍 30g、车前子 30g、陈皮 10g、荆芥炭 10g、黄柏 15g、泽泻 20g、炒莱菔子 30g、紫苏梗 10g、生晒参 10g、茯苓 30g、甘草 6g。方用完带汤加黄柏、茯苓健脾利湿，清热止带；莱菔子、苏梗消胀除满。

〖提示〗 外用去腐散局部上药，内外同治可加速治愈。

二、阴道炎

证治：此病虽然感非一端，但总不离湿，无湿不成带，临证视其兼夹，辨证施治。古人所谓的五色带下，不可拘泥，黄白红色多见，青带、黑带稀有。黄带、红带为热，脓性者为热毒，色白稀薄多兼脾虚。瘙痒者夹风。故治疗应着眼于祛风利湿，清热解毒，疏肝健脾，理气通腑。

1. 湿热下注

主证：带下色黄量多，外阴色红灼热，瘙痒，性交疼痛，心烦，口苦，小便短赤，舌质边尖红，苔黄腻，脉弦数。

主方：龙胆泻肝汤加味。基本处方：龙胆草 10g、栀子 10g、车前子 30g、生地 30g、木通 6g、柴胡 10g、当归 10g、黄芩 10g、泽泻 20g、黄柏 15g、苦参 15g、白蒺藜 30g、甘草 6g。方用龙胆泻肝汤清利肝胆湿热；黄柏、苦参加重清热燥湿之力；白蒺藜祛风止痒。在内服药的同时，外用大黄苦参汤坐浴，处方：大黄 30g、苦参 30g、蛇床子 30g、水煎坐浴，每日 2 次。

2. 热毒郁结

主证：带下呈脓性，阴道灼热疼痛，外阴红肿，瘙痒，小腹酸胀不舒，可伴尿急，尿频，尿痛，舌质红，苔黄腻，脉滑数。

主方：五味消毒饮加减。基本处方：金银花 30g、连翘 30g、蒲公英 15g、地丁 15g、野菊花 30g、黄连 10g、黄柏 15g、滑石 20g、车前子 30g、木通 6g、甘草 6g。方用五味消毒饮清热解毒；黄连、黄柏清热燥湿；滑石、车前子、木通清热利湿；甘草调和诸药。同时外用大黄苦参汤坐浴。

3. 气滞湿阻

主证：带下黄白相兼，稀薄量多，外阴瘙痒，尿频，尿痛，小腹憋胀疼痛，大便秘结或粘滞不爽，舌质正常，苔厚，脉弦。

主方：大柴胡汤加减。基本处方：柴胡 10g、黄芩 10g、半夏 10g、大黄 10g、炒枳壳 10g、白芍 30g、香附 15g、川楝子 10g、广木香 6g、槟榔 10g、滑石 20g、车前子 30g、黄柏 15g、甘草 6g。方用大柴胡汤通腑泻热；滑石、车前子利湿；黄柏清热燥湿；香附、川楝子、广木香、槟榔理气止痛；甘草调和诸药。同时外用大黄苦参汤坐浴。

4. 脾虚湿盛

主证：带下色白，稀薄量多，外阴微痒，面色萎黄，体倦乏力，纳呆食减，腹胀便溏，月经延期，量少，舌质淡，苔薄白、脉细。

主方：完带汤加减。基本处方：苍术 10g、白术 10g、炒山药 20g、生晒参 10g、柴胡 10g、白芍 10g、车前子 30g、陈皮 10g、荆芥炭 10g、黄柏 15g、焦山楂 20g、鸡内金 10g、炒枳壳 10g、甘草 6g。方用完带汤健脾利湿；黄柏清热；山楂、鸡内金化瘀消积；枳壳理气除满。外阴瘙痒明显者大黄苦参汤坐浴。

〖提示〗　阴道炎的共同见证是带下量多，外阴或阴道瘙痒。滴虫性阴道炎和真菌性阴道炎多发于婚后中青年女性，前者带下带泡沫，后者带下似豆腐渣。老年性阴道炎发于停经后的老年人，带下色黄带血丝。幼女性阴道炎发于婚前幼女，带下多为脓性。细菌性阴道病带下灰白色，有恶臭。

治法心得：此病的病机不离湿、热、毒。利湿、清热、解毒为治疗大法。

处方心得：实证龙胆泻肝汤为主方，虚证完带汤为主方。大黄苦参汤坐浴适用于各个证型。

用药心得：黄柏、苦参、车前子为治带必用之品，黄柏、苦参用量 15g、车前子用量 30g。

第六节　女性不孕

婚后未采取避孕措施，两年未受孕，或有过生育之后又两年未受孕，称不孕，与男女双方均有关系，女方原因约占50%，男方原因约占35%，还有15%原因不明或与双方均有关。这里所论为女方原因导致的不孕。女性不孕原因可分先天缺陷和后天疾病两类，后天疾病以卵巢、输卵管因素居多，如卵巢本身疾病或下丘脑—垂体—卵巢轴功能异常，输卵管不通或通而不畅等。其他如子宫、宫颈、阴道的某些疾病亦为不孕原因之一。此外，女方体内存在抗精子抗体，可使精子失去活动能力而不孕。中医学认为，夫妇共同生活三年而未受孕者称"全不产"（即原发性不孕），曾有孕育又间隔三年以上未再受孕者称"断续"（即继发性不孕）。发病原因比较复杂，主要与肾精和气血有关。肾精充盛是胎孕的决定性因素。气血盛衰是受孕的基础。

证治：肾精充盛天癸至，经血来，则有排卵，气血足则能摄精而成孕，此先天肾精与后天脾胃之康健。肝主疏泄，调畅气机，心藏神，主血脉，七情调和、气血畅达，直接影响着先后天功能的发挥。寒邪客伤胞宫，痰湿、瘀血阻滞脉络，亦为不孕的重要原因，故治疗此证的大法应为：培补肾精，调养气血，舒畅情志，温暖胞宫，祛湿化痰，活血通脉。在内服药的同时，取内病外治法，用药物双侧少腹热敷，既可促进排卵，又能散结通络，对卵巢排卵功能障碍和输卵管不通均能起到一定的治疗作用。

1. 肾精不足

主证：原发或继发不孕，月经量少，延期，经行腰腿酸软，全身乏力，性欲减退，郁闷不乐，舌质正常或略淡，苔薄白，脉沉细。

主方：地黄饮子加减。基本处方：生地15g、熟地15g、巴戟天10g、山萸肉10g、肉苁蓉15g、肉桂6g、五味子10g、枸杞子15、龟板10g、仙茅10g、仙灵脾15g、生晒参10g、黄芪30g、当归10g、甘草6g。方中熟地、山萸肉、肉苁蓉、枸杞子、龟板、仙灵脾培补肾精；巴戟天、仙茅、肉桂助阴中之阳；人参、黄芪补气，合当归、生地养血；五味子滋肾生津；甘草调和诸药。内服药的同时，外用痛宁散热敷双侧少腹。

2. 气血虚损

主证：原发或继发不孕，月经延期，量少色淡，面色不华，肌肤消瘦，心悸气短，体倦乏力，纳呆不欲食，舌质淡，苔薄白，脉弱。

主方：八珍汤加味。基本处方：生晒参10g、黄芪30g、茯苓30g、白术10g、当归10g、生地30g、川芎10g、白芍10g、枸杞子15g、肉桂6g、阿胶10g、生山楂30g、鸡内金10g、炙甘草6g。方用八珍汤加阿胶、黄芪补气养血；枸杞子补肾；肉桂温暖胞宫；山楂、鸡内金消食化积。内服药的同时，外用痛宁散热敷双侧少腹。

3. 肝气郁结

主证：原发或继发不孕，盼子心切，忧虑焦躁，胸胁、小腹憋胀，腰酸背痛，纳呆食少，月经不调，舌质边尖红、有瘀点，苔薄白，脉弦。

主方：逍遥散加减。基本处方：当归 10g、白芍 30g、柴胡 10g、茯苓 30g、白术 10g、干姜 6g、薄荷 10g、郁金 10g、香附 15g、生山楂 20g、鸡内金 10g、丹参 10g、甘草 6g。方用逍遥散疏肝健脾；郁金、香附行气解郁；丹参活血；山楂、鸡内金消食化积。内服药的同时，外用痛宁散热敷双侧少腹。

4. 胞宫虚寒

主证：原发或继发不孕，月经不调，经行不畅，小腹冷凉、隐痛，遇寒痛甚，腰腿酸软，四肢不温，舌质淡紫，苔薄白，脉沉细。

主方：温经汤加减。基本处方：当归 10g、白芍 30g、川芎 10g、吴茱萸 3g、肉桂 6g、干姜 6g、生晒参 10g、阿胶 10g、丹皮 10g、半夏 10g、麦冬 15g、甘草 6g、丹参 30g、仙茅 10g。方用温经汤温经散寒，加丹参补虚化瘀；仙茅温肾壮阳。内服药的同时，外用痛宁散热敷双侧少腹。

5. 痰湿壅塞

主证：原发或继发不孕，形体肥胖，月经稀发，量少，心悸气短，体倦乏力，或伴白带增多，头痛眩晕，舌质正常，苔滑腻，脉弦滑或沉细。

主方：二陈汤合桂枝茯苓丸加减。基本处方：茯苓 30g、半夏 10g、陈皮 10g、桃仁 10g、桂枝 10g、丹皮 10g、赤芍 15g、生山楂 20g、鸡内金 10g、丹参 30g、三棱 10g、莪术 10g、路路通 10g、甘草 6g。方用二陈汤合桂枝茯苓丸化痰破积；山楂、鸡内金、丹参、三棱、莪术活血祛瘀；路路通通经活络。内服药的同时，外用痛宁散热敷双侧少腹。

6. 血虚夹瘀

主证：原发或继发不孕，经期腹痛，经血量少不畅，有血块，或伴白带增多，头晕目眩，体倦乏力，舌质淡暗或有瘀斑瘀点，苔薄白，脉细涩。

主方：当归芍药散合桂枝茯苓丸加减。基本处方：当归 30g、白芍 30g、川芎 10g、茯苓 30g、白术 10g、泽泻 20g、桂枝 10g、丹皮 10g、桃仁 10g、黄芪 30g、三棱 10g、莪术 10g、丹参 30g、路路通 10g、王不留行 20g、甘草 6g。方用当归芍药散养血利湿；桂枝茯苓丸加三棱、莪术、丹参活血破积；路路通、王不留行通经活络；甘草调和诸药。内服药的同时，外用痛宁散热敷双侧少腹。

【提示】女性不孕的治疗每月为一个疗程周期，内服药从月经来潮之日开始，连服 10～15 剂。痛宁散热敷从月经过后开始，连续热敷 10 天，排卵功能障碍和输卵管不通，均可应用。内外同治效果优于单纯内治或外治。

生山楂配伍鸡内金可化瘀破积，有疏通月经的作用。三棱、莪术、丹参、桃仁、路路通、木通、王不留行活血通络，均为常用之品。

盼子心切，精神焦虑，可导致内分泌紊乱而影响受孕，故对此病应辅以精神疏导，使其放松，有利受孕。

第七节　经前紧张综合征

妇女在月经来潮前1~2周出现烦躁，焦虑，易怒，精神敏感，乳房胀痛，眼睑、足踝轻度浮肿等症状，月经来潮即消失，随着月经周期而发作，称经前紧张综合征。此病很常见，给个人带来痛苦，给家庭造成不和，患者往往到处求医，精神负担很重。中医学中未见与此病完全吻合的论述，《金匮要略》所载脏躁证与其类似，《金匮要略·妇人杂病脉证并治》说："妇人藏躁，喜悲伤，欲哭，象如神灵所作，数欠伸，甘麦大枣汤主之。"脏躁证的病机为阴血不足，心火扰动神明。

证治：经前血聚胞宫，五脏阴血不足而不安。心血不足，心神失养。肝阴虚，肝气易郁，肝阳易亢。肾阴虚五心烦热。风痰上扰，眩晕耳鸣。故治疗须着眼于心、肝、肾、痰。养阴血，解肝郁，安心神，祛风痰为治疗此病的大法。

1. 阴虚内热

主证：阵发性烘热出汗，心烦意乱，失眠多梦，注意力不能集中，心悸惊恐，腰腿酸软，舌质嫩红，苔剥或无苔，脉细数。

主方：知柏地黄汤加减。基本处方：知母10g、黄柏15g、生地30g、炒山药20g、山萸肉10g、茯苓30g、丹皮10g、泽泻20g、生龙骨30g、生牡蛎30g、琥珀30g、石菖蒲10g、远志10g、郁金10g、甘草6g。方用知柏地黄汤滋阴清热；龙骨、牡蛎潜阳敛汗，合琥珀宁心安神；石菖蒲、远志、郁金化痰开窍；甘草调和诸药。

2. 肝气郁结

主证：烦躁易怒，焦虑不安，胸胁胀痛，脘腹痞闷，纳呆食减，失眠梦多，舌质边尖红，苔薄白，脉弦。

主方：柴胡利膈汤加减。基本处方：柴胡10g、郁金10g、降香10g、全瓜蒌10g、香附15g、川楝子10g、炒枳实10g、炒莱菔子30g、紫苏梗10g、莲子心6g、黄连6g、肉桂2g、甘草6g。方中柴胡疏肝；郁金、降香、瓜蒌、枳实宽胸散结；香附、川楝子理气止痛；莱菔子、苏梗消胀除满；莲子心、黄连、肉桂泻心火，交通心肾；甘草调和诸药。

3. 心神失养

主证：失眠多梦，心悸怔忡，精神恍惚，悲伤欲哭，沉默寡言，郁闷不乐，舌质正常，苔薄白，脉沉细。

主方：甘麦大枣汤合酸枣仁汤加减。基本处方：甘草6g、大枣6枚（去核)、小麦 50g、炒枣仁 15g、茯苓 30g、知母 10g、川芎 10g、柏子仁 10g、生龙骨 30g、生牡蛎 30g、琥珀 30g、郁金 10g、百合 15g。方用甘麦大枣汤配百合益心气，敛心神；酸枣仁汤配柏子仁养血安神；龙骨、牡蛎、琥珀加强安神之力；郁金疏肝解郁。

4. 风痰上扰

主证：头痛眩晕，失眠健忘，心悸怔忡，恶心嗳气，精神恍惚，注意力不能集中，舌质正常，苔腻，脉弦滑。

主方：黄连温胆汤加减。基本处方：茯苓 30g、半夏 10g、陈皮 10g、炒枳壳 10g、竹茹 20g、黄连 6g、钩藤 30g、菊花 15g、白蒺藜 30g、生龙骨 30g、生牡蛎 30g、琥珀 30g、白芍 30g、石菖蒲 10g、远志 10g、甘草 6g。方用温胆肠理气化痰；黄连泻心火；钩藤、菊花、白蒺藜祛风清头目；龙骨、牡蛎、琥珀宁心安神；白芍配甘草缓急止头痛；石菖蒲、远志化痰开窍。

【提示】 甘麦大枣汤看似平淡，但能益心气，安五脏，在本病的各证型中均可配伍应用，值得重视。郁金一味应当重视，配柴胡可增强疏肝解郁的功能，配百合善疗悲伤欲哭，配瓜蒌、降香宽胸散结，配石菖蒲、远志化痰开窍，治疗本病不可少。胸胁疼痛用香附、川楝子，配白芍 30g 可增强疗效。

本病虽有几个证型，常见者是肝气郁结和风痰上扰，因此，柴胡利膈汤、温胆汤较为常用。

第八节 女性外阴瘙痒

女性外阴瘙痒多发生在小阴唇、阴蒂、阴道口，亦可连及会阴、肛门。发病原因复杂，局部因素有阴道炎白带刺激、湿疹、尿液侵蚀、不卫生的月经用品和内裤污染、阴虱等。全身性因素有：系统性自身免疫疾病、糖尿病、营养不良、精神过敏等。中医学称阴痒，认为多系湿热侵蚀所致。

证治：各种原因导致的阴道炎，由于白带刺激，可出现阴痒，因此，此病的治疗应与阴道炎相结合。非阴道炎而发生的外阴瘙痒，多为血虚受风，化燥伤阴，或血分有热，血热郁滞，灼伤皮肤。故治疗应以清热利湿，养阴祛风，凉血解毒为主。局部瘙痒，难以忍受，当内外同治，辅以坐浴。

1. 湿热下注

主证：外阴瘙痒，带下色黄，量多，尿频，尿道灼热，心烦、口粘，舌质边尖红，苔黄腻，脉弦数。

主方：龙胆泻肝汤加减。基本处方：龙胆草 10g、栀子 10g、车前子 30g、生地 30g、木通 6g、柴胡 10g、当归 10g、黄芩 10g、泽泻 20g、苦参 15g、白蒺藜 30g、白芷 15g、甘草 6g。方用龙胆泻肝汤清利湿热；苦参燥湿止痒；白蒺藜、白芷祛风止痒。外用大黄苦参汤坐浴（方见阴道炎）。

2. 血虚风燥

主证：外阴瘙痒，局部皮肤色红干燥，入夜痒甚，月经量少色暗，便干溲赤，舌质嫩红，苔少或剥，脉细数。

主方：两地汤加味。基本处方：生地 30g、元参 30g、麦冬 15g、白芍 10g、阿胶 10g、地骨皮 20g、白蒺藜 30g、白芷 15g、当归 10g、白鲜皮 30g、蝉蜕 10g、甘草 6g。方用两地汤滋阴养血；白蒺藜、白芷、蝉蜕祛风止痒；当归活血；白鲜皮清热祛风；甘草调和诸药。外用大黄苦参汤坐浴。

3. 血热血瘀

主证：外阴瘙痒，局部皮肤红肿，或有疱疹，灼热疼痛，尿频，尿痛，舌质红，苔黄，脉数。

主方：银翘四物汤加味。基本处方：金银花 30g、连翘 30g、当归 10g、川芎 10g、生地 30g、白芍 10g、白鲜皮 30g、白蒺藜 30g、白芷 30g、水牛角 30g、丹皮 10g、甘草 6g。方用银花、连翘、白鲜皮清热解毒；四物汤活血养血；水牛角、丹皮凉血；白蒺藜、白芷祛风止痒；甘草调和诸药。外用大黄苦参汤坐浴。

【提示】 银翘四物汤清热解毒，活血养血，加养阴祛风药可用于血虚风燥之阴痒，加利湿祛风药可用于湿热下注之阴痒，临床疗效较为肯定。

瘙痒属风，白蒺藜、白芷、蝉蜕为常用之品，诸方不可少。

外阴瘙痒与阴道炎的差别为：后者以白带为主，病因主要是湿，前者以瘙痒为主，病因主要是风，立方用药的重点自有不同。

第九节　女性更年期综合证

此病多发于 45～55 岁女性停经前后，因雌激素分泌不足，导致下丘脑自主神经中枢的功能失调，出现一系列躯体的症状。最明显的表现是月经间歇期延长，经量减少，或几月来潮一次。有的可见经量增大，淋漓不止，逐渐停经。躯体症状见阵发性烘热出汗，心动过速，血压升高，眩晕耳鸣，乏力，易激动，紧张、抑郁，失眠，注意力不易集中，心烦乏趣。器官变化如皮肤干燥，弹性消失，乳房萎缩，外阴瘙痒，性交痛，骨质疏松等。中医学称为断经前后诸证，认为是肾精不足，肝肾亏损、天癸已竭的表现。

证治：治疗此病的大法有二，一是向患者讲清更年期综合征是机体生理变化的正常现象，免除顾虑。二是用药，帮助患者度过这一生理阶段。传统的中医学认为，此病的病机是肝肾不足，心脾血虚，阴亏阳浮，阴阳失和。治疗多为培补肝肾，调养心脾，疏肝解郁，潜阳安神。通过长期观察和总结，发现痰证在此病中非常多见，百病皆因痰作祟，痰生怪证。同时阴阳失和，气机紊乱，可以聚湿化痰，痰阻气机，上蒙清窍，致使症状迭出，容易造成辨证立方的迷茫。故治疗此病宜化痰理气，补精敛阳。

1. 痰阻气机

主证：年过40岁，月经量少，稀发，或月经量大，淋漓不断，阵发性烘热出汗，心悸失眠，头痛眩晕，体倦乏力，注意力不能集中，恶心纳呆，舌质正常，苔滑腻，脉弦数。

主方：导痰汤加减。基本处方：茯苓30g、半夏10g、陈皮10g、炒枳壳10g、竹茹20g、天南星10g、钩藤30g、菊花15g、生龙骨30g、生牡蛎30g、生磁石30g、石菖蒲10g、远志10g、甘草6g、小麦30g、大枣6枚（去核）。胸闷不舒加瓜蒌10g、郁金10g；脘腹撑胀加莱菔子30g、紫苏梗10g。方用导痰汤理气化痰；钩藤、菊花息风清头目；龙骨、牡蛎、磁石潜阳安神；石菖蒲、远志化痰开窍；甘麦大枣汤养心安神。

2. 精亏阳浮

主证：年过40岁，月经量少，稀发，或月经量大，淋漓不断，阵发性烘热出汗，腰酸腿软，眩晕耳鸣，心烦易怒，郁郁寡欢，肩背酸痛，血压升高，舌质嫩红，苔剥或无苔，脉细数。

主方：大补阴丸合天麻钩藤饮加减。基本处方：熟地15g、生地15g、龟甲10g、鳖甲10g、天麻6g、钩藤30g、石决明30g、川牛膝20g、地龙15g、白芍30g、益母草30g、生龙骨30g、生牡蛎30g、郁金10g、百合15g、甘草6g、小麦30g、大枣6枚（去核）。方中熟地、龟甲、鳖甲补肾益精；生地、白芍凉血养血；天麻、钩藤平肝息风；石决明、龙骨、牡蛎潜阳安神；益母草活血，合牛膝、地龙引气血下行；郁金解郁，伍百合宁心除烦；白芍、甘草缓急止痛；甘麦大枣汤养血安神。

【提示】　45～55岁女性，见月经紊乱，心悸失眠，烦躁易怒，应首先想到此病。

治法心得：理气化痰，调养心肾为主要治法。

处方心得：导痰汤、甘麦大枣汤效果肯定。

用药心得：在主方基础上应加龙骨、牡蛎、琥珀安神定志。郁金疏肝解郁，百合清心安神，亦为常用之品。头晕目眩加钩藤30g、菊花15g、天南星10g。自汗心悸加白芍30g、五味子20g、山萸肉10g。

第十节　妊娠剧吐

妊娠妇女在怀孕早期出现轻微恶心呕吐，体倦乏力等早孕反应，属于正常生理现象，不须治疗。少数呕吐严重，甚至水不能入，导致营养不良，水电解质平衡紊乱，影响健康和生命，属于妊娠剧吐，应进行积极治疗。此病发病原因主要是血中绒毛膜促性腺激素升高，机体产生的一种反应，随着妊娠月份的增加，绒毛膜促性腺激素水平降低，呕吐症状也逐渐减轻和消失。中医学称此病为恶阻，胃虚、停痰、郁热、气逆是发生本病的重要病因病机。

证治：胃为多气多血之腑，妊娠之后，血以养胎，胃失濡养，受纳无权，气独上逆。饮食不化，郁积化为痰饮。痰饮极易化热。故停痰、气逆、热郁、胃失和降为其主要病机。治应着眼于化痰、降逆、清热、和胃。必须指出的是，此病虽然全身虚弱，但由于胃气上逆，不能受纳，虚不受补，补之无益，治疗应把止呕放在首位，在解决呕吐的基础上，适当酌用补气养阴之品，否则将不能取得很好的治疗效果。同时，由于胃不受纳，用药不宜庞杂，应少用或不用辛烈碍胃之品。

1. 痰浊中阻

主证：妊娠初期，恶心呕吐，水不能入，心悸眩晕，失眠多梦，全身乏力，舌质正常，苔滑或腻，脉滑数。

主方：温胆汤加减。基本处方：茯苓 30g、半夏 10g、陈皮 10g、炒枳壳 10g、竹茹 30g、钩藤 30g、菊花 15g、生龙骨 30g、生牡蛎 30g、甘草 6g，水煎频服。方用温胆汤化痰止呕；钩藤、菊花清头目；龙骨、牡蛎安神镇逆。

2. 肝胃气逆

主证：妊娠初期，恶心呕吐，水不能入，胸胁胀痛，心下痞闷，心烦心悸，全身乏力，舌质边尖红，苔薄白，脉弦滑。

主方：柴胡陈皮饮（经验方）。处方：柴胡 10g、陈皮 30g、炒枳壳 10g、莱菔子 15g、紫苏梗 10g、竹茹 30g、代赭石 30g、甘草 6g，水煎频服。方中柴胡疏肝；代赭石平肝镇逆；竹茹、陈皮止呕；枳壳、莱菔子、苏梗理气；甘草和胃并调和诸药。

3. 胃中郁热

主证：妊娠初期，恶心呕吐，水不能入，口干口苦，大便秘结，胃脘痞闷，心悸乏力，舌质红，苔少或剥，脉滑细数。

主方：大黄甘草汤加味。基本处方：大黄 8g、甘草 10g、竹茹 30g、陈皮 30g，水煎频服。方中大黄通腑降逆，泻火除痞；甘草和胃；竹茹、陈皮理气化痰止呕。

【提示】 大黄通腑降逆，无论哪个证型，只要见大便秘结，即可在主方内加入。

此证频繁呕吐，药物煎煮量不宜多，并应频服或呷服，务使药能入胃。

第十一节　产后乳汁不足

产后半小时内应开始哺乳，刺激催乳素分泌。由于产后哺乳较晚，或受饮食、情绪、疾病等影响，催乳素分泌不足，导致乳汁分泌量少。或因乳汁淤积，乳腺管不通等，都能影响正常哺乳。中医学称产后乳汁不行、缺乳、无乳，主要原因是气血不足或肝气郁结。

证治：产妇年龄偏大或素体虚弱，加之产时失血，导致气血不足，乳汁乏源，或情志不舒，肝气郁结，气机阻滞，或乳房护养不当，乳汁淤积等，都会影响正常哺乳。其治疗首先辨别虚实，虚则乳房柔软，乳汁不充，责之气血不足，补气养血为治疗大法。实则乳房憋胀，乳汁难出，责之气机阻滞或乳汁淤积，治宜疏肝解郁或疏通导滞。同时注意饮食调养，除加强营养外，不食花椒、大料等碍乳之品。

1. 气血不足

主证：产后乳汁不足，乳房柔软或欠饱满，乳汁清稀，面色不华，体倦乏力，舌质淡、苔薄白，脉细数。

主方：傅青主通乳丹加味。基本处方：生晒参 10g、黄芪 30g、当归 10g、麦冬 15g、木通 6g、桔梗 10g、赤小豆 30g、制首乌 15g、陈皮 10g、王不留行 20g、炮山甲 10g、路路通 10g、莴苣一棵（去叶带皮切片）、甘草 6g。方中人参、黄芪补气，合当归、首乌养血；麦冬滋阴，合木通、桔梗、赤小豆、路路通化乳通乳；穿山甲、王不留行通经下乳；莴苣生乳；陈皮理气；甘草调和诸药。

2. 脾虚不运

主证：产后乳汁不足，乳房柔软或欠饱满，乳汁清稀，纳呆食减，脘痞不舒，口淡乏味，大便不调，精神萎靡，体倦乏力，舌质嫩红，苔薄白，脉弱。

主方：四君子汤加味。基本处方：生晒参 10g、茯苓 30g、白术 10g、陈皮 10g、甘草 6g、麦冬 15g、石斛 15g、蒲公英 15g、莪术 10g、炒枳壳 10g、炮山甲 10g、王不留行 15g、赤小豆 30g、路路通 10g、桔梗 10g、莴苣一棵（去叶带皮切片）。方用四君子汤补气健脾；陈皮、枳壳理气除痞；麦冬、石斛滋养胃阴；蒲公英、莪术清热消食；穿山甲、王不留行通经下乳；赤小豆、路路通、桔梗化乳、通乳；莴苣生乳。

3. 肝气郁结

主证：产后情志不畅，乳汁不足，乳房欠饱满，胸胁憋胀疼痛，嗳气喜叹息，郁闷不乐，脘腹撑胀，舌质边尖红，苔薄白，脉数。

主方：逍遥散加减。基本处方：当归 10g、白芍 30g、柴胡 10g、茯苓 30g、白术 10g、干姜 6g、薄荷 10g、甘草 6g、郁金 10g、炒枳壳 10g、陈皮 10g、香附 15g、炮山甲 10g、王不留行 15g、路路通 10g、桔梗 10g、莴苣一棵（去叶带皮切片）。方用逍遥散佐郁金疏肝解郁；枳壳、陈皮、香附理气除满；穿山甲、王不留行通经下乳；路路通、桔梗、莴苣化乳通乳。

4. 乳汁淤积

主证：产后乳汁已下，但排出不畅，乳房饱满，憋胀疼痛，触之坚硬，局部发热，心烦不安，舌质有瘀点，苔薄黄，脉细数。

主方：山甲通乳汤（经验方）。处方：炮山甲 10g、王不留行 15g、青皮 10g、炒枳实 10g、木通 6g、路路通 10g、金银花 30g、连翘 30g、桔梗 10g、甘草 6g。方中穿山甲、王不留行通经下乳；青皮、枳实理气，合木通、路路通疏通乳络；银花、连翘清热解毒，防其积久成脓；桔梗下乳；甘草调和诸药。

【提示】　穿山甲、王不留行通经下乳，路路通通络，桔梗通乳，莴苣生乳，均为必用之品，人参、黄芪、当归补气养血，虚证不可少。

附：回乳方（经验方）：炒麦芽 200g、川椒 10g、川牛膝 20g。水煎温服，连服 3 日。另用芒硝 100g，布包加温乳房热敷，每次 1 小时，每日 2 次。

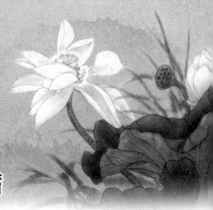

第十二章　男科疾病

男科疾病治疗经验要点

1. 病因认识　性功能障碍除全身性疾病外，心因性、药物性、老年体衰多见。青壮年出现性功能障碍，自认肾虚者门诊常见，这一观念多来自习惯性认识和误解。此病肾虚者有之，实证也不少见，如大量饮酒，导致慢性乙醇中毒，不良精神刺激，唯恐性功能低下，思虑过度等都是重要发病原因，对此补肾无济于事，调整心态，消除恐惧心理为主要的治疗方法，夫妻双方都要了解这一医学道理，共同应对。

2. 方剂应用　肾精不足方用五子衍宗丸加减。心因性患者温胆汤有效。精神创伤、紧张恐惧用柴胡加龙骨牡蛎汤。慢性病所致筋痿地黄饮子随症加减。湿热阻滞者三仁汤、龙胆泻肝汤。睾丸疼痛橘核丸合金铃子散。

3. 药物选择　常用助阳起痿药物：生晒参、蜈蚣、仙茅、仙灵脾、阳起石、韭子。常用摄精药物：山萸肉、五味子、金樱子、生龙骨、生牡蛎。有助射精的药物：川牛膝、王不留行、路路通、急性子、滑石。生精药物：熟地、龟甲、仙灵脾、枸杞子、菟丝子、生晒参。

第一节　阴囊肿大

阴囊各层组织疏松而富弹性，组织间隙和鞘膜腔易容纳水液、血液、淋巴液而肿大，全身性疾病导致的水肿，阴囊、睾丸、附睾、精索的炎症、外伤、肿瘤，以及先天性腹膜鞘状突闭锁不全等，均可引起体液或血液渗入阴囊而致肿大。中医学隶属于疝证，与肝经关系密切，《灵枢·经脉》说："足厥阴之别……其病气逆则睾肿卒疝。"病机多为湿热下注或气机阻滞，病在下焦。清热利湿，疏利三焦为治疗大法。

一、附睾、睾丸炎

这是两个疾病，由于解剖位置相邻发病又有内在联系，故放在一起论述。附睾炎分急性与慢性，乃由细菌感染而成，急性附睾炎的临床表现是：附睾肿胀，疼痛，可触到肿大的附睾或硬结，触之痛甚，部分患者可有寒战发热。治疗不彻底，可转为慢性。慢性附睾炎除发作时有轻微疼痛和不适外，平时一般无症状。睾丸炎有特异性和非特异性之分，特异性乃由病毒感染的腮腺性睾丸炎和由梅毒螺旋体感染的梅毒性睾丸炎。非特异性是由细菌感染，常波及附睾。睾丸炎的主要临床表现是睾丸肿胀，疼痛，触之坚硬，温度增高，常伴寒战，发热，恶心，呕吐等全身症状。中医学涵盖在疝气一证之中。发病原因为邪犯厥阴和任脉为病，《素问·缪刺论篇》说："邪客于足厥阴之络，令人卒疝暴痛。"《素问·骨空论》说："任脉为病，男子内结七疝，女子带下瘕聚。"病邪多为寒、热、湿、痰。

证治：此病乃六淫之邪客犯肝脉，下注于囊，郁而化热所致。下焦不利，水湿不化，湿热相蒸，痰核结聚，气机壅滞，经脉不通，故局部肿胀疼痛。治疗应着眼于清热解毒，利湿化痰，理气通络。

1. 肝经实热

主证：睾丸坠胀疼痛，触之肿大或有硬结，局部温度增高，可伴寒战发热，恶心纳呆，舌质边尖红，苔黄，脉弦数。

主方：五味消毒饮合金铃子散加减。基本处方：金银花 30g、连翘 30g、蒲公英 15g、紫花地丁 15g、野菊花 30g、香附 15g、川楝子 10g、元胡 10g、橘核 15g、槟榔 10g、甘草 6g。发热加生石膏 30g、知母 10g；恶心加竹茹 20g、陈皮 10g。方中银花、连翘、公英、地丁、野菊花清热解毒；香附、川楝子、元胡、橘核、槟榔理气止痛，消肿散结；甘草调和诸药。

2. 肝经湿热

主证：睾丸坠胀疼痛，触之肿大，局部潮湿、瘙痒，小腹不舒，小便不爽，尿液混浊，口苦，舌质边尖红，苔腻，脉濡数。

主方：龙胆泻肝汤加减。基本处方：龙胆草 10g、栀子 10g、车前子 30g、生地 30g、木通 6g、柴胡 10g、当归 10g、黄芩 10g、泽泻 20g、金银花 30g、连翘 30g、香附 15g、川楝子 10g、橘核 15g、荔枝核 15g、甘草 6g。方用龙胆泻肝汤清利湿热；银花、连翘清热解毒；香附、川楝子、橘核、荔枝核理气止痛，消肿散结。

3. 寒热互结

主证：小腹牵及睾丸疼痛，遇寒痛甚，睾丸肿大，大小便不爽，或大便秘结，舌质淡有紫气，苔白滑，脉弦紧。

主方：大柴胡汤加减。基本处方：柴胡10g、黄芩10g、半夏10g、炒枳壳10g、大黄10g、白芍30g、橘核15g、荔枝核15g、肉桂6g、吴茱萸3g、炒小茴6g、金银花30g、连翘30g、广木香6g、槟榔10g、甘草6g。方用大柴胡汤通腑泻热；银花、连翘清热解毒；肉桂、小茴、吴茱萸散寒止痛；橘核、荔枝核散结止痛；广木香、槟榔理气止痛；白芍、甘草缓急止痛。

4. 痰核结聚

主证：睾丸憋胀不舒，触之囊内有硬结，局部不红不热，性功能减退，病程较长，舌质暗或有瘀斑瘀点，苔薄白，脉沉细。

主方：橘核丸加减。基本处方：橘核15g、海藻15g、昆布15g、桃仁10g、川朴10g、炒枳实10g、川楝子10g、木通6g、元胡10g、广木香6g、肉桂6g、夏枯草10g、浙贝母10g。方中海藻、昆布化痰散结；橘核、枳实理气散结；贝母、夏枯草清热散结；桃仁活血化瘀；木通清热利湿；川朴消胀；肉桂温里；元胡活血止痛；川楝子、木香理气止痛。

【提示】 香附、川楝子理气止痛；橘核、荔枝核止痛散结，均为此病常用之药，各方均可加入。有热用银花、连翘。有寒用肉桂、小茴。湿盛车前子、木通。痰核昆布、海藻。局部坠胀枳壳、木香、槟榔可用。化瘀止痛桃仁、元胡效佳。

二、睾丸鞘膜积液

阴囊为一囊袋，内有睾丸，随外界温度变化呈反射性舒缩，自外向内的组织构成是：皮肤、内膜、精索外筋膜、提睾肌、精索内筋膜、睾丸鞘膜壁层、睾丸鞘膜脏层。鞘膜壁层、脏层之间为一空腔，内有少量液体，如因炎症、外伤等原因积液增多，使阴囊肿大，即谓之睾丸鞘膜积液。患者有下坠感，一般不痛，较大时影响行走。如为先天交通性鞘膜积液，平卧时肿大的阴囊可恢复正常。中医学称为疝，多为湿热下注，气化不行所致。

证治：此病临床多见两个证型，一是肝经湿热，二是气滞水停，前者治宜清热利湿，疏肝解郁；后者治应温经通脉，化气利水。

1. 肝经湿热

主证：阴囊肿大，表面光滑，坠胀感，口苦口粘，心烦焦虑，舌质边尖红，苔黄腻，脉弦数。

主方：龙胆泻肝汤加减，基本处方：龙胆草10g、栀子10g、车前子30g、生地30g、木通6g、当归10g、黄芩10g、柴胡10g、泽泻20g、滑石20g、白茅根30g、川楝子10g、炒枳壳10g、地龙15g、甘草6g。方用龙胆泻肝汤清利肝胆湿热；滑石、白茅根、木通、车前子、泽泻清热利尿；川楝子、枳壳、地龙理气通络。

2. 气滞水停

主证：阴囊肿大，表面光滑，坠胀感，小便短少色黄，口干口渴，纳呆食少，恶心头晕，舌质正常，苔白滑，脉弦滑。

主方：五苓散加减，基本处方：桂枝 10g、茯苓 30g、白术 10g、猪苓 30g、泽泻 20g、车前子 30g、滑石 20g、川楝子 10g、地龙 15g、炒莱菔子 30g、紫苏梗 10g、连翘 30g、甘草 6g。方用五苓散加车前子化气行水；滑石清热利尿；川楝子、地龙理气通络；莱菔子、苏梗消胀除满；连翘清热解毒；甘草调和诸药。

〖提示〗 地龙利尿而通络，川楝子入肝经而理气，二药与利水药联合应用，对睾丸鞘膜积液有效，各证型均可在主方中加入。睾痛者方内加橘核、荔枝核、香附。

由于阴囊组织松软，全身性疾病出现水肿时，往往影响到阴囊，使其水肿胀大，临床处理应治疗原发疾病。

第二节　男子性功能障碍

男子正常性功能包括性欲冲动、性交动作、情欲高潮、完成射精等过程。良好的性功能活动是由神经中枢、传导、生殖器官、性激动健康协调等功能来实现的，某一个环节功能障碍，即会导致异常。性功能中枢是指大脑皮层和脊髓的勃起和射精中枢，大脑皮层中枢的兴奋由条件反射引起，如视、听、嗅、味、触、回忆、想象等。脊髓中枢的兴奋由刺激反射引起，包括内感觉刺激如膀胱、直肠充盈；外感觉刺激如牵拉、摩擦等。性激素主要为由睾丸分泌的雄性激素，雄激素不但促使睾丸发育和维持成熟状态，而且还能使性中枢受到刺激后立即出现反应。中医学将性功能归于肾肝，因肾藏精，肝主筋，精气盛，筋力强则性功能良好，《素问·上古天真论》说："丈夫八岁，肾气实，发长齿更。二八肾气盛，天癸至，精气溢泻，阴阳和，故能有子。"《灵枢·经筋》说："足厥阴之筋……其病……阴器不用，伤于内则不起，伤于寒则阴缩入。"男子性功能障碍常见的是：性欲低下、阳痿、早泄、遗精、不射精。

一、性欲低下

性唤起不良，性欲要求低下或无，多发于年老，大量饮酒，精神刺激，慢性消耗性疾病等。

证治：年老和慢性消耗性疾病虚证多见，治宜培补脾肾。由于气血不足，推动无力，易兼夹经脉瘀阻，对此类患者在补虚的同时应辅以通经活络。饮酒之人湿热蕴积，使筋脉弛纵，治疗应注意清热利湿。精神焦虑、抑郁症患者痰蒙清窍，邪蔽经筋，治宜化痰理气。

1. 肾精不足

主证：多见于年老体衰、糖尿病、动脉硬化性脑病之人，无性欲要求或性唤起不良，动作迟缓，体倦乏力，头晕目眩，腰膝酸软，舌质淡暗，苔白滑，脉弦。

主方：二仙汤加减。基本处方：仙茅10g、仙灵脾15g、巴戟天10g、当归10g、生晒参10g、枸杞子15g、胎盘粉2g（吞服）、甘草6g。方中仙茅、仙灵脾、巴戟天温肾壮阳；杞子、胎盘粉滋补肾精；人参、当归、甘草补气养血。

2. 湿热阻滞

主证：多发于嗜酒之人和发热性疾病后期，性欲低下，体倦乏力，纳呆食减，口苦口粘，大便不爽，自汗盗汗，舌质边尖红，苔黄腻，脉濡数。

主方：三仁汤加减。基本处方：薏苡仁15g、杏仁10g、白蔻仁6g、川朴10g、木通6g、滑石20g、竹叶15g、半夏10g、仙灵脾15g、阳起石30g、生晒参10g、茯苓30g、陈皮10g、甘草6g。方用三仁汤加茯苓、陈皮理气化浊，清热利湿；仙灵脾、阳起石温肾助阳；生晒参、甘草补气强精。

3. 痰邪郁蔽

主证：性欲低下、性冷淡或性厌恶，头痛眩晕、失眠健忘，惊悸乏力，心烦不安，舌质正常，苔薄白，脉弦滑。

主方：导痰汤加减。基本处方：茯苓30g、半夏10g、陈皮10g、炒枳壳10g、竹茹20g、天南星10g、钩藤30g、菊花15g、生龙骨30g、生牡蛎30g、生磁石30g、生晒参10g、仙灵脾15g、阳起石30g、甘草6g。方用导痰汤理气化痰；钩藤、菊花息风清头目；龙骨、牡蛎安神定志；人参补气固元；仙灵脾、阳起石温肾助阳。

二、阳痿

此病是男性性功能障碍的一个常见病，分功能性和器质性两类，功能性即精神心理性，精神紧张、忧虑、恐惧等影响中枢神经递质的释放，交感神经兴奋和内分泌激素调节失衡。器质性主要有生殖器外伤、畸形，躯体慢性消耗性疾病，某些药物和慢性酒精中毒等。过去认为此病主要为心因性，近来新的研究发现器质性可达40%，但常常是二者交织存在。中医学明代以后称阳痿，《内经》称阴痿、筋痿，与肝肾关系密切，《素问·痿论》说："思想无穷，所顾不得，意淫于外，入房太甚，发为筋痿。"《景岳全书·阳痿》说：

"男子阳痿不起多由命门火衰，精气虚冷。或以七情劳倦损伤生阳之气多至此证。亦有湿热炽盛，以致宗筋弛纵而为痿弱者。"又说："思虑焦劳忧郁太过者多致阳痿……惊恐不释者亦致阳痿，经曰恐伤肾即此谓也。"此病有虚有实，虚则多为肾精不足，命门火衰，或阴血亏损，宗筋失养。实则多为相火妄动，由阳转阴，或湿热流注，宗筋弛纵。

证治：阳痿虚证多见于中老年人，肾精虚衰，不能作强，或患有慢性疾病，气血耗伤，精气虚损，治当补虚。亦有虚中夹实者，如原有肾精不充或气血不足，又伤湿热，此时应当补虚泻实同施。阳痿实证多发于青壮年人，思想无穷，相火妄动，或嗜酒过度，积生湿热，治当祛实。亦有实中夹虚者，如饮酒积生湿热，湿热伤筋的同时又耗伤肾精，此时治应攻补兼施。

1. 命门火衰

主证：年事已高，或久病体虚，阳痿不起，或起而不坚，短暂即软，腰膝酸软，四肢不温，动作衰惫，舌质淡暗，苔薄白，脉弦细。

主方：地黄饮子加减。基本处方：熟地15g、巴戟天10g、山萸肉10g、石斛15g、肉苁蓉15g、肉桂6g、制附片10g、五味子10g、生晒参10g、枸杞子15g、韭子15g、阳起石30g、仙茅10g、仙灵脾15g、甘草6g。方中巴戟天、熟地、山萸肉，枸杞子补益肝肾；肉桂、附子温补肾阳；石斛、五味子滋阴；人参补气；韭子、阳起石、仙茅、仙灵脾补肾起痿；甘草调和诸药。

2. 气血不足

主证：年老体衰，临事不举或举而不坚，全身乏力，心悸气短，头目眩晕，失眠多梦，舌质淡、苔薄白，脉细。

主方：归脾汤加减。基本处方：黄芪30g、生晒参10g、当归10g、生地15g、熟地15g、白芍10g、炒枣仁15g、茯苓30g、韭子15g、阳起石30g、仙茅10g、仙灵脾15g、生龙骨30g、生牡蛎30g、生磁石30g、甘草6g。方中黄芪、人参补气；当归、二地、白芍养血；枣仁、茯苓、龙骨、牡蛎、磁石安神宁心；韭子、阳起石、仙茅、仙灵脾补肾起痿；甘草调和诸药。

3. 火动伤精

主证：思想无穷，相火频动，欲望过急，临事不举，心悸怔忡，腰膝酸软，精神恍惚，意志消沉，舌质红、苔薄白，脉细数。

主方：柴胡加龙骨牡蛎汤加减。基本处方：柴胡10g、黄芩10g、半夏10g、生晒参10g、茯苓30g、大黄6g、桂枝6g、生龙骨30g、生牡蛎30g、生磁石30g、五味子10g、蜈蚣2条、黄连3g、石菖蒲10g、远志10g、甘草6g。方用柴胡加龙骨牡蛎汤去黄丹加磁石安神宁心；黄连泻心火；五味子敛心气；蜈蚣镇痉兴阳；石菖蒲、远志化痰开窍。

4. 痰湿阻滞

主证：阳痿不举或举而不坚，肢体酸困，精神不振，纳谷不香，注意力不集中，心悸健忘，舌质红，苔腻，脉濡数，多见于长期大量饮酒之人。

主方：导痰汤加减。基本处方：茯苓 30g、半夏 10g、陈皮 10g、炒枳壳 10g、竹茹 20g、天南星 10g、钩藤 30g、菊花 15g、生龙骨 30g、生牡蛎 30g、生磁石 30g、蜈蚣 2 条、阳起石 30g、仙灵脾 15g、甘草 6g。方用导痰汤理气化痰；钩藤、菊花平肝清头目；龙骨、牡蛎、磁石安神宁心；蜈蚣镇痉兴阳；阳气石、仙灵脾起痿。

〖提示〗 蜈蚣治疗阳痿在于镇痉舒展宗筋，没有补肾益精的作用，主要用于实证，虚证一般不用。仙茅、仙灵脾、阳起石、韭子能补肾益精，虚证阳痿必用。

三、早泄

从医学的角度讲，早泄的定义为：勃起的阴茎在未进入阴道前，或在进入阴道时，或刚进入阴道即射精，在就诊的患者中诉说性交维持的时间短谓之早泄，是一种误解。性交时间长短，因人而异，即是同一个人，在不同的时期和条件下亦有不同，不属病态。病态的早泄多发生于神经系统兴奋增强，使射精中枢处于易激状态，或由于神经内抑制减弱，或由于生殖道炎症。临床特点：勃起的阴茎在进入阴道前，或在刚进入阴道的过程中即射精而疲软，伴有兴奋增强或心理障碍的表现。中医学亦称早泄，或谓之流淫，概由肾虚失于闭藏，或相火妄动，或湿热为患，亦有因恐惧而精关不固者。

证治：此病有虚有实，虚则责之心肾。心血不足，心神外越而精易走，肾阴虚闭藏失权而精早泄。实则多为相火妄动或湿热所扰。其治疗不外养心血，安心神，补肾阴，固封藏，泄相火，清湿热。

1. 心血不足，神不安宅

主证：性交早泄，易惊易恐，心悸失眠，面色不华，舌质淡，苔薄白，脉细。

主方：归脾汤加减，基本处方：生晒参 10g、黄芪 30g、茯苓 30g、当归 10g、白芍 10g、炒枣仁 15g、柏子仁 10g、桂圆肉 10g、生龙骨 30g、生牡蛎 30g、生磁石 30g、五味子 10g、甘草 6g。方中人参、黄芪补气；当归、白芍、枣仁、柏子仁、桂圆肉滋养心血；龙骨、牡蛎、磁石安神宁志；五味子敛心气，固精血；甘草调和诸药。

2. 肾阴虚损，封藏失权

主证：性交早泄，腰膝酸痛，心悸盗汗，口干目昏，舌质嫩红，苔薄黄，脉细数。

主方：知柏地黄丸加减，基本处方：生地 30g、炒山药 20g、山萸肉 10g、茯苓 30g、泽泻 20g、丹皮 10g、知母 10g、黄柏 15g、五味子 10g、生龙骨

30g、生牡蛎 30g、龟板 15g、枸杞子 15g、甘草 6g。方用知柏地黄汤加龟板、杞子滋肾阴，清虚热；龙骨、牡蛎、五味子潜阳固涩；甘草调和诸药。

3. 相火妄动

主证：性交早泄，欲火内炽，精神亢奋，心悸汗出，舌质红，苔黄，脉数。

主方：泻心汤加味，基本处方：黄连 6g、黄芩 10g、大黄 10g、丹皮 10g、栀子 10g、五味子 10g、生龙骨 30g、生牡蛎 30g、甘草 6g。方用泻心汤加丹皮、栀子清热泻火；五味子、龙骨、牡蛎潜阳固涩；甘草调和诸药。

4. 湿热内扰

主证：性交早泄，腰膝酸胀，口苦口粘，小便涩赤，舌质边红，苔黄腻，脉濡数。

主方：龙胆泻肝汤加减，基本处方：龙胆草 10g、栀子 10g、车前子 30g、生地 30g、木通 6g、柴胡 10g、当归 10g、黄芩 10g、泽泻 20g、生龙骨 30g、生牡蛎 30g、五味子 10g、甘草 6g。方用龙胆泻肝汤清利湿热；龙骨、牡蛎、五味子潜阳固涩。

【提示】 青壮年多实，然实中可夹虚；老年人多虚，而虚中又可夹实。对虚实夹杂之证，治应补虚泻实，临证不可忽略。

四、遗精

健康男子每月遗精 1~2 次，甚至每周 1 次，无不适感觉，均属正常。如果遗精频繁，伴躯体不适，则应治疗。中医学对此病的认识有梦遗和无梦遗精之分，《医学新悟·遗精》说："梦而遗者，谓之遗精，无梦而遗者，谓之滑精。大抵有梦者，由于相火之强，无梦者，由于心肾之虚。"《格致余论·阳有余阴不足论》说："心，君火也，为物所感则易动，心动则相火亦动，动则精自走，相火翕然而起。"说明遗精与心灵所感和相火妄动关系至为重要。

证治：有梦为实，无梦为虚应当活看，无梦亦有相火妄动者，有梦亦有心血不足者，不可拘泥。大抵虚实之分应四诊合参，同时还与年龄、职业、体质等因素有关。实证主要是相火妄动，治以安心神，泄相火。虚证多为肾虚失于封藏，治当补肾精，固封藏。

1. 相火妄动（多发于青年）

主证：遗精频繁，思想无穷，多为有梦，亦可无梦，心悸不安，腰膝酸软，舌质边尖红，苔薄白，脉弦数。

主方：丹栀逍遥散加减，基本处方：丹皮 10g、栀子 10g、当归 10g、白芍 30g、柴胡 10g、茯苓 30g、白术 10g、干姜 6g、薄荷 10g、山萸肉 10g、五味子 10g、生龙骨 30g、生牡蛎 30g、覆盆子 10g、甘草 6g。方用丹皮、栀子清泻相火，逍遥散疏肝宁心；龙骨、牡蛎安神定志；山萸肉、五味子、覆盆子涩精。

2. 肾虚不固（多发于中年之后）

主证：遗精频繁，精神恍惚，头昏目眩，体倦乏力，注意力不易集中，失眠健忘，心悸怔忡，舌质淡暗，苔薄白，脉虚数。

主方：大补阴丸加减，基本处方：熟地 15g、龟板 15g、知母 10g、黄柏 15g、金樱子 20g、山萸肉 10g、五味子 10g、生晒参 10g、枸杞子 15g、生龙骨 30g、生牡蛎 30g、菊花 15g、甘草 6g。方中熟地、龟板、杞子补肾益精；知母、黄柏清虚热；人参补气；山萸肉、金樱子、五味子涩精；龙骨、牡蛎安神定志；菊花清利头目；甘草调和诸药。

五、不射精

性生活中没有达到射精所需的阈值，镇静药物抑制射精中枢，腰交感神经病变等均可引起。中医学缺乏对此病的论述，从其临床表现分析，与肝、肾关系密切，肝主疏泄，肾藏精，肝失疏泄或肾精不足，均可出现性交不能射精的症状。

证治：正常射精须有两个条件，一是有精可射，二是肝的疏泄功能良好，某一方面异常即会出现不射精症。故其治疗当辨肝肾。中年以后或久病精虚不足，当以培补肾精为主，佐以疏肝通经。青年人肝强有升无降，或久服镇静药，致使气机受阻，疏泄不及，治宜疏肝解郁，理气通络。

1. 肝失疏泄

主证：性交不能射精，情志不舒，肝气郁结，烦躁易怒，胸胁胀痛，或久服安眠药（肝的疏泄机能受抑），舌质暗，苔薄白，脉弦。

主方：逍遥散加减，基本处方：当归 10g、白芍 10g、柴胡 10g、茯苓 30g、白术 10g、薄荷 10g、干姜 6g、急性子 10g、王不留行 15g、葛根 30g、木通 6g、甘草 6g。方用逍遥散疏肝健脾；急性子行瘀散结；王不留行、木通通经活络；葛根升津缓急。

2. 肾精亏虚

主证：性机能低下，阴茎勃起不良，龟头冷凉，射精不能，精神萎靡，体倦乏力，舌质淡胖，苔薄白，脉虚细。

主方：强肾益精饮（经验方），处方：生晒参 10g、制附片 10g、紫河车粉 2g（吞服）、枸杞子 15g、韭子 15g、阳起石 30g、急性子 10g、王不留行 15g、甘草 30g。方中人参补气；附子、韭子、阳起石兴阳；紫河车粉、杞子益精；急性子、王不留行通络散结；重用甘草协参附培补命门。

〔提示〕 因外伤、手术，局部交感神经功能失调，膀胱内括约肌收缩不良，可出现逆行射精，患者有情欲高潮和射精感觉但无精液流出，尿液检查中可发现精子。治疗应针对膀胱内括约肌功能障碍。

附：男性不育

无精症多为年幼时患病毒性腮腺炎并发睾丸炎所致。精子数量少、畸形、精液液化不良，多见于感染性前列腺炎、精囊炎或慢性前列腺炎，并与酗酒、长期大量饮酒、大脑过度疲劳有关，下泌尿道的炎症亦为病因之一。治疗应着眼于原发疾病，生精方可用五子衍宗丸，维生素 E，并注意补锌。

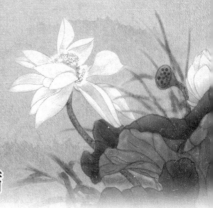

第十三章　皮肤科疾病

皮肤科疾病治疗经验要点

1. **治法用方**　皮肤病治疗大法不外发汗祛风、清热凉血、活血解毒、养阴润燥。发汗祛风主方为麻黄汤、乌蛇散；清热凉血主方为凉血四物汤、黄连解毒汤；养阴润燥主方为两地汤。此外，龙胆泻肝汤清泄肝胆之热，大柴胡汤表里双解，血府逐瘀汤活血化瘀，调免饮（经验方）补气养血，均为皮肤科疾病常用。

2. **药物选择**　麻黄发汗解表，黄芪补气走表，丹参、水牛角、白鲜皮凉血，当归、桃仁、红花活血，荆芥、防风、白蒺藜祛风止痒，金银花、连翘、土茯苓清热解毒。以上药物均可随证选择应用。

第一节　皮肤红斑

真皮内毛细血管网扩张产生皮肤红斑，动脉端扩张其斑颜色鲜红，静脉端扩张其斑颜色青紫。本节讨论红斑。

饮酒、情绪激动，面部毛细血管扩张而面色发红，持续时间很短，不属疾病。全身急性传染病如猩红热、麻疹等，因细菌毒素引起，有发热等全身症状，参见发热一节。其他原因引起的皮肤红斑常见有以下几种：①变态反应，因对某种物质过敏或自身免疫反应而引起的炎症过程，如接触性皮炎、多形红斑、结节性红斑。②物理因素，如冻疮、日光性皮炎。③神经功能紊乱，如雷诺现象、红斑肢痛症。④细菌感染，如丹毒。此外，还有病因尚未明了的一些疾病如酒渣鼻等。中医学称为"丹"，多由心火和三焦郁热所致。

证治：皮肤红斑为毛细血管的一种炎症，治疗思路应着眼于清热凉血，通腑泻热。日久不愈多有瘀阻，取活血化瘀之法，热毒壅滞治当清热解毒。

一、心肺郁热

主证：皮肤红斑，多生于面颊和四肢，豆至杏仁大，圆形或椭圆形，可连成片，微痒，常伴轻微发热，全身不舒，有的在红斑基础上发生水疱，有的则出现脱屑，舌质尖红，苔薄白，脉浮数。发病原因与过敏反应有关，常见疾病如多形红斑、接触性皮炎、剥脱性皮炎、结节性红斑、酒渣鼻。

主方：银翘四物汤加减，基本处方：金银花 30g、连翘 30g、当归 30g、生地 30g、川芎 10g、白芍 10g、丹皮 10g、水牛角 30g、仙鹤草 15g、牛膝炭 20g、蒲黄炭 10g、甘草 6g。方用银花、连翘清热解毒；四物汤加丹皮、水牛角凉血活血；仙鹤草、牛膝炭、蒲黄炭收敛止血；甘草调和诸药。

二、肝胃热盛

主证：红斑表现和常见疾病同心肺郁热，不同点为伴腹胀腹痛，胸闷不舒，纳呆，大便干，舌质暗红，苔厚腻，脉弦滑。

主方：大柴胡汤加减，基本处方：柴胡 10g、黄芩 10g、半夏 10g、大黄 10g、炒枳壳 10g、白芍 30g、炒莱菔子 30g、紫苏梗 10g、当归 30g、水牛角 30g、丹皮 10g、仙鹤草 15g、牛膝炭 20g、蒲黄炭 10g、甘草 6g。方用大柴胡汤通腑泻热；莱菔子、苏梗消胀除满；当归活血；水牛角、丹皮凉血；仙鹤草、牛膝炭、蒲黄炭收敛止血；甘草调和诸药。

三、瘀血阻络

主证：红斑久治不愈，颜色变暗，伴局部疼痛，灼热，肢节酸痛，舌质暗有瘀斑，苔薄白，脉沉细。常见疾病除与心肺郁热相同外，还可见于冻疮、红斑性肢痛症。

主方：血府逐瘀汤加减，基本处方：当归 30g、川芎 10g、生地 30g、白芍 30g、桃仁 10g、红花 10g、丹参 30g、泽兰 10g、木通 6g、鱼腥草 30g、仙鹤草 15g、甘草 6g。方用四物汤活血凉血；桃仁、红花、丹参、泽兰活血祛瘀；木通通经活络；鱼腥草清热；仙鹤草止血；甘草调和诸药。

四、热毒壅滞

主证：局部皮肤红赤、热、痛，好发于小腿和颜面，伴畏寒发热，体倦乏力，白细胞增高，舌质边尖红，苔黄，脉滑数。常见疾病为丹毒。

主方：五味消毒饮加减，基本处方：金银花 30g、连翘 30g、蒲公英 15g、地丁 15g、天花粉 20g、生石膏 30g、知母 10g、紫草 15g、丹皮 10g、夏枯草 10g、甘草 6g。发于颜面加升麻 10g，发于下肢加川牛膝 20g、地龙 15g。方中银花、连翘、公英、地丁、紫草清热解毒；天花粉、石膏、知母清热泻火；丹皮清热凉血；夏枯草清热散结；甘草调和诸药。

【提示】 此病为毛细血管充血水肿，渗透性增高，故清热凉血之水牛角、丹皮和止血之仙鹤草、牛膝炭、蒲黄炭为必用之品。四物汤可作为治疗皮肤红斑的基础方，方中用生地取凉血之义。

第二节 丘 疹

丘疹为高出皮面的局限性、实质性突起，病变位于表皮或真皮上部，粟米至豆大，有的可如玉米大，包括现代医学所称之疣、毛囊炎、体癣、湿疹、痤疮、各种皮炎等。常见症状为瘙痒、疼痛、渗出液，有的可无不适。中医学有不同的病名，如疣、癣、疖等，

一、疣

疣，俗称瘊子，为人乳头瘤病毒引起，常见的有寻常疣、扁平疣、尖锐湿疣。寻常疣初起如米粒大，渐至豆大、花生米大，黄色或灰褐色，质硬，顶端如菜花状，无明显自觉症状。扁平疣为米粒大之扁平丘疹，表面光滑，正常皮肤，常密集丛生于颜面、颈、胸及手背，青少年多见。寻常疣和扁平疣不传染，但在搔抓后可发生自身接种。

证治：寻常疣，扁平疣外治为主，解毒杀虫为主要治疗原则，用双土酊（经验方）外涂，处方：土槿皮 30g、土茯苓 30g、75％酒精 500ml，浸泡一周，外涂，一日数次。如疣在手足，亦可用土槿皮、土茯苓各 30g，水煎热浴。方中土槿皮杀虫；土茯苓清热解毒。

尖锐湿疣治应清热燥湿，杀虫解毒，内服龙胆泻肝汤加减，基本处方：龙胆草 10g、栀子 10g、车前子 30g、木通 6g、黄芩 10g、黄柏 15g、土茯苓 30g、大青叶 15g、白芥子 10g、茯苓 30g、半夏 10g、陈皮 10g、甘草 6g。方中龙胆草、黄芩、黄柏清热燥湿；栀子、木通清热泻火；土茯苓、大青叶清热解毒；车前子利水祛湿；二陈汤加白芥子化痰软坚。在内服汤药的同时，外用土槿皮、土茯苓各 30g，水煎坐浴。

二、癣

此病是由真菌引起的一种皮肤病，根据发病部位的不同，分为头癣、体癣、股癣、手足癣、甲癣等。其皮损表现有同有异，相同的症状是初起皮损为淡红色小丘疹、丘疱疹，融合成片，瘙痒、有鳞屑。

证治：此证以外治为主，根据局部干湿之不同，分别施治。皮损糜烂者，

燥湿杀虫，用土黄散（经验方）外敷，处方：土槿皮、大黄、黄柏各等份，焙干碾碎，研为细面（过罗），用时干撒。皮肤有小丘疹或疱疹，基底皮肤色红，瘙痒甚，祛风杀虫，用土风子酊外擦，处方：土槿皮30g、大风子30g、75％酒精500ml，上药入酒精中浸泡一周，用时摇晃外擦。皮损面积较大，或伴细菌感染者，可内服汤药，常分两个证型：

1. 风热夹湿

主证：皮肤色红，丘疹或疱疹，局部瘙痒、灼热，舌质边尖红，苔燥，脉浮数。

主方：麻黄连翘赤小豆汤加味，基本处方：炙麻黄8g、连翘30g、赤小豆30g、白蒺藜30g、丹皮10g、水牛角30g、蝉蜕10g、白鲜皮30g、黄柏15g、当归30g、甘草6g。方用麻黄连翘赤小豆汤加黄柏清热祛湿；白蒺藜、蝉蜕祛风止痒；丹皮、水牛角、白鲜皮清热凉血；当归活血；甘草调和诸药。

2. 湿热蕴毒

主证：皮损处糜烂流脓性分泌物，灼热瘙痒，微痛，舌质边尖红，苔黄腻，脉滑数。

主方：黄连解毒汤加味，基本处方：黄连6g、黄芩10g、黄柏15g、栀子10g、金银花30g、连翘30g、当归30g、白芷15g、白蒺藜30g、白鲜皮30g、甘草6g。方用黄连解毒汤合银花、连翘清热解毒；当归活血；白芷、白蒺藜祛风止痒；白鲜皮清热凉血；甘草调和诸药。

三、脂溢性皮炎

正常的皮脂溢出分油性、干性两种，油性溢出以油腻为主，干性溢出为皮屑增多，本病以油性鳞屑为主，如在皮脂溢出的基础上出现炎症反应即称脂溢性皮炎。好发于头皮、额、鼻、胸背、腋窝等处，青年及婴儿多见。中医学无准确的论述，与血风疮、面游风类似。风、湿、热侵淫皮肤为主要病因。

证治：此病乃风、湿、热郁于腠理，随阳气蒸发而与津液一同外溢见于肌肤，风盛则痒，湿盛则粘，热盛则溢。治疗应开其腠理，祛其湿热，解肌和营。

主证：头皮、额颈、胸背见油腻性淡红色斑，上有鳞屑或结痂，微痒，头皮鳞屑多而脱落，舌质正常，苔薄白，脉滑。

主方：升麻葛根汤加味，基本处方：升麻10g、葛根30g、赤芍15g、甘草6g、生山楂20g、连翘30g、薏苡仁30g、苍术10g、黄柏15g、白蒺藜30g、丹皮10g。方用升麻葛根汤解肌和营；山楂散瘀行滞；连翘清热解毒；黄柏清热燥湿；丹皮清热凉血；薏苡仁利水渗湿；苍术祛风燥湿；白蒺藜祛风止痒。

四、神经性皮炎

此病又称单纯性苔癣，病因不清，精神紧张，心境不良，刺激性食物，内分泌失调，局部刺激为可能的诱发因素。临床特点：多发于颈部、腰胯、四肢肘膝，对称性分布。开始局部奇痒，搔抓后出现针头至米粒大圆形扁平丘疹，附少量鳞屑，久之，丘疹融合扩大，皮肤增厚，成苔癣样变。中医学属于顽癣、牛皮癣之范畴，心火亢盛，血热风燥为主要病因病机。

证治：心经火盛，又遇风邪所客，血热化燥，风、热、燥郁于皮腠，发为此证，其治疗应着眼于祛风、清热、凉血，方用乌蛇散加减，基本处方：乌梢蛇 15g、荆芥 10g、防风 10g、黄连 6g、黄芩 10g、黄柏 15g、生地 30g、丹皮、白芷各 15g、白蒺藜 30g、当归 30g、泽兰 10g、甘草 6g。方中乌梢蛇、荆芥、防风祛风通络；黄连、黄芩、黄柏、生地、丹皮清热凉血；当归、泽兰活血化瘀；白芷、白蒺藜祛风止痒；甘草调和诸药。

五、毛囊炎与疖

毛囊炎为细菌引起的毛囊化脓性炎症；疖为细菌引起的毛囊和周围组织如皮脂腺的急性化脓性炎症。中医学统称为疖，病因为外邪所客或过食肥甘，湿热内生。病机为湿毒内蕴，化火生腐。

证治：清热泻火，祛湿活血为基本治疗原则，轻症毛囊炎，单个散发，用鲜芦荟叶或仙人掌汁局部涂抹，一般不须内治。泛发者和疖除外治外，可内服汤药，方用黄连解毒汤加减，基本处方：黄连 6g、黄芩 10g、黄柏 15g、栀子 10g、金银花 30g、连翘 30g、当归 10g、花粉 20g、丹皮 10g、甘草 6g。方用黄连解毒汤清热燥湿；金银花、连翘清热解毒；花粉清热排脓；丹皮凉血；当归活血；甘草调和诸药。

六、痤疮

痤疮是发生于青春发育期皮脂毛囊的一种炎症。病变部位在颜面，可蔓延至前胸、后背。

证治：本病的病因是风湿热邪客犯皮肤，病机为邪与津液搏结，郁于腠理，发于肌表，日久酿脓，因此，治疗应当祛风燥湿，清热解毒，佐以凉血活血。肺合皮毛，脾主运化水湿，诸痛痒疮皆属于心，故与心肺脾关系密切，泻心火，清肺热，利脾湿又为治疗此病的立方依据。

1. 风热搏结

主证：面生丘疹，形态大小不一，色淡红或顶端有白色脓头，微痒，严重者丘疹可蔓延至胸背，心烦口干，夜寐不安，舌质边尖红，苔薄黄或薄白而燥，脉浮数。

主方：银翘四物汤加味。基本处方：金银花 30g、连翘 30g、当归 10g、生地 30g、川芎 10g、白芍 10g、丹参 30g、水牛角 30g、丹皮 10g、蝉蜕 10g、白蒺藜 30g、甘草 6g。方中银花、连翘清热解毒；蝉蜕、白蒺藜祛风解表；四物汤加丹参活血；生地、丹皮、水牛角凉血；甘草调和诸药。

2. 湿热酿脓

主证：面和胸背部丘疹如豆，色红，顶端有脓头，有的状如囊肿，质软，微痛，心烦易激动，可伴头痛眩晕，舌质红，苔黄腻，脉滑数。

主方：黄连解毒汤加味。基本处方：黄连 10g、黄芩 10g、黄柏 15g、栀子 10g、金银花 30g、连翘 30g、丹皮 10g、水牛角 30g、蒲公英 15g、天花粉 20g、甘草 6g。方用黄连解毒汤清热燥湿，合银花、连翘、蒲公英泻火解毒；丹皮、水牛角凉血；天花粉消肿排脓；甘草调和诸药。

3. 心肺郁热

主证：面部红色丘疹，大小不一，有的顶端有脓头，口舌生疮，咽干喉痛，心烦失眠，大便秘结，舌质红，苔黄，脉数。

主方：凉膈散加减。基本处方：大黄 10g、芒硝 6g、甘草 6g、栀子 10g、黄芩 10g、连翘 30g、薄荷 10g、金银花 30g、丹皮 10g、水牛角 30g、莲子心 6g、滑石 20g。方用凉膈散通腑泻热；金银花、连翘清热解毒；丹皮、水牛角凉血；莲子心泻心火；滑石清热利湿。

〖提示〗 轻者无需治疗，重者可辨证立方。因此病与青春期雄激素激发有关，应告诫患者消除顾虑，避免过度医疗。金银花、连翘清热解毒，丹皮、水牛角清热凉血，均为本病必用之品。

在内服药的同时，还可外用鲜芦荟汁外涂。

七、湿疹

本病是一种皮肤剧烈瘙痒，搔抓后有渗液的皮肤病，临床上分急性、亚急性、慢性。中医学称此病为浸淫疮，病名首见于《金匮要略》。由于发生的部位不同而又有不同的名称，如发生于四肢关节内侧的称四弯风；发生于阴囊的称肾囊风或绣球风。病因病机多为心肝火旺，脾湿受风，湿热郁于皮腠而成。

证治：心肝火旺，脾湿受风是主要病因，风湿热搏结，郁于腠理，浸淫皮肤为重要病机，因此，治疗此病必须着眼于清热泻火，祛风利湿。然祛风先活血，血活风自灭。泻火必凉血，血静不生热。立方用药自当在清热泻火，祛风利湿的同时不忘活血、凉血、养血。

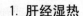

1. 肝经湿热

主证：局部皮肤红斑，出现丘疹或丘疱疹，剧烈瘙痒，搔后有津液渗出，心烦不眠，口苦，小便黄，舌质边尖红，苔黄腻，脉弦数。

主方：龙胆泻肝汤加减。基本处方：龙胆草10g、栀子10g、车前子30g、生地30g、木通6g、柴胡10g、当归10g、黄芩10g、泽泻20g、甘草6g、白蒺藜30g、苦参15g、黄柏15g。方用龙胆泻肝汤清泻肝胆湿热；苦参、黄柏清热燥湿；白蒺藜祛风止痒。

2. 湿热夹风

主证：局部皮肤红斑，起丘疹或丘疱疹，剧烈瘙痒，搔后有津液渗出和鳞屑，自觉肌肤发热或伴体温升高，四肢酸痛，舌质尖红，苔薄白，脉浮数。

主方：乌蛇散加减。基本处方：乌梢蛇15g、防风15g、防己15g、白芷15g、黄连10g、黄芩10g、黄柏15g、苦参15g、白蒺藜30g、蝉蜕10g、当归10g、甘草6g。方中乌蛇、防风、白芷、蝉蜕祛风；防己利湿；黄连、黄芩、黄柏、苦参清热燥湿；白蒺藜祛风止痒；当归活血；甘草调和诸药。

3. 血热夹瘀

主证：局部皮肤暗红，起丘疹或丘疱疹，剧烈瘙痒，入夜痒甚，搔后有津液和血液渗出，失眠多梦，面部升火，或伴面疖，舌质暗红，苔黄，脉细数。

主方：银翘四物汤加味。基本处方：金银花30g、连翘30g、当归10g、生地30g、川芎10g、白芍10g、丹参30g、丹皮10g、水牛角30g、白鲜皮30g、白蒺藜30g、甘草6g。方中银花、连翘、白鲜皮清热解毒；四物汤加丹参养血活血；丹皮、水牛角清热凉血；白蒺藜祛风止痒；甘草调和诸药。

4. 血虚风盛

主证：局部皮肤增厚，苔藓样变，颜色发黑，瘙痒，搔抓后有渗液和脱屑，面色苍白，气短乏力，纳呆食减，舌质淡，苔薄白，脉滑细。

主方：荆防四物汤加味。基本处方：荆芥10g、防风10g、当归30g、生地30g、丹参30g、白芍10g、川芎10g、黄芪30g、白蒺藜30g、生首乌15g、蝉蜕10g、皂角刺15g、黄柏15g、甘草6g。方中荆芥、防风、蝉蜕祛风；四物汤加黄芪、丹参养血活血；生首乌养血解毒；白蒺藜、皂角刺祛风止痒；黄柏清热燥湿；甘草调和诸药。

〖提示〗　四物汤养血与银花、连翘同用清热解湿毒，与荆芥、防风同用祛风活血。随证加减，治疗湿疹和疱疹性皮肤病疗效很好。黄连解毒汤清热燥湿，湿热浸淫明显者可用。白蒺藜祛风止痒，各证型必用。

本病在内服汤药的同时，还可外治，处方：黄连、黄芩、黄柏、苦参各等份，研面，配等量煅炉甘石粉，研匀，装瓶备用。局部有渗出者干撒。无渗出者，用芦荟叶或鲜人掌，共捣如泥，外敷。

第三节　荨麻疹

此病是由于皮肤黏膜小血管扩张、渗透性增加而出现的一种局部水肿反应，属于Ⅰ型变态反应性疾病，中医学称瘾疹、风疹块，认为是风邪郁于腠理而成。

证治：现代医学认为是过敏反应导致皮下小血管扩张和渗出，中医学认为是风邪郁于腠理，消除结于皮下的有害物质，使其从皮毛外出，便是治疗本病的关健。发汗乃为重要的治疗方法。在发汗祛邪的基础上视其兼夹分别予以利湿、清热、消积、补虚。

1. 风郁腠理

主证：皮起风团，剧痒，突起突落，此起彼伏，搔之融合成片，可伴发热，头痛，舌质正常，苔薄白，脉浮数。

主方：麻黄汤加味。基本处方：麻黄 8g、桂枝 10g、杏仁 10g、甘草 6g、白芷 15g、白蒺藜 30g、蝉蜕 10g。服药后发汗。方用麻黄汤发汗祛邪；余药祛风止痒。

2. 风热夹湿

主证：皮起风团，剧痒，突起突落，肢节酸痛，胸闷不饥，大便稀溏，精神萎靡，舌质红，苔腻，脉滑数。

主方：乌蛇散加减。基本处方：乌梢蛇 15g、荆芥 10g、防风 10g、黄芩 10g、黄连 6g、黄柏 15g、白芷 15g、白蒺藜 30g、当归 10g、丹参 15g、蝉蜕 10g、甘草 6g。服药后发汗。方中乌蛇、荆芥、防风、白芷、白蒺藜、蝉蜕祛风；黄芩、黄连、黄柏清热燥湿；当归、丹参活血；白蒺藜止痒；甘草调和诸药。

3. 血热受风

主证：皮起风团，色淡红，剧痒，突起突落，口干，升火面红，便秘溲赤，舌质红，苔黄，脉洪数。

主方：银翘四物汤加味。基本处方：金银花 30g、连翘 30g、当归 30g、生地 30g、白芍 10g、川芎 10g、丹皮 10g、丹参 30g、水牛角 30g、蝉蜕 10g、白蒺藜 30g、白芷 15g、甘草 6g。服药后发汗。方中银花、连翘清热解毒；四物汤加丹参活血；丹皮、水牛角凉血；蝉蜕、白蒺藜、白芷祛风止痒；甘草调和诸药。

4. 气虚受风

主证：皮起风团，色白，剧痒，突起突落，面色苍白，头晕目眩，心悸失眠，体倦乏力，舌质淡，苔薄白，脉沉细。

主方：调免饮（经验方）加减。基本处方：黄芪60g、当归60g、金银花30g、丹参30g、生首乌15g、蝉蜕10g、白芷15g、白蒺藜30g、阿胶10g、炒枣仁15g、甘草6g。服药后发汗。方中黄芪、当归、首乌、阿胶补气养血；当归、丹参活血；银花清热；蝉蜕、白芷、白蒺藜祛风止痒；枣仁养血安神；甘草调和诸药。

5. 脾虚不运

主证：皮起风团，色白，剧痒，突起突落，心悸气短，精神萎靡，纳呆食减，腹胀便溏，舌质淡，苔薄白，脉细。

主方：双白四君子汤加味。基本处方：白芷15g、白蒺藜30g、生晒参10g、茯苓30g、白术10g、陈皮10g、炒枳壳10g、生首乌15g、当归30g、蝉蜕10g、甘草6g。服药后发汗。方用四君子汤补气健脾；白芷、白蒺藜、蝉蜕祛风止痒；陈皮、枳壳理气；当归活血；首乌养血解毒。

6. 食积受风

主证：皮起风团，剧痒，突起突落，腹痛腹胀，嗳气纳呆，恶心泛酸，大便不调，舌质正常，苔厚，脉弦。

主方：大柴胡汤加减。基本处方：柴胡10g、黄芩10g、半夏10g、大黄10g、炒枳壳10g、白芍30g、炒莱菔子30g、紫苏梗10g、白芷15g、白蒺藜30g、蝉蜕10g、焦山楂20g、当归30g、三棱10g、莪术10g。服药后发汗。方用大柴胡汤通腑泻积；莱菔子、苏梗消胀除满；山楂、三棱、莪术化积消食；当归活血；白芷、白蒺藜、蝉蜕祛风止痒。

〖**提示**〗　各方服第一剂药后应覆被发汗，以祛风邪，可明显提高疗效。发汗前啜以热汤更佳。

麻黄汤发汗解表，祛风利水，不仅风郁腠理可用，其他证型亦可随方加入，以利发汗祛风。

白蒺藜、白芷、蝉蜕祛风止痒，各方必用。生首乌养血解毒，血虚、气虚可随方加入。黄芪补气走表，除湿热和食积不用外，其他证型均可应用，用量在60g以上，少则效差。

第四节　银　屑　病

此病初起皮肤发生粟米至豆大红色丘疹，其上覆以银白色鳞屑，逐渐蔓延扩大，可融合成斑块状、地图状，鳞屑也逐渐增多，刮去鳞屑出现一层半透明薄膜，刮去薄膜，可出现点状出血。鳞屑、薄膜、点状出血是本病的特征。常伴不同程度的瘙痒，好发于头皮和四肢。有的患者呈脓疱样或红皮样改变，有的伴四肢关节疼痛。发病原因一般认为与遗传、感染、代谢障碍、免疫紊乱有关。精神刺激、外伤、饮食、季节等起着诱发的作用。中医学称此病为白疕，《外科正宗》谓之白屑风。主要病因是风湿热邪郁于腠理，又逢气虚血燥之体，发于肌肤。湿毒与气血互结可蓄积成脓。血分郁热，皮肤色红，经气不利则关节痛疼。

证治：病邪与气血互结，汗之不易出，下之不易去，缠绵难愈，且易复发，治疗须有一个过程，对此，医患双方要有一个清楚的认识。皮损虽然给患者带来身心负担，但少有影响内脏而出现危候者，消除患者顾虑，稳定情绪，对疾病恢复也很重要。气虚血热是病之本，风湿热邪为病之标，扶正立足于补气养血；祛邪着眼于凉血、祛风、利湿。祛风莫化燥，利湿不伤阴，凉血一法应重于祛风利湿，不可小视。

1. 风湿热互结

主证：皮肤斑块状损害，上覆白色鳞屑，微痒，搔之渗液或渗血，局部皮肤微肿，肢节酸痛，舌质红，苔黄腻，脉濡数。

主方：乌蛇散加减。基本处方：乌梢蛇 15g、荆芥 10g、防风 10g、黄芩 10g、黄连 10g、黄柏 15g、白芷 15g、苦参 15g、当归 10g、蝉蜕 10g、水牛角 30g、甘草 6g。服第一剂药后发汗。方中乌蛇祛风通络；荆芥、防风、白芷、蝉蜕祛风透表；黄芩、黄连、黄柏、苦参清热燥湿；当归活血；水牛角凉血；甘草调和诸药。

2. 湿毒内蕴

主证：皮肤斑块状损害，患处起粟米至豆大脓疱，破后流脓，数日结痂，脱屑，后又起新的脓疱，多发于指（趾）端、胸、腋窝、乳房，舌质红，苔黄腻，脉滑数。

主方：银翘四物汤加味。基本处方：金银花 30g、连翘 30g、当归 10g、川芎 10g、白芍 10g、生地 30g、丹参 30g、白芷 15g、丹皮 10g、水牛角 30g、黄连 10g、黄柏 15g、苍术 10g、甘草 6g。方中银花、连翘清热解毒；黄连、黄柏、苍术清热燥湿；四物汤加丹参活血养血；白芷祛风；丹皮、水牛角凉血；甘草调和诸药。

3. 气虚血热

主证：皮肤斑块状损害，基底色红脱屑，气短乏力，面色不华，舌质淡暗，苔薄黄，脉细数。

主方：调免饮（经验方）加减。基本处方：黄芪 90g、当归 60g、金银花 60g、丹参 30g、丹皮 10g、水牛角 30g、生地 30g、蝉蜕 10g、白茅根 30g、甘草 6g。方中重用黄芪、当归补气养血；银花清热解毒；丹参活血；蝉蜕祛风；

丹皮、水牛角、生地、白茅根清热凉血；甘草调和诸药。

4. 血热风燥

主证：皮肤斑块状损害，基底干红，脱屑，微痒，舌质红，苔厚，脉浮数。

主方：大柴胡汤加减。基本处方：柴胡 10g、黄芩 10g、半夏 10g、大黄 10g、炒枳壳 10g、白芍 10g、当归 10g、桃仁 10g、丹皮 10g、水牛角 30g、生地 30g、元参 30g、白蒺藜 30g、蝉蜕 10g、甘草 6g。方用大柴胡汤通腑泻热；当归、桃仁活血；白蒺藜、蝉蜕祛风；生地、元参、丹皮、水牛角凉血滋阴；甘草调和诸药。

〖提示〗 调免饮是为治疗自身免疫性疾病而设，2010 年以来曾随证加减治疗银屑病 26 例，均获得了良好效果，其中 19 例治愈。

各证型之间可互相转化，各方应交互应用。

水牛角、丹皮、生地、白茅根清热凉血，为治疗此病的常用药物，各证型均可在主方中加入。

第五节 黄褐斑

黄褐斑是面部出现对称性，不高出皮肤的淡褐色，或深褐色，或淡黑色斑块，大小不一，边缘不规则。多见于面颊、前额、鼻、眶下部位。主要发生于中年女性或怀孕期妇女。确切病因不明。一般认为与女性激素有关，阳光照射后加重。中医学称为黧黑斑。

证治：此病主要见于女性，肾精不足、阴虚化燥，气化不利、肾水上泛，血虚血瘀、肌肤失养，是此病重要的病机，因此，化气行水，养血活血，滋阴润燥，即为治疗此病的主要法则。

1. 肾水上泛

主证：颜面出现不规则黄褐斑，月经量少色黑，白带增多，多伴心悸眩晕，腰腿酸软，舌质正常，苔白滑，脉弦。

主方：龟鳖五苓散加减。基本处方：龟甲 10g、鳖甲 10g、茯苓 30g、白术 10g、猪苓 30g、泽泻 20g、桂枝 10g、泽兰 10g、丹参 30g、车前子 30g、桃仁 10g、红花 10g、甘草 6g，方中龟甲、鳖甲补肾强阴；五苓散加车前子化气行水；泽兰、丹参、桃仁、红花活血化瘀；甘草调和诸药。

2. 血虚血瘀

主证：颜面出现不规则黄褐斑，月经量少不畅，经来小腹胀痛，腰腿酸软，胸胁不舒，失眠梦多，体倦乏力，舌质淡暗，苔薄白，脉细涩。

主方：黄芪四物汤加味。基本处方：黄芪 30g、当归 10g、川芎 10g、赤芍 15g、生地 30g、桃仁 10g、红花 10g、制首乌 10g、炒枣仁 15g、泽兰 10g、丹参 30g、炒枳壳 10g、香附 15g、甘草 6g。方中黄芪补气，合四物汤、首乌养血；四物汤合桃仁、红花、丹参、泽兰活血化瘀；枣仁养血安神；枳壳、香附理气解郁；甘草调和诸药。

3. 阴虚化燥

主证：颜面出现不规则黄褐斑，月经先期量多，面色潮红，口干便秘，心悸心烦，自汗盗汗，纳呆不欲食，舌质嫩红，苔燥，脉细数。

主方：两地汤加味。基本处方：生地 30g、元参 30g、麦冬 15g、白芍 30g、地骨皮 20g、阿胶 10g、石斛 15g、生山楂 20g、桃仁 10g、红花 10g、泽兰 10g、龟甲 10g、甘草 6g。方用两地汤滋阴清虚热，佐龟甲、石斛增强养阴之力；山楂消食化滞，合甘草酸甘化阴；桃仁、红花、泽兰活血化瘀。

【提示】　四物汤养血活血，可作为治疗此病的基础方。黄褐斑属络脉有瘀，桃仁、红花、泽兰、丹参为常用之品。接触紫外线症状加重，应嘱患者避免阳光照射。

第六节　皮肤瘙痒症

瘙痒症是指没有原发皮肤病损可查的皮肤瘙痒，但可见到搔抓之后的痕迹，如血痂、条状抓痕、局部皮肤颜色改变等。此病临床上并不少见，可发生于任何年龄，老年人皮脂腺萎缩，皮脂分泌减少，皮肤干燥而瘙痒。肝、肾疾病，糖尿病，肿瘤，血液病，神经性疾病，以及某些药物和物理因素等导致代谢紊乱均可发生瘙痒。妊娠妇女也可发生此病。中医学认为是风邪入中皮肤，与气血相搏所致。《诸病源候论》称此病为风瘙痒，指出体虚是发病的内在因素。而刘完素认为其病机为热。

证治：气血不足是病之本，风热之邪所客为病之标，补气养血，祛风清热是治疗本病的基本原则，然祛风先活血，血活风自灭，活血化瘀又是提高临床疗效的重要方法。必须指出的是，如因全身性疾病引起的瘙痒或能找到原因者，则应首先去除造成本病的原因和治疗原发疾病，在此基础上再辨证施治。

1. 血虚受风

主证：皮肤干燥，瘙痒，搔之脱屑，入夜痒甚，心悸失眠，头晕目眩，口干，便秘，舌质淡，苔薄白，脉细数。

主方：荆防四物汤加味。基本处方：荆芥 10g、防风 10g、当归 10g、川芎 10g、赤芍 15g、生地 30g、白芷 15g、白蒺藜 30g、生首乌 15g、丹参 30g、甘草 6g。方中荆芥、防风、白芷、白蒺藜祛风止痒；四物汤加首乌、丹参养血活血；甘草调和诸药。

2. 气血两虚

主证：皮肤干糙、瘙痒，搔之脱屑，面色苍白，气短乏力，失眠多梦，纳呆便溏，舌质淡胖，苔薄白，脉沉细。

主方：参芪四物汤加味。基本处方：生晒参 10g、黄芪 30g、当归 10g、川芎 10g、生地 30g、白芍 10g、白芷 15g、白蒺藜 30g、生首乌 15g、炒白术 20g、炒山药 20g、焦山楂 20g、甘草 6g。方中人参、黄芪补气；四物汤加首乌养血；白芷、白蒺藜祛风止痒；白术、山药健脾培中；山楂消食化积；甘草调和诸药。

3. 肝肾不足

主证：皮肤干糙，瘙痒，眩晕耳鸣，腰膝酸软，精神萎靡，失眠健忘，舌质嫩红，苔薄白，脉沉弦。

主方：龟鳖四物汤加味。基本处方：龟甲 10g、鳖甲 10g、当归 10g、川芎 10g、白芍 30g、生地 30g、川牛膝 20g、地龙 15g、钩藤 30g、菊花 15g、白芷 15g、白蒺藜 30g、天南星 10g、甘草 6g。方中龟甲、鳖甲合四物汤补肝肾，益精血；牛膝、地龙活血通络；钩藤、菊花、天南星祛风痰，清头目；白芷、白蒺藜祛风止痒；甘草调和诸药。

4. 血热化燥

主证：皮肤瘙痒，搔之见红色抓痕，或有血痂，心烦不宁，升火口干，胸胁不舒，便秘溲赤，舌质红，苔燥，脉数。

主方：银翘四物汤加味。基本处方：金银花 30g、连翘 30g、当归 10g、川芎 10g、白芍 10g、生地 30g、丹皮 10g、水牛角 30g、元参 30g、丹参 30g、白芷 15g、白蒺藜 30g、白鲜皮 30g、甘草 6g。方中银花、连翘清热解毒；四物汤活血；丹皮、水牛角凉血；丹参宁心；元参滋阴；白芷、白蒺藜、白鲜皮祛风止痒；甘草调和诸药。

〖提示〗 四物汤养血活血，方中生地还有凉血滋阴作用，是治疗瘙痒症的主方。在此方基础上随证加祛风、补气、滋肾、清热药可用于此病的各证型，易掌握，疗效肯定。

白蒺藜、白鲜皮、白芷、蝉蜕祛风止痒，各方可选择用之。

第七节　脱　发

脱发又称秃，临床表现有三种，一是斑秃，在不自知的情况下出现斑块

238

状脱发，小的如钱币，大者如核桃或更大，脱发处皮肤光亮，界限清楚。二是全秃，头发全部脱落。三是普秃，除头发外，眉毛、腋毛、阴毛也见脱落。斑秃常见，多发于青壮年。此病确切原因不明，与免疫、内分泌、神经功能紊乱有关。中医学认为，发的生长、脱落与肾精有关，肾中精气充盛，头发生长旺盛不落，精气不足，则枯槁不泽而易落。

证治：发为血之余，肾藏精，其华在发，肾精和血是发的物质基础，脱发一证，其治疗应首先想到精血虚衰，发失所养。故培补肾精，补气养血，成为重要的治疗法则。此外，风邪所客，化热伤阴亦是常见的病因，在血热受风证候明显者又当凉血祛风。

1. 肾精不足

主证：斑秃或全秃，多发生于大病久病之后，或放疗、化疗之后，全身衰惫，心悸气短，纳呆食减，头晕目眩，舌质嫩红，苔少或苔剥，脉细数或虚数。

主方：龟鳖五子丸加减。基本处方：龟甲 15g、鳖甲 15g、枸杞子 15g、菟丝子 15g、五味子 10g、生晒参 10g、生龙骨 30g、生牡蛎 30g、钩藤 30g、菊花 15g、焦山楂 20g、神曲 15g、甘草 6g。方中龟甲、鳖甲、杞子、菟丝子、五味子培补肾精；人参大补元气；龙骨、牡蛎安神宁心；钩藤、菊花息风清头目；山楂、神曲消食和胃；甘草调和诸药。

2. 气血亏虚

主证：斑秃或全秃，多发生于脑力劳动者或在校学生，面色不华，夜寐不安，体倦乏力，注意力不易集中，或健忘，精神恍惚，舌质淡，苔薄白，脉细。

主方：参芪柏叶汤（经验方）。基本处方：生晒参 10g、黄芪 30g、当归 10g、侧柏叶 10g、熟地 15g、桑白皮 30g、阿胶 10g、炒枣仁 15g、柏子仁 15g、石菖蒲 10g、远志 10g、甘草 6g。方中人参、黄芪补气；当归、熟地、阿胶、枣仁、柏子仁养血；石菖蒲、远志开窍；侧柏叶、桑白皮生发；甘草调和诸药。

3. 血热受风

主证：斑秃或全秃，多发生于热性病之后，头皮瘙痒，皮脂增多，口干口渴，面生疖疮，心烦失眠，便秘溲赤，舌质红，苔燥，脉数。

主方：凉血四物汤加减。基本处方：生地 30g、水牛角 30g、丹皮 10g、元参 30g、当归 10g、赤芍 10g、川芎 10g、蝉蜕 10g、威灵仙 15g、桑白皮 15g、侧柏叶 15g、甘草 6g。面生疖疮加金银花 30g、连翘 30g。方中生地、水牛角、丹皮、元参清热凉血；当归、赤芍、川芎活血；蝉蜕、威灵仙祛风；

桑白皮、侧柏叶生发；甘草调和诸药。

　　【提示】　治疗脱发非短时可以治愈，可在汤药方的基础上择其要者配成丸药常服。若服汤药，也可服药2周停药1周，以利患者坚持。

　　侧柏叶凉血止血，桑白皮泻肺平喘，临床体会有生发作用，各证型均可在方内加入。

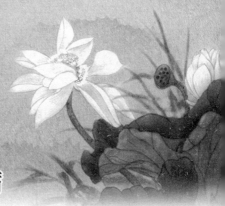

第十四章　五官科疾病

五官科疾病治疗经验要点

1. 眼科疾病　有外障、内障之分，瞳神以外的疾病称外障，如红眼，主要症状为结膜色红，流泪，目眵，多为外邪所客之实证。治宜疏风清热，泻火解毒。常用药物有：金银花、连翘、板蓝根、大青叶、桑叶、菊花、蝉蜕、白蒺藜、龙胆草、黄芩等。瞳神以内的疾病称内障，包括晶状体、玻璃体、葡萄膜、视网膜、视神经等疾病。常见疾病为视物昏花或目盲，眼痛、眼干，可伴眩晕。内因为主，虚证多见。肝肾不足，痰火内扰，血虚血瘀为主要病机，治宜培补肝肾，泻火化痰，养血活血。常用药物有：人参、黄芪、龟甲、当归、熟地、白芍、枸杞子、何首乌、决明子、白蒺藜、羚羊角、石决明、钩藤、生蒲黄、夜明砂、石斛、栀子、金银花等。

2. 耳病　急性化脓性中耳炎，大剂清热解毒之方及早应用，四合汤可迅速控制症状，柴胡、黄芩用量要在15～30g。慢性者应内外同治，黄连、黄芩、黄柏滴液，一日数次滴耳，可明显提高疗效。耳聋新证实证易疗，久病虚证难瘥。柴胡、黄芩、蝉蜕、生磁石、石菖蒲在各型主方中均应加入。

3. 口腔疾病　对牙痛的治疗莫忘清胃火，解热毒，散风热。大黄、升麻、黄连、黄柏、金银花、白芷、细辛、骨碎补为常用之品。口腔溃疡泻心火为有效治法，黄连解毒汤、导赤散疗效较为肯定，要加干姜、肉桂引火归原。张口困难一证必须重用葛根、白芍，各用40～60g为有效剂量。

第一节　视力障碍

中医学认为视力障碍与肝、肾关系密切，肾藏精，肝藏血，眼目赖精血以滋养，肝肾精血不足，直接影响着眼的视力和功能。

一、屈光不正和弱视

此病多发生于小儿，晶状体和睫状肌调节功能不良，出现近视或远视，角膜和晶状体在病理情况下发生散光，以上情况谓之屈光不正。久视眼睛疲劳、头晕、视力低下等，谓之弱视。老年人晶状体硬化，睫状肌功能减退出现老视、视近困难，可视为生理现象。

证治：培补肝肾精血为治疗的基本原则。

主证：近视或远视，视力易疲劳，眼胀、头痛，视物可有头颈倾斜，舌质正常，苔薄白，脉细。

主方：龟杞四物汤加味，基本处方：龟甲 15g、枸杞子 15g、阿胶 10g、当归 10g、生地 30g、白芍 30g、川芎 10g、钩藤 30g、菊花 15g、白蒺藜 30g、甘草 6g。方中龟甲、枸杞子补肾益精；四物汤加阿胶养血；钩藤、菊花、白蒺藜平肝明目。用药的同时配镜矫正。

二、老年性白内障

年老体衰，肝肾两亏，痰浊上泛为主要病因病机。

证治：此病进展较慢，治疗可分早、中、晚三期，早期治疗的目的是控制发展，培补肝肾为主，祛湿化痰为辅。中期晶状体混浊加重，视力进一步减退，治疗的目的为减慢发展，改善视力，祛湿化痰为主，培补肝肾为辅。晚期晶状体完全混浊，呈乳白色，应手术摘除并植入人工晶状体。

1. 早期

主证：视力下降，易疲劳，晶状体周边混浊，瞳孔区混浊轻微，可伴头晕、睡眠不宁，舌质略暗，苔薄白滑，脉弦。

主方：滋肾养肝饮（经验方），处方：生地 15g、熟地 15g、龟甲 15g、枸杞子 15g、当归 10g、白芍 10g、白蒺藜 30g、决明子 20g、何首乌 10g、石决明 30g、竹茹 20g、车前子 30g、生山楂 20g、甘草 6g。方中生地、熟地、首乌、当归、白芍滋阴养血；龟甲、枸杞子补肾益精；白蒺藜、决明子、石决明平肝明目；竹茹、车前子利湿化痰；山楂化瘀；甘草调和诸药。

2. 中期

主证：视物模糊不清，瞳孔区晶状体混浊加重，目胀流泪，眩晕失眠，舌质暗，苔腻，脉弦滑。

主方：温胆四物汤加减，基本处方：茯苓 30g、半夏 10g、陈皮 10g、炒枳壳 10g、竹茹 20g、当归 10g、川芎 10g、白芍 30g、生地 30g、钩藤 30g、菊花 15g、白蒺藜 30g、决明子 20g、龟甲 15g、枸杞子 15g、甘草 6g。方用温胆汤理气化痰；四物汤养血；龟甲、枸杞子补肾；钩藤、菊花、白蒺藜、决明子祛风明目。

三、视网膜血管阻塞

阻塞部位多为视网膜中央动、静脉。动脉阻塞可发生视力突然丧失，瞳孔散大，直接对光反应消失，有的出现一过性黑矇，数分钟后视力恢复，反复数次，突然失明。静脉阻塞较动脉阻塞多见，临床表现为视力突然降低，眼前出现暗点或视野缺损。二者发病多为单眼，病因与动脉硬化、高血压、血液粘滞度增高、血管炎性改变、局部受压等因素有关。中医学称视网膜中央动脉阻塞之突然失明为"暴盲"，静脉阻塞主要是视力下降，称"视瞻昏渺"，严重者类似"青盲"。病因与年老精血不足、情志不畅、痰气郁结、瘀血阻络等有关。

证治：临床可见 4 个证型，即肝阳上亢、瘀血阻络、肾精不足、痰气郁结，其治疗应为：平肝潜阳、活血通络、培补肾精、化痰开窍。

1. 肝阳上亢

主证：突然视力减低，眼前黑矇或有暗点，或突然失明，伴头痛眩晕，心烦易怒，血压升高，胸闷背沉，舌质暗红，苔薄黄，脉弦紧。

主方：天麻钩藤饮加减，基本处方：天麻 10g、钩藤 30g、菊花 15g、石决明 30g、茯苓 30g、益母草 30g、决明子 20g、川牛膝 20g、夜明砂 10g、川芎 10g、生蒲黄 10g、白蒺藜 30g、生磁石 30g、地龙 15g、甘草 6g。方中天麻、钩藤、石决明平肝息风；菊花、决明子、夜明砂、白蒺藜平肝明目；益母草、川芎、生蒲黄活血化瘀；牛膝、地龙通络引气血下行；磁石、茯苓安神宁心，甘草调和诸药。

2. 瘀血阻络

主证：突然视力减低，眼黑矇或有暗点，或突然失明，伴头胀、眩晕，目系疼痛，恶心纳呆，精神萎靡，舌质暗，苔薄白，脉弦涩。

主方：通窍活血汤加减，基本处方：当归 30g、川芎 10g、丹参 30g、生蒲黄 10g、白芍 30g、钩藤 30g、菊花 15g、白蒺藜 30g、决明子 20g、夜明砂 10g、甘草 6g、麝香 0.2g（吞服）。方中当归、川芎、丹参、蒲黄活血化瘀，白芍、甘草缓急止痛；钩藤平肝息风；菊花、白蒺藜、决明子、夜明砂平肝明目；麝香开窍散结。

3. 肾精不足

主证：突然视力减低，眼前黑矇或有暗点，或突然失明，伴眩晕耳鸣，腰腿酸软，精神萎靡，注意力不能集中，舌质淡胖，苔薄白，脉沉细。

主方：杞菊地黄汤加减；基本处方：枸杞子 15g、龟甲 15g、菊花 15g、钩藤 30g、熟地 15g、炒山药 20g、山萸肉 10g、茯苓 30g、丹皮 10g、川芎 10g、蒲黄 10g、当归 10g、白蒺藜 30g、夜明砂 10g、决明子 20g、甘草 6g。方用杞菊地黄汤去泽泻加龟甲培补肝肾；当归、川芎、蒲黄活血化瘀；钩藤平肝息风；菊花、白蒺藜、夜明砂、决明子平肝明目；甘草调和诸药。

4. 痰气郁结

主证：突然视力减低，眼前黑矇或有暗点，或突然失明，伴头痛眩晕，心悸失眠，恶心呕吐，体倦乏力，舌质正常，苔腻，脉弦滑。

主方：导痰汤加减，基本处方：茯苓 30g、半夏 10g、陈皮 10g、炒枳壳 10g、竹茹 20g、天南星 10g、钩藤 30g、菊花 15g、白蒺藜 30g、决明子 20g、夜明砂 10g、当归 10g、川芎 10g、生蒲黄 10g、琥珀 30g、甘草 6g。方用导痰汤理气化痰；当归、川芎、蒲黄活血化瘀；钩藤平肝；琥珀安神；菊花、白蒺藜、决明子、夜明砂明目。

【提示】　钩藤、菊花、白蒺藜、夜明砂、决明子联用，平肝明目力著。当归、川芎、生蒲黄活血化瘀。麝香 0.2g 吞服，开窍散结，以上药物各证型均可应用。

四、老年黄斑变性

黄斑位于视神经盘侧下方，为视力最敏感的地方，随着年龄增长，视网膜色素上皮部代谢功能衰退出现变性，导致双眼视力逐渐下降。临床上分萎缩型和渗出型，萎缩型发展较慢，渗出型除发展较快以外，还有视物变形的症状。中医学称"视瞻昏渺"，多因肝肾亏损，气血不足所致，痰湿瘀血阻络与渗出型黄斑变性有密切关系。

证治：萎缩型病机多为肝肾亏损，治宜培补肝肾，滋阴养血。渗出型病机多为痰湿瘀血阻络，治疗则应利湿化痰，活血通络。

1. 肝肾亏损，气血不足

主证：中年以上人群，视力逐渐下降，眼底检查有黄斑变性，伴眩晕重听，腰腿酸软，健忘多梦，体倦乏力，舌质淡，苔燥，脉沉细。

主方：杞菊地黄汤加减，基本处方：枸杞子 15g、菊花 15g、熟地 15g、山药 20g、山萸肉 10g、茯苓 30g、丹皮 10g、泽泻 20g、生晒参 10g、龟甲 15g、白蒺藜 30g、夜明砂 10g、决明子 20g、何首乌 15g、钩藤 30g、甘草 6g。方用杞菊地黄汤加龟甲培补肝肾；人参、首乌补气养血；钩藤平肝息风；菊花、白蒺藜、决明子、夜明砂平肝明目；甘草调和诸药。

2. 痰湿瘀血阻络

主证：中年以上人群，视力逐渐下降，视物变形，眼底检查有黄斑变性，伴头痛眩晕，心悸失眠，恶心纳呆，胸胁胀闷，舌质正常，苔腻，脉弦滑。

主方：导痰汤加减，基本处方：茯苓30g、半夏10g、陈皮10g、炒枳壳10g、竹茹20g、天南星10g、钩藤30g、菊花15g、白蒺藜30g、夜明砂10g、决明子20g、车前子30g、川芎10g、生蒲黄10g、甘草6g。方用导痰汤理气化痰；车前子利水祛湿；川芎、蒲黄活血化瘀；钩藤、菊花、白蒺藜、决明子、夜明砂平肝明目。

五、视神经炎

此病分球内和球后两种，球内视神经炎实际为视盘炎，球后视神经炎为穿出巩膜后的视神经炎症，多发于儿童和中青年人。病因多为继发于全身或眼内感染性疾病或有毒物中毒，营养不良等。主要临床表现：眼外观无异常，视力急剧减退，急性者可突然失明，眼球后疼痛，转动眼球痛甚，中医学可将此病涵盖在视瞻昏渺或暴盲之中，病因为：外感六淫、热病痰火所伤或七情不和、哭泣太频、思虑太过。病机为：血少、气弱、精亏。

证治：气、血、精是目功能的物质基础，视力减退或目盲总要责之其虚衰，但风热之邪和痰火所客多为其诱因，故治疗的总原则为祛邪扶正。祛邪着眼于火热和风痰，扶正立足气、血、精。

1. 热毒上攻

主证：视力迅速下降，眼球后疼痛，眩晕，转动眼球时加重，发热，乏力，口干，便秘，舌质红，苔黄，脉数。

主方：银翘四物汤加味。基本处方：金银花30g、连翘30g、当归30g、生地30g、川芎10g、白芍10g、钩藤30g、菊花15g、决明子20g、白蒺藜30g、丹皮10g、生石膏30g、知母10g、甘草6g。方中银花、连翘清热解毒；石膏、知母清热泻火；四物汤养血活血；丹皮凉血；决明子、钩藤、菊花、白蒺藜平肝明目；甘草调和诸药。

2. 风痰内阻

主证：视力迅速下降，眼球后疼痛，眩晕，转动眼球时加重，心悸失眠，恶心呕吐，舌质正常，苔腻，脉弦滑。

主方：导痰汤加减。基本处方：茯苓30g、半夏10g、陈皮10g、炒枳壳10g、竹茹20g、天南星10g、钩藤30g、菊花15g、决明子20g、白芍30g、白蒺藜30g、生龙骨30g、生牡蛎30g、甘草6g。方用导痰汤理气化痰；钩藤、菊花、决明子、白蒺藜平肝明目；龙骨、牡蛎镇心安神；白芍、甘草缓急止痛。

3. 气血亏虚

主证：视力迅速下降，眼球后疼痛，眩晕，转动眼球时加重，面色苍白，气短乏力，心悸怔忡，失眠梦多，舌质淡，苔薄白，脉沉细。

主方：参芪四物汤加味。基本处方：生晒参 10g、黄芪 30g、当归 10g、生地 30g、川芎 10g、白芍 30g、阿胶 10g、钩藤 30g、菊花 15g、决明子 20g、白蒺藜 30g、生龙骨 30g、生牡蛎 30g、甘草 6g。方用参芪四物汤加阿胶补气养血；钩藤、菊花、决明子、白蒺藜平肝明目；龙骨、牡蛎镇心安神；甘草配白芍缓急止痛。

4. 肝肾不足

主证：视力迅速下降，眼球后疼痛，眩晕，转动眼球时加重，精神恍惚，耳鸣失聪，腰腿酸软，体倦乏力，舌质嫩红，苔少或剥，脉细数。

主方：滋水清肝饮加减。基本处方：熟地 15g、生地 15g、炒山药 15g、山萸肉 10g、茯苓 30g、丹皮 10g、泽泻 20g、当归 10g、白芍 30g、钩藤 30g、菊花 15g、决明子 20g、白蒺藜 30g、龟板 10g、甘草 6g。方用六味地黄汤加龟甲补肾益精；当归、白芍养血；钩藤、菊花、决明子、白蒺藜平肝明目；甘草调和诸药。

【提示】 滋水清肝饮原方为六味地黄汤加柴胡、当归、白芍、栀子、炒枣仁，滋阴益肾，养血疏肝，凡眼底疾病，视力受损，辨证有肝肾不足见证者，均可以此方加减应用，有一定疗效。

视神经炎有热者，用银翘四物汤，一般要加凉血药，如丹皮、水牛角等。

钩藤、菊花、决明子、白蒺藜平肝祛风明目，各个证型均须在主方内加入。

第二节 眼 痛

眼的某些疾病除影响视力之外，还可出现疼痛，压迫眼球疼痛更加明显，常见疾病如巩膜炎、玻璃体炎、虹膜睫状体炎、青光眼等。中医学认为，出现眼痛的疾病常在气轮、风轮、水轮，有虚有实，实则多为时邪所客，或心肝、肺郁热上攻，虚则多为肝肾精血不足，虚火上炎，有的则虚实夹杂。本节重点论述虹膜睫状体炎和青光眼。

一、虹膜睫状体炎

此病为虹膜和睫状体同时发炎，又称前葡萄膜炎，病因为细菌、病毒等病原体感染，主要临床表现为疼痛，畏光，流泪，睫状充血，房水混浊，角

膜后沉着物，瞳孔缩小，如失于治疗，可致失明。中医学称"抱轮红赤"、
"瞳神缩小"、"瞳人干缺"。多为肝经风热，毒邪上攻，或肝肾不足，虚火上
炎所致。

证治：此病的病机为火热上攻，气血壅阻，脉络不和，渗液粘滞。其治
疗大法应为清热解毒，活血通络。临证应辨虚实，实火宜清宜散，虚火宜滋
宜潜。

1. 热毒上攻

主证：剧烈眼痛，牵及目眶，怕光，流泪，抱轮（睫状）红赤，风轮下
部（角膜后下方）有星点状沉积物，瞳孔缩小，视物昏蒙，伴头痛眩晕，心
烦失眠，舌质红，苔黄，脉滑数。

主方：银翘四物汤加减，基本处方：金银花 30g、连翘 30g、当归 10g、
川芎 10g、生地 30g、白芍 30g、栀子 10g、丹皮 10g、青葙子 10g、茺蔚子
10g、蝉蜕 10g、菊花 15g、白蒺藜 30g、夏枯草 10g、甘草 6g。大便干或舌苔
厚加大黄 10g。方用银翘四物汤清热解毒，活血通络；栀子、夏枯草、丹皮清
热散结；青葙子、茺蔚子清热扩瞳；蝉蜕、菊花、白蒺藜祛风明目；甘草调
和诸药。外用 1‰阿托品眼药水滴眼，一日 2～3 次。

2. 虚火上炎

主证：目珠疼痛、怕光、流泪，抱轮（睫状）红赤，风轮下部（角膜后
下方）有星点状沉积物，瞳孔缩小，视物昏蒙，伴腰腿酸软，疲乏无力，心
悸自汗，手足心热，舌质嫩红，苔薄滑或无苔，脉细数。

主方：龟地四物汤加减，基本处方：龟甲 15g、生地 30g、当归 10g、川
芎 10g、白芍 30g、夏枯草 10g、栀子 10g、丹皮 10g、茺蔚子 10g、青葙子
10g、蝉蜕 10g、菊花 15g、白蒺藜 30g、生龙骨 30g、生牡蛎 30g、甘草 6g。
方中龟甲、生地滋阴凉血；四物汤活血通络；夏枯草、丹皮、栀子清热散结；
茺蔚子、青葙子清热扩瞳；龙骨、牡蛎潜降虚炎；蝉蜕、菊花、白蒺藜祛风
明目；甘草调和诸药。外用 1‰阿托品眼药水滴眼，一日 2～3 次。

【提示】 青葙子、茺蔚子清肝火，散郁结，有扩散瞳孔作用，无瞳孔缩
小一般不用，瞳孔扩大者禁用。

金银花、连翘清热解毒，虚火上炎亦可随证在主方中加入。

二、原发性青光眼

此病是以眼压升高，视神经损害，视力减退，视野缺损为主要临床表现
的疾病。此病的病因主要是风、火、痰客犯于目，与肝、肾、三焦关系密切。

证治：《灵枢·口问》说："目者，宗脉之所聚也。"《灵枢·脉度》说：
"肝气通于目。"外感风热之邪，内伤七情之气，目之经脉受阻，郁滞不通，

故目睛憋胀疼痛，视物不明，日久精血受损，肝肾不足，实中夹虚，终致目盲。病因为风、火、痰、气郁结。病机：初、中期为实，后期实中夹虚。治疗重点为清热泻火、疏风化痰，晚期则宜培补肝肾。《审视瑶函·内障》说："所用煎剂，惟以宽中开郁，顺气消痰，滋阴降火，补肾疏风为主。"

1. 风热上攻

主证：目珠憋胀酸痛，视物昏矇，眼压升高，睡眠后症状缓解，常伴心烦易怒，头晕，鼻根部酸胀疼痛，舌质正常，苔薄白，脉弦。

主方：羚羊角汤加减。基本处方：羚羊角粉 2g（吞服）、石决明 30g、生地 30g、龟甲 10g、白芍 30g、钩藤 30g、菊花 15g、蝉蜕 10g、夏枯草 10g、决明子 20g、川牛膝 20g、地龙 15g、白蒺藜 30g、甘草 6g。方用羚羊角、石决明、钩藤、白蒺藜平肝息风，合菊花、决明子、夏枯草清热明目；蝉蜕疏散风热；生地、龟甲、白芍滋阴养血；牛膝引气血下行；地龙通络止痉；甘草调和诸药。

2. 痰火上犯

主证：目珠憋胀，连及前额剧烈疼痛，眩晕，恶心，呕吐，心悸失眠，视力急剧下降，眼压升高，瞳孔扩大，舌质红，苔黄腻，脉弦数。

主方：礞石滚痰丸合天麻钩藤饮加减。基本处方：青礞石 30g、沉香 6g、大黄 10g、炒枳壳 10g、天麻 6g、钩藤 30g、石决明 30g、菊花 15g、益母草 30g、川牛膝 20g、地龙 15g、羚羊角粉 2g（吞服）、天南星 10g、白蒺藜 30g、车前子 30g、甘草 6g。方用礞石滚痰丸泻火逐痰；天麻、钩藤、石决明、羚羊角、白蒺藜平肝息风，合菊花明目；益母草、车前子利水；枳壳理气；天南星祛风痰；牛膝引气血下行；地龙通络止痉；甘草调和诸药。

3. 肝胆湿热

主证：目珠憋胀疼痛，视物不清，头痛眩晕，口苦纳呆，胸胁胀满，小便黄，舌质边尖红，苔黄腻，脉弦滑。

主方：龙胆泻肝汤加减。基本处方：龙胆草 10g、栀子 10g、车前子 30g、生地 30g、木通 6g、黄芩 10g、泽泻 20g、钩藤 30g、菊花 15g、白蒺藜 30g、石决明 30g、川牛膝 20g、地龙 15g、甘草 6g。方用龙胆泻肝汤去升提之柴胡和性温之当归，清泻肝胆湿热；钩藤、石决明平肝息风，菊花、白蒺藜明目；牛膝引气血下行；地龙通络止痉；甘草调和诸药。

4. 肝肾不足

主证：视力严重下降，眼前不辨五指，目珠酸胀，腰腿酸软，全身乏力，头晕耳鸣，舌质淡，苔薄白，脉沉细。

主方：滋水清肝饮加减。基本处方：熟地 15g、炒山药 20g、山萸肉 10g、茯苓 30g、丹皮 10g、泽泻 20g、枸杞子 15g、当归 10g、白芍 10g、阿胶 10g、龟甲 10g、白蒺藜 30g、决明子 20g、钩藤 30g、菊花 15g、甘草 6g。方用六味地黄汤加龟甲、杞子补肾益精；当归、白芍、阿胶养血；白蒺藜、钩藤平肝息风，合决明子、菊花明目；甘草调和诸药。

　　【提示】　羚羊角、石决明、白蒺藜、钩藤平肝息风，是治疗此病的要药。菊花、决明子平肝明目，牛膝引气血下行，车前子、益母草利水，夏枯草清热泻火，各方中均可随证加入。

　　此病是一危急重症，应中西医结合治疗，避免导致失明。

第三节　红　　眼

　　白色巩膜的表面为球结膜，细小的毛细血管并不明显，当因炎症、过敏、外伤等原因，毛细血管扩张充血，或球结膜下出血时，眼球表面即呈红色，俗称红眼。最常见的疾病是结膜炎。中医学称"暴风客热"、"天行赤眼"，病变部位在肉轮、血轮和气轮。

一、急性卡他性结膜炎

　　此病为细菌感染，有传染性，发病急，结膜充血发红，脓性或黏液脓性分泌物。属中医学暴风客热之范畴。

　　证治：风热相搏，交攻于目为主要病因病机，治疗应着眼于祛风清热，视风热熟重孰轻随证加减。风重的辨证要点是泪液较清稀，伴鼻塞流涕。热重的辨证要点是泪液黏稠呈脓性，舌苔黄腻。

　　主证：结膜红赤，眼睑浮肿，眼有异物感，发痒，流泪，畏光，灼热，分泌物色黄黏稠，舌质尖红，苔黄，脉浮数。

　　主方：桑菊饮加减。基本处方：桑叶 15g、菊花 15g、金银花 30g、连翘 30g、薄荷 10g、桔梗 10g、木贼 10g、蝉蜕 10g、白蒺藜 30g、生石膏 30g、栀子 10g、黄芩 10g、甘草 6g。方中桑叶、菊花、薄荷、蝉蜕、木贼、白蒺藜疏风；石膏、栀子、黄芩清热；银花、连翘解毒；桔梗排脓；甘草调和诸药。外用氯霉素滴眼液滴眼。

二、病毒性结膜炎

　　多由腺病毒或肠道病毒引起，传染性很强，易流行，结膜充血发红，浆液性分泌物。属中医学天行赤眼之范畴。

　　证治：此病为肺经郁热又感受时气毒邪所致，除红眼外，还常出现发热、鼻塞流涕，咽干咽痛之症，故其治疗应当泻热清肺，凉血解毒。

　　主证：结膜红赤，睑结膜有滤泡，眼有异物感，刺痒灼热，浆液性分泌物，畏光，可伴发热、鼻塞流涕，咽干喉痛，舌质边尖红，苔黄燥，脉数。

主方：凉血解毒汤（经验方），处方：水牛角 30g、丹皮 10g、栀子 10g、板蓝根 30g、大青叶 15g、薄荷 10g、蝉蜕 10g、生石膏 30g、知母 10g、元参 30g、木贼 10g、白蒺藜 30g、甘草 6g。方中水牛角、丹皮、元参凉血；板蓝根、大青叶解毒；石膏、知母、栀子泻火；蝉蜕、薄荷、木贼、白蒺藜疏风；甘草调和诸药。外用利巴韦林滴眼液滴眼。

第四节　眼　干

眼液分泌不足或耗伤过多而致眼干涩之症，多由全身疾病引起如干燥综合征、维生素 A 缺乏症等，眼本身疾病称实质性结膜干燥症，常由沙眼、烧创伤、眼睑闭合不全引起。中医学分别称为"干涩昏花"、"神水将枯"，《审视瑶函》认为，此病的主要病因是"劳瞻视竭"、"过虑多思"、"火郁蒸于膏泽"，故阴津不足、气血亏损即为此病的重要病机，治疗则以滋阴生津，补气养血为要。

一、干燥综合征

此病主症是口、眼、鼻腔干燥，唾液极少，口淡乏味，常伴肢节疼痛，为一种自身免疫性疾病，外分泌腺功能障碍，分泌不足，尤其唾液腺和泪腺明显，中年以上女性发病率高。中医学称"口燥"、"干涩昏花"、"神水将枯"，肺、脾、肾功能不足或七情郁而化热，或劳倦内伤，或热邪所客，阳盛耗伤气阴所致。

证治：气阴虚损是本病的主要病机，补气养阴，清热润燥为治疗的基本原则。《审视瑶函·干涩昏花症》说：其治应"滋阴养水，略带抑火。"

主证：口干、眼干、鼻干，视力疲劳，眼痒，口淡纳呆，进食多需用水稀释润滑，舌质干而瘦小，苔燥，咏沉细。

主方：调免饮（经验方）合增液汤加减，基本处方：黄芪 90g、当归 60g、金银花 60g、丹皮 30g、生地 30g、元参 30g、麦冬 15g、石斛 15g、沙参 15g、天花粉 20g、桂枝 6g、龟甲 15g、葛根 30g、甘草 6g。方中黄芪补气，合当归养血；金银花清热解毒；丹参活血；桂枝化气行水；葛根升津；增液汤加龟甲、沙参、石斛、天花粉养阴润燥；甘草调和诸药。

【提示】 气能生津，养阴的同时要注意补气，生晒参或西洋参为必用之品。酸甘化阴，乌梅合甘草治口咽干燥，杏仁、桃仁治鼻腔干燥，决明子配石斛治目干燥，主方中均宜加入。

二、维生素 A 缺乏症

此病又称上皮性结膜干燥症，乃因消化系统疾病摄入不足，或躯体慢性疾病消耗过多，导致维生素 A 缺乏所致。中医学认为是气阴不足，瞳子失养。

证治：补气养血，滋阴润燥为治疗大法。

主证：目干涩，畏光，夜盲，视力疲劳，常伴饮食物摄入不足、营养不良的躯体症状，舌质淡，苔燥。脉细数。

主方：归脾汤加减，基本处方：黄芪 30g、生晒参 10g、当归 10g、生地 30g、桂圆肉 10g、龟甲 15g、枸杞子 15g、阿胶 10g、元参 30g、沙参 15g、生山楂 20g、陈皮 10g、甘草 6g。方中黄芪、人参、甘草补气；当归、桂圆肉、阿胶养血；龟甲、枸杞子益肾；生地、元参、沙参滋阴；陈皮理气和中；山楂合甘草酸甘化阴。

附：实质性结膜干燥症

本病为眼的本身原因造成的结膜干燥，如烧创伤、沙眼或放射线照射等，导致泪液流通径路瘢痕形成，或眼睑闭合不全，角膜、结膜暴露时间过长等。主要临床表现是结膜干燥、角化，严重者角膜干燥混浊，视力下降。治疗方法为对症处理，局部用人工泪液滴眼，治疗原发疾病。

第五节　化脓性中耳炎

此病为鼓室黏膜的化脓性炎症，病因常由上呼吸道感染，如鼻、咽、扁桃体炎，细菌通过咽鼓管进入鼓室。可分急性和慢性两种，急性化脓性中耳炎的症状是：怕冷发热，体倦身痛，恶心腹泻，耳中跳痛，耳鸣重听，鼓膜穿孔可见流脓。慢性化脓性中耳炎症状为间歇性耳内流脓，听力减退，由于鼓室与乳突窦连通，因此，急慢性化脓性中耳炎均易引起乳突窦和乳突小房的炎症，称乳突炎。此病如果失于治疗，还可引发颅内外并发症。中医学称为脓耳、聤耳、耳疳，发病原因主要是风、湿、热邪客犯耳内经脉。

证治：治疗此病的关键时期是在脓液形成之前，控制其发展。一旦脓液形成，鼓膜未破，脓无出路，可向周围和深处蔓延，发生乳突炎，内耳迷路炎，甚至并发颅内感染。故发热性疾病，一旦出现耳内疼痛，耳鸣，听力减退，即应想到急性化脓性中耳炎的可能，及时治疗。慢性化脓性中耳炎治疗时应注意正虚的一面，随时应用攻补兼施法，预防并发症。辨证立方须针对风、湿、热邪。疾病后期，往往出现正气不足和湿郁生痰，则应灵活施治。

1. 风热上攻

主证：发热恶寒，耳内疼痛，咽干喉痛，流黄涕，身酸乏力，头晕耳鸣，恶心纳呆，大便不调，舌质尖红，苔黄或白燥，脉滑数。

主方：四合汤（经验方）加味。基本处方：金银花 50g、连翘 30g、桑叶 15g、菊花 15g、柴胡 15g、黄芩 15g、生石膏 30g、知母 10g、蒲公英 15g、黄连 10g、栀子 10g、甘草 6g。方中银花、连翘、蒲公英清热解毒；桑叶、菊花疏散风热；柴胡、黄芩清解少阳；石膏、知母清热泻火；黄连清热燥湿；栀子泻三焦之火；甘草调和诸药。

2. 热毒凝聚

主证：发热头痛，精神萎靡，耳内跳痛，重听耳鸣，纳呆食减，眩晕恶心，舌质红，苔黄，脉洪数。

主方：黄连解毒汤合凉膈散加减。基本处方：黄连 10g、黄芩 10g、黄柏 15g、栀子 10g、大黄 10g、芒硝 6g、金银花 30g、连翘 30g、薄荷 10g、生石膏 30g、知母 10g、柴胡 15g、甘草 6g。方用黄连解毒汤佐银花、连翘泻火解毒；凉膈散合石膏，知母通腑泻热；柴胡，黄芩清解少阳。

3. 湿热酿脓

主证：耳内疼痛加剧，发热，头痛眩晕，耳鸣重听，纳呆恶心，甚则呕吐，全身酸困，可见耳内流脓，舌质红，苔黄腻，脉弦数。

主方：仙方活命饮加减。基本处方：金银花 30g、连翘 30g、炮山甲 10g、皂刺 15g、桔梗 10g、天花粉 20g、钩藤 30g、菊花 15g、炒枳壳 20g、陈皮 10g、当归 10g、柴胡 10g、黄芩 10g、生石膏 30g、知母 10g、甘草 6g。方中银花、连翘清热解毒；穿山甲、皂刺、桔梗、天花粉消肿排脓；钩藤、菊花清利头目；枳壳、陈皮理气止呕；当归活血散结；柴胡、黄芩清解少阳；石膏、知母清热泻火；甘草调和诸药。

4. 痰热上扰

主证：耳内疼痛缓解，身热已退，耳鸣重听加重，耳内间歇性流脓，头痛眩晕，心悸失眠，恶心纳呆，精神萎靡，舌质正常，苔腻，脉弦滑。

主方：导痰汤加减。基本处方：茯苓 30g、半夏 10g、陈皮 10g、炒枳壳 10g、竹茹 20g、钩藤 30g、菊花 15g、天南星 10g、生龙骨 30g、生牡蛎 30g、生磁石 30g、柴胡 10g、黄芩 10g、甘草 6g。方用导痰汤理气化痰；钩藤、菊花清利头目；龙骨、牡蛎、磁石安神；柴胡、黄芩清解少阳。

5. 肾精不足

主证：耳内流脓，反复发作，耳鸣，听力减退，腰腿酸软，全身乏力，眩晕健忘，精神恍惚，注意力不能集中，舌质嫩红，苔薄白，脉沉细。

主方：枕中丹加味。基本处方：龟甲 15g、鳖甲 15g、生龙骨 30g、生牡蛎 30g、生磁石 30g、石菖蒲 10g、远志 10g、钩藤 30g、菊花 15g、枸杞子 15g、桔梗 10g、天花粉 20g、柴胡 10g、黄芩 10g、甘草 6g。方中龟甲、鳖甲、枸杞子培补肾精；龙骨、牡蛎、磁石潜阳安神；石菖蒲、远志化痰开窍；钩藤、菊花清利头目；桔梗、天花粉排脓；柴胡、黄芩清解少阳。

【提示】 柴胡、黄芩入少阳经，善清少阳之热，解少阳之结。生磁石潜阳安神，可治耳鸣耳聋。石菖蒲开窍。均为治疗此病的要药。

此病可内外同治，外用黄连、黄柏、黄芩煎液滴耳。不易用粉剂，恐凝结堵塞耳道。

第六节 耳 聋

听力障碍轻者谓之重听，重者称耳聋，分传音性和感音神经性二类。传音性乃因外耳道或中耳疾病引起，常见病如中耳炎、鼓膜穿孔，参见化脓性中耳一节。感音神经性由内耳、听神经病变引发，常见病如：声伤性耳聋、特发性耳聋（与病毒感染有关，一般在外感病的基础上突然听力下降）、药物中毒性耳聋、老年性耳聋等。中医学认为，以上诸多疾病引起的耳聋与肾、肝、胆、痰有关，久病不愈，聚液生痰，痰阻耳络，亦为耳聋的重要原因。

证治：肾精不足，宗脉失养；肝火上冲，胆热气逆，耳窍闭塞；痰邪上扰，脉络受阻。耳聋的病因病机不出于此。故其辨证应视肾虚、肝火、胆热、痰扰之不同。分别治以补肾精、泻肝火、清胆热，祛痰浊。以上十二字法则治疗耳聋备矣。

1. 肾虚
主证：大病久病或中年之后，重听逐渐加重，乃至耳聋，常伴耳鸣、眩晕，腰腿酸软，体倦乏力，失眠多梦，舌质暗淡，苔薄白，脉沉细。

主方：耳聋左慈丸加减，基本处方：熟地 15g、炒山药 20g、山萸肉 10g、茯苓 30g、丹皮 10g、泽泻 20g、柴胡 10g、生磁石 30g、龟甲 15g、石菖蒲 10g、蝉蜕 10g、甘草 6g、枸杞子 15g。方用六味地黄汤加龟甲、枸杞子补肾益精；柴胡引经入少阳；磁石潜阳安神；石菖蒲、蝉蜕开窍，甘草调和诸药。

2. 肝火
主证：耳聋耳鸣，头痛眩晕，烦躁易怒，听力常突然减低或丧失，舌质边尖红，苔黄，脉弦数。

主方：龙胆泻肝汤加减，基本处方：龙胆草 10g、栀子 10g、车前子 30g、生地 30g、木通 6g、柴胡 10g、当归 10g、黄芩 10g、泽泻 20g、甘草 6g、生磁石 30g、蝉蜕 10g、石菖蒲 10g、钩藤 30g、菊花 15g。方用龙胆泻肝汤清泻肝火；磁石潜阳安神；钩藤、菊花平肝清头目；石菖蒲、蝉蜕开窍。

3. 胆热

主证：发热口苦，咽干喉痒，耳聋耳鸣，胁胀痛，纳呆食减，头晕目眩，舌质正常，苔燥，脉弦细。

主方：小柴胡汤加减，基本处方：柴胡 10g、黄芩 10g、半夏 10g、北沙参 10g、生石膏 30g、板蓝根 30g、蝉蜕 10g、元参 30g、生磁石 30g、石菖蒲 10g、钩藤 30g、菊花 15g、甘草 6g。方用小柴胡汤清少阳郁热；石膏、板蓝根泻火解毒；元参滋阴利咽；蝉蜕疏散风热；磁石潜阳安神；石菖蒲开窍；钩藤、菊花平肝祛风。

4. 痰阻

主证：耳聋耳鸣，恶心欲吐，头痛眩晕，心悸失眠，舌质暗淡，苔腻，脉弦滑。

主方：柴芩温胆汤加减，基本处方：柴胡 10g、黄芩 10g、半夏 10g、茯苓 30g、陈皮 10g、炒枳壳 10g、竹茹 20g、钩藤 30g、菊花 15g、生龙骨 30g、生牡蛎 30g、生磁石 30g、石菖蒲 10g、蝉蜕 10g、甘草 6g。方中柴胡、黄芩清胆热；温胆汤理气化痰；钩藤、菊花平肝清头目；龙骨、牡蛎、磁石潜阳安神；石菖蒲、蝉蜕开窍。

【提示】治法心得：传音性耳聋多实，治宜清肝热，利耳窍。感音神经性耳聋多虚，治应补肾精，养肝血。

处方心得：泻火龙胆泻肝汤，补肾耳聋左慈丸，化痰柴芩温胆汤为主方。

用药心得：生磁石潜阳镇逆，石菖蒲、蝉蜕开窍，龟甲、鳖甲、熟地培补肾精，均需在主方中加入。

第七节 声音嘶哑

此病常见于喉部炎症、喉肌疲劳、喉返神经疾病以及精神性失音。精神性失音不是声音嘶哑，而是语言不出，应予以鉴别。中医学称为喑，喑的含义有二：一是声音嘶哑；二是语言不出，病机为阳盛阴虚或肾气不足。

证治：引起声嘶的疾病很多，均可用中医辨证的方法异病同治：门诊常见两个证型：一是阳盛阴虚；二是肾气不足。前者治以养阴清热；后者治以补气益精。精神因素引起语言不出，参见神经症一节。

1. 阳盛阴虚

主证：多由时邪外感引起，初起咽喉干痛，轻咳，继之声音嘶哑，可伴恶寒发热，头痛，肢节酸楚，舌质正常或舌尖红，苔燥，脉浮数。

主方：利咽汤（经验方），处方：金银花 30g、连翘 30g、蝉蜕 10g、僵蚕 10g、麦冬 15g、石斛 15g、元参 30g、木蝴蝶 10g、青果 15g、桔梗 10g、甘草

6g。方中银花、连翘清热解毒；蝉蜕、僵蚕疏风散结；麦冬、石斛、元参养阴；桔梗化痰利咽；木蝴蝶、青果润肺开音；甘草调和诸药。

2. 肾气不足

主证：多由用声过度或用声不当引起，初起高声出现音调破裂，渐至声嘶音哑，咽喉干痒，胸闷气短，体倦乏力，舌质略暗，苔薄白，脉细数。

主方：补肾开音汤（经验方），处方：生晒参 10g、枸杞子 15g、龟甲 15g、郁金 10g、蝉蜕 10g、僵蚕 10g、麦冬 15g、石斛 15g、木蝴蝶 10g、青果 15g、石菖蒲 10g、甘草 6g。方中人参补气；杞子、龟甲培补肾精；郁金、石菖蒲开窍解郁；蝉蜕、僵蚕疏风散结；麦冬、石斛滋阴；木蝴蝶、青果润肺开音；甘草调和诸药。

【提示】 木蝴蝶、青果、蝉蜕均有利咽开音作用，各证型均须在主方中加入。无论阳盛阴虚或肾气不足，喉部失于滋润为共同特点，故养阴润燥之麦冬、石斛亦为必用之品。内服汤药的同时，可辅以热气熏喉。

第八节 牙 痛

牙的诸多疾病都可引起疼痛，常见的有：龋齿、牙髓炎、牙周炎、根尖周围炎。病因主要是风、火。手足阳明经脉络于齿，阳明经热可导致此病的发生。肾主骨，牙为骨之余，肾精不足，可出现阴虚火旺的证候。

证治：龋齿的治疗主要是龋洞修复。牙龈炎、牙周炎、牙髓炎、根尖周炎的病机基本相同，故可采取异病同治的方法辨证施治。临床常见三个证型：一是风火上攻，治宜清热解毒，祛风止痛。二是阳明热盛，治宜通腑泻热。三是阴虚火旺，治应滋阴泻火。

1. 风火上攻

主证：齿龈红肿疼痛，遇冷热刺激或咬合痛甚，可伴自发痛，叩击痛，牙衄，口臭，严重者溢脓，牙齿松动，舌质边尖红，苔黄，脉数。

主方：银连双白汤（经验方），处方：金银花 30g、连翘 30g、黄连 6g、黄柏 15g、白芷 15g、白蒺藜 30g、元参 50g、骨碎补 10g、肉桂 2g、甘草 6g。方中银花、连翘、黄连、黄柏清热解毒；白芷、白蒺藜祛风；元参滋阴凉血；骨碎补坚齿；肉桂引火归原；甘草调和诸药。

2. 阳明热盛

主证：齿龈红肿疼痛；咬合和夜间痛甚，口臭，大便干，舌质红，苔黄，脉滑数。

主方：泻心汤加减，基本处方：大黄 10g、黄连 10g、黄柏 15g、金银花 30g、连翘 30g、苇根 30g、元参 50g、栀子 10g、丹皮 10g、甘草 6g。方用大黄、栀子通腑泄热；黄连、黄柏、银花、连翘清热解毒；苇根清胃热；元参、丹皮滋阴凉血；甘草调和诸药。

3. 阴虚火旺

主证：齿龈肿痛，牙齿松动，咬合痛甚，口干口臭，夜寐不安，舌质嫩红，苔少或苔剥，脉细数。

主方：玉女煎加减，基本处方：生地30g、麦冬15g、元参50g、生石膏30g、知母10g、川牛膝20g、地骨皮20g、黄连6g、黄柏15g、骨碎补10g、肉桂2g、甘草6g。方用玉女煎加元参滋阴泻火；地骨皮清热凉血；黄连、黄柏泻火解毒；骨碎补补肾坚齿；肉桂引火归原；甘草调和诸药。

〖提示〗　滋肾阴，泻胃火，凉血解毒为治疗牙痛的大法。骨碎补益肾坚齿为止痛必用之品。

全身性疾病如血液病、营养不良、变态反应等有时可出现牙痛，但不以牙痛为主诉。三叉神经痛和舌咽神经痛，有时主诉为牙痛，但疼痛部位、持续时间、和诱发因素不同，应注意鉴别。

第九节　口腔溃疡

口腔溃疡是一种常见病，主要涵盖两个疾病，一是复发性口腔溃疡，二是白塞氏病。中医学称为"口疮"、"口糜"，与火热有关，但有虚火、实火之分，脏腑功能失调，七情不和为主要病因。

一、复发性口腔溃疡

此病又称复发性阿弗他溃疡，是口腔黏膜的一种溃疡疾病，多发于唇颊、舌黏膜，初起为细小红点，渐为圆形或椭圆形溃疡，表面覆有黄白色假膜，周围有红晕，疼痛，影响吃饭和说话，约10～15天可自愈，但不久又复发，间歇期逐渐缩短，直至没有间歇期，此起彼伏。溃疡为孤立存在，一般1～5个，好发于青壮年，复发性、自限性为其特征。病因尚不完全清楚，与免疫反应、遗传、感染、情绪、营养等因素有关。中医学称此病为口疮，与心、脾、肾关系密切，有虚火、实火之分。实火源于心和小肠；虚火生于脾肾之气虚。

证治：口舌为心脾所属，肾阴肾阳是全身阴阳的根本，发于心者为实火，治宜泻；发于肾者多阳虚，治宜补；发于脾者虚中夹实，补泻并施。故泻心火，补肾阳，健脾清胃乃治疗此病的大法。

1. 心火上炎

主证：口腔黏膜或舌上溃疡，色红，灼痛，流涎，心烦焦躁，夜寐不安，小便黄或伴尿道灼热，舌质尖红，苔薄黄，脉数。

主方：黄连解毒汤合导赤散加减。基本处方：黄连 6g、黄芩 10g、黄柏 15g、栀子 10g、生地 30g、木通 6g、竹叶 15g、甘草 6g、滑石 20g、青黛 10g、肉桂 2g。方用黄连解毒汤清热泻火；导赤散加滑石清热利尿；青黛凉血解毒；肉桂引火归原。

2. 脾经虚热

主证：口腔黏膜溃疡（舌上少见），色淡红，疼痛，口淡乏味，纳呆，大便溏，舌质嫩红，苔少或剥，脉濡数。

主方：四君子汤合甘草泻心汤加减。基本处方：北沙参 10g、茯苓 30g、白术 10g、生晒参 10g、黄芩 10g、黄连 6g、干姜 6g、滑石 15g、青黛 10g、苇根 30g、肉桂 2g、甘草 6g。方用四君子汤补气健脾；黄芩、黄连合滑石清热泻火；苇根清胃热；青黛清热解毒；干姜温中，合肉桂引火归原。

3. 下焦虚寒

主证：口腔黏膜溃疡（舌上少见），色淡，疼痛不甚，经久不愈，畏寒肢冷，腰腿酸软，舌质淡，有紫气，苔薄白滑，脉沉细。

主方：金匮肾气丸加减。基本处方：生地 30g、炒山药 30g、山萸肉 10g、茯苓 30g、丹皮 10g、泽泻 20g、制附片 6g、肉桂 6g、青黛 10g、干姜 6g、滑石 15g、甘草 6g。方用金匮肾气丸温补肾阳；干姜温中化湿；青黛、滑石解毒泻火；甘草调和诸药。

【提示】　黄芩、黄连泻火解毒，青黛、滑石解毒利尿，使热毒从小便而去；干姜、肉桂可引火归原。上药为治疗此病的要药，各证型均可在主方内加入。

二、白塞氏病

此病是以口腔、外阴溃疡和眼炎为特征的疾病，又称口-眼-生殖器综合征，多发于青壮年。病因是在遗传的基础上，通过病毒、细菌感染诱发的一种自身免疫性疾病。中医学属于狐惑病的范畴。

证治：此病的病理基础是自身免疫反应引起的血管炎，《金匮要略》谓"蚀于喉为惑，蚀于阴为狐，目赤如鸠眼。"为热毒侵蚀，导致皮肤生疮，脉络不和的一种疾病。治疗此病《金匮》开出三张方子：甘草泻心汤、苦参汤、赤小豆当归散，以上三方的作用主要是清热解毒，燥湿活络。综合中西医的认识和临床表现，清热解毒，活血通络是治疗此病的基本法则，具体运用时还包括凉血、止血、通腑、利尿、补虚等。

1. 热毒侵蚀

主证：口腔黏膜和外阴溃疡，疼痛，目赤肿痛，流泪，羞明，可伴某处关节疼痛，或伴皮肤红斑，呈反复发作性，舌质红，苔黄腻，脉滑数。

主方：黄连解毒汤合导赤散加减。基本处方：黄连：6g、黄芩10g、黄柏15g、栀子10g、生地30g、木通6g、竹叶15g、甘草6g、青黛10g、滑石20g、干姜6g、肉桂2g。方用黄连解毒汤加青黛清热解毒；导赤散加滑石清热利尿；干姜温中反佐；肉桂引火归原。

2. 血热血瘀

主证：口腔或伴外阴溃疡，目赤流泪，皮肤红斑、疖肿，口干口渴，咽痛，胸闷气短，心悸不宁，失眠多梦，舌质暗红，苔薄黄，脉数。

主方：银翘四物汤加味。基本处方：金银花30g、连翘30g、当归10g、生地30g、白芍10g、川芎10g、丹参30g、丹皮10g、水牛角30g、白蒺藜30g、木贼10g、元参30g、全瓜蒌30g、生龙骨30g、生牡蛎10g、甘草6g。方中银花、连翘清热解毒；四物汤加丹参活血；丹皮、水牛角凉血；白蒺藜、木贼祛风明目；元参滋阴利咽；瓜蒌宽胸散结；龙骨、牡蛎安神宁心；甘草调和诸药。

3. 脉络痹阻

主证：口腔或伴外阴溃疡，四肢关节疼痛，肌肉酸楚，脘腹撑胀，吞咽时胸痛，可伴吐血、便血，舌质暗，苔薄白，脉沉涩。

主方：血府逐瘀汤加减。基本处方：当归10g、川芎10g、白芍30g、生地30g、桃仁10g、红花10g、川牛膝20g、炒枳壳10g、全瓜蒌10g、郁金10g、青黛10g、滑石20g、或灵仙15g、路路通10g、甘草6g。吐血牛膝炒炭，加蒲黄炭10g、仙鹤草15g、地榆炭20g。方用四物汤加桃仁、红花、牛膝活血；瓜蒌、郁金、枳壳宽胸理气；青黛、滑石清热泻火；威仙灵祛风止痛；白芍、甘草缓急止痛；路路通舒筋通络。

4. 血热妄行

主证：口腔或伴外阴溃疡，溃疡出血，皮肤红斑紫癜，吐血或便血，尿血，尿检有红细胞、蛋白，发热，口干口苦，精神恍惚，舌质红，苔黄，脉洪数。

主方：犀角地黄汤加减。基本处方：水牛角30g、生地30g、赤芍15g、丹皮10g、青黛10g、滑石20g、仙鹤草15g、地榆炭20g、牛膝20g、蒲黄炭10g、生龙骨30g、生牡蛎30g、生石膏30g、知母10g、甘草6g。方用犀角地黄汤凉血；仙鹤草、地榆炭、牛膝、蒲黄炭、龙骨、牡蛎止血；石膏、知母清热泻火；青黛、滑石清热利尿；甘草调和诸药。

【提示】　银翘四物汤清热凉血，黄连解毒汤清热解毒，血府逐瘀汤化瘀，三方随证加减，用于治疗全身性自身免疫疾病效果良好，其机理有待进一步研究。

此病日久不愈，或因出血，可导致正气损伤，出现正虚的临床表现，常见的是气虚和血虚，归脾汤气血双补，可随证加减用之，但补虚是治标之法，不能贯穿始终，可与以上诸方交替应用。

第十节 张 口 困 难

张口困难属于下颌关节病，包括关节强直、关节紊乱、关节炎。中医学当属痹证之范畴，外邪所客，经络痹阻或痰邪内生，气滞不通，或热毒蕴结，气血壅遏，都可导致颞下颌关节功能障碍，出现张口困难。

证治：临床常见三个证型，即：风寒阻络、痰湿凝滞、热毒内蕴，分别治以散寒通络、化痰除湿、清热解毒。

1. 风寒阻络

主证：受寒或感冒之后，张口困难，下颌关节疼痛，肩背酸沉，颈项强急，舌质正常，苔薄白、脉紧。

主方：葛根汤加减，基本处方：葛根 50g、炙麻黄 8g、桂枝 20g、白芍 30g、当归 10g、木通 6g、防己 15g、威灵仙 15g、全虫 6g、蜈蚣 2 条、甘草 6g。方中葛根、麻黄解表散寒；桂枝、白芍解肌和营；当归活血；木通通络；防己、威灵仙祛湿；全虫、蜈蚣解痉；甘草配白芍缓急。

2. 痰湿凝滞

主证：张口困难，病史较长，流涎恶心、头痛眩晕、心悸失眠，舌质淡暗，苔腻，脉弦滑。

主方：导痰汤加减，基本处方：茯苓 30g、半夏 10g、陈皮 10g、炒枳壳 10g、竹茹 20g、钩藤 30g、菊花 15g、白芥子 10g、葛根 50g、白芍 30g、全虫 6g、蜈蚣 2 条、甘草 6g。方用导痰汤加白芥子理气化痰；钩藤、菊花息风清头目；葛根生津，配白芍、甘草舒筋缓急；全虫、蜈蚣解痉。

3. 热毒蕴结

主证：关节红、肿、热、痛，疼痛牵及牙及耳，张口困难，恶寒发热，肢节酸困，舌质红，苔黄，脉滑数。

主方：银翘四物汤加减，基本处方：金银花 30g、连翘 30g、当归 10g、白芍 30g、生地 30g、川芎 10g、鱼腥草 30g、黄连 6g、生石膏 30g、知母 10g、全虫 6g、栀子 10g、甘草 6g。大便干或舌苔厚加大黄 10g。方中银花、连翘、鱼腥草清热解毒；石膏、知母、栀子清热泻火；四物汤活血；全虫解痉；白芍、甘草缓急。

〖提示〗 葛根不但解表生津，又能舒筋透邪，用量 30～60g，白芍重用合甘草缓急利关节；全虫、蜈蚣解痉。以上均为本病常用之品，各证型均可在基础方内加入。

附：五运六气逐年防病治病观①

（刘善锁撰）

建议在此文的基础上，把六十年都排出来，说明"其常"，也说明"其变"，便于研究"五运六气"者查阅，这很有这个工作是很有意思的。不要只排两年。

金寿山

78.11.15

金寿山教授批语

一、对五运六气应有的认识

五运六气在中国医学史上曾经风靡一时，宋代官方医学生考试为必修科目之一，近代不少中医大家著书解惑，撰文释义，中医工作者和医学生也都仰望心向，把五运六气作为中医学理论之一，进行研究探索。但毕竟唱和者多，应用者少，究其原因主要有二：一是理论深奥，不易理解；二是实用价值不被认可。

那么究竟如何认识五运六气呢？浅述己见，供参考。

中医学的基本理论之一是整体观念，其中人与自然的整体观为五运六气的理论基础，人类生活在气交变化之中，自然界的一切变化都对机体产生影响，不仅气候之寒热温凉、风雨雷电影响着机体的生理功能，更重要的是那些感觉不到的气机直接影响着机体气机的变化，所以，对五运六气的认识不能只限于气候温凉寒暑的更迭，更应重视内在的气机，如大运为火之太过，或少阳相火司天，气候炎热是外在的表象，即使气候不炎热，内在火热之气机仍然存在，依然影响着脏腑、经络的生理功能，出现相应

---

① 余于20世纪70年代在上海中医学院学习时，曾试作甲子、乙丑二年的五运六气逐年防病治病观，并呈金寿山先生一阅，金先生览后批语云："建议在此文基础上，把六十年都排出来，说明'其常'也说明'其变'，便于研究'五运六气'者查阅，这个工作是很有意义的。不要只排两年"。笔者受其鼓舞，遂勉力为之，而成六十之数。今附于书末，以示不忘金先生嘱托，也希望对读者临床或有小补。——刘善锁

的病理变化。

五运六气有一个不可回避的问题，就是机械的循环论，60年轮回，运气依旧，这确是使人产生消极认识的原因，我们的态度是：承认五运六气问题的一面，不被机械的循环论束缚，但也不能因此而否定其科学有用的内容，避其短，就其长，弃其伪，用其真，防止因噎废食，不能因局部之恙而弃整体之用。

二、《五运六气》在医学上的应用方法

《素问·五常政大论》说："治病者，必明天道地理，阴阳更胜，气之先后，人之寿夭生化之期，乃可以知人之形气矣"。说明运气学说，是用于预测疾病的发生、变化、确定预防措施、治疗法则的内容之一。

（一）运气学说与疾病关系的理论根据

《素问·天元纪大论》说："寒、暑、燥、湿、风、火，天之阴阳也，三阴三阳上奉之；木、火、土、金、水、火，地之阴阳也，生长化收藏下应之"。天气下降，地气上升，天之六气运化地之五行，地之五行，上应天之六气，上下相交，化生万物，于是形成了自然界一切事物都相互联系的一个统一整体。《素问·六微旨大论》又说："上下之位，气交之中，人之居也。故曰天枢之上，天气主之，天枢之下，地气主之，气交之分，人气从之，万物由之，此之谓也"。张景岳解释说："枢，枢机也。居阴阳升降之中，是谓天枢，故天枢之义，当以中字解。中之上，天气主之，中之下，地气主之。气交之中，即中之位也"。进一步说明了人居于天地气交之中，必从其气化，才能保持生机的正常功能，人体所以能从其气化，必有内在的相应六气之机能，这一机能与脏腑、经络的运动是分不开的。既然人与自然界处在同一个气交变化之中，又是相互联系，相互制约协调的，那么，就人体而言，内在脏腑经络的六气之化也是相互联系和相互制约协调的。这种联系和制约协调的关系，与自然界中朴素的五行生克关系一样，也可用木火土金水之间的相互影响来代表。这样，就可作出一个论断，如果外界气交变化——即五运六气的变化，在某个方面太过或不及，必然影响到人体脏腑经络和体内的六气之化。一旦人体与外界的气化失去平衡和协调，就可导致相应脏腑经络疾病的发生。张志聪在《黄帝内经素问集注》中说的"天之六气，病在吾身，而吾身中，又有六气之化"，就是这个道理。

五运六气与疾病的关系是密切的，对疾病的影响是存在的，主要表现在两个方面，一是对脏腑气化的影响。运气太过，相应脏腑经络气化过亢，发为"盛病"，本脏因阴阳失调而自伤；运气不及，相应脏腑经络气化不足，发为"虚病"，本脏因阴阳失调而招损。不论气化太过或不及，根据五行生克关

系,均影响及他脏发病,如火盛伤肺;金盛伤肝,木盛伤脾;火不及水来乘之,水不及土来乘之,土不及木来乘之等。二是六淫致病。运气相交,太过之气成为淫邪,侵犯人体,导致疾病发生,特别是后者,尤为重要。

(二)一般应用规律

在掌握运气学说基本内容和运化规律的基础上,抓住几个主要层次,结合中医阴阳五行和脏腑经络学说,以五行生克和六气之化为基础进行分析,从中得出五运六气对人体脏腑生理病理的影响,进而分析疾病变化的规律。一般说,对每年运气的观察,要注意以下几个方面:

1. 岁运的太过与不及

即首先看统主一年的大运是什么?属阴还是属阳?五运的代表符号是天干配五行,甲己土,乙庚金,丙辛水,丁壬木,戊癸火。其中甲、丙、戊、庚、壬属阳,逢此为阳年,主太过;乙、丁、己、辛、癸属阴,逢此为阴年,主不及。太过者生"盛病",不及者生"虚病"。《素问·气交变大论》说:"岁木太过,风气流行,脾土受邪,岁木不及,燥乃大行,生气失应。岁火太过,炎暑流行,金肺受病,岁火不及,寒乃大行,长政不用。岁土太过,雨湿流行,肾水受邪,岁土不及,风气乃大行,化气不令。岁金太过,燥气流行,肝木受邪,岁金不及,炎火乃行,生气乃用,长气专胜。岁水太过,寒气流行,邪害心火,岁水不及,湿乃大行,长气反应,其化乃速"。根据五行生克相应脏腑的学说,预测脏气之病。比如戊年为阳火,火盛对心肺不利,盛病者心,受邪者肺,患心之实证、热证主病重,心之虚证可得助。对心之实证在辨证治疗时,应注意滋水以制火。火盛克金,肺之虚证主病重,肺之实证可相得。对肺之虚证在辨证治疗时,一方面注意培土生金,另一方面注意清热泻火。火能生土,脾虚患者,亦可得气化之助。盛极反侮肾水,肾阴不足之证亦可受影响。再如癸年,癸为阴火,火不及不能生土,水来乘之,虚病者心,发病者肾,受病者脾,治应注意"益火之源,以消阴翳"。

《素问·五常政大论》中虽有"平气之纪",但因为运气相临后的情况不同,平中存在不平,对疾病的发生和变化亦是有影响的,故在具体应用时,毋需单独另列平气一项,概于运气客主加临之后的变化中求之。

2. 运气相加的变化

观察岁运之太过不及是一个方面,同时还要看六气之化,因为运气是相互联系和制约的,岁运不及,可得司天之助,岁运太过,或得司天制之,此时就要具体分析。比如乙丑年,为金不及之年,虽对肺虚之病不利,但逢太阴湿土司天,土能生金,为不及得助,称为"顺化",对疾病危害尚不甚大,癸丑岁,为阴火之年,太阴湿土司天,火能生土,以下生上,称为"小逆",

火不及对心之虚证不利，特别是下半年，太阳寒水在泉，水来克火，火气更衰；辛丑年，为阴水之年，水本不及，又逢太阴湿土司天，土来克水，以上克下，成为"天刑"，对肾阴不足之证影响较大，主病重；丁丑年，为阴木之年，太阴湿土司天，木来克土，以下克上，成为"不和"，但丁属阴，为木运不及，对脾不为大害，而对肝虚之证不利；己丑岁，为阴土之年，逢太阴湿土司天，土气符合，称为"天符"，岁土虽然不及，但得司天太阴之助，岁运之化变为"正宫"，是为相得。

除观察运气相加后的变化之外，还要看"司天"和"在泉"之气对疾病的影响。如《素问·至真要大论》说："厥阴司天，风淫所胜……病本于脾；少阴司天，热淫所胜……病本于肺；太阴司天，湿淫所胜……病本于肾；少阳司天，火淫所胜……病本于肺；阳明司天，燥淫所胜……病本于肝；太阳司天，寒淫所胜……病本于心"。又说："厥阴在泉，客胜则大关节不利，内为痉强拘瘛……少阴在泉，客胜则腰痛……太阴在泉，客胜则足痿下重……少阳在泉，客胜则腰腹痛……阳明在泉，客胜则清气动下，少腹坚满而数便泻……太阳在泉，寒复内余，则腰尻痛，屈伸不利"。岁半之前，司天主之，岁半之后，在泉主之，客主气运必须综合分析。

3. 注意"天符"、"岁会"、"太乙天符"年

在进行以上分析的同时，注意该岁是否"天符"、"岁会"、"太乙天符"年，因为"天符……其病速而危"；"岁会……其病徐而持"；"太乙天符……其病暴而死"。

4. 分析六步运气关系和客主加临

以上三个方面是分析统主一年的运气，全年运气与疾病的关系分析之后，再具体分析六步运气关系和客主加临情况，这又是一个很重要的方面。

气有君火相火之分，故为六，一年二十四节气，用六气分为三阴三阳六步，即六步之气。从大寒之日起，四个节气为一步，每步六十天零八十七刻半。大寒至春分为一步，即初之气；春分至小满为二步，即二之气；小满至大暑为三步，即三之气；大暑至秋分为四步，即四之气；秋分至小雪为五步，即五之气；小雪至大寒为六步，即终之气。但运只有五，即木、火、土、金、水，从大寒之日起，每运七十三天零五刻。这样，运气相临，自第二步到第五步，每步运气是互相交错的，如初运在二步开始后（春分后）的第十三日交二运。二运在三步开始后（小满后）的第二十五日交三运。三运在四步开始后（大暑后）的第三十七日交四运。四运在五步开始后（秋分后）的第四十九日交五运。因此，二、三、四、五四步中，每步都存在两运交接的情况，也就是说，二、三、四、五步的每一步中，都为两运相临。如下图所示：

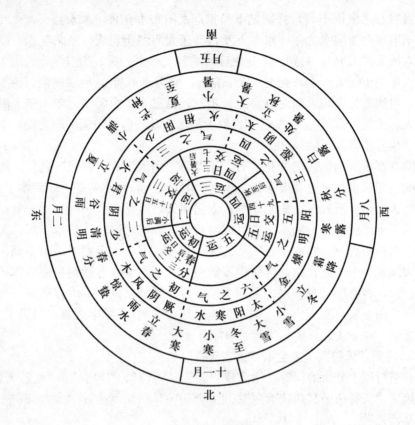

运气六步相临图

　　二运虽然在二步开始后十三日起，但主要还是与二气相临的，初运只跨二步十三日，对二气的影响不大。因此，一步、二步，即按初气与初运，二气与二运相临来看，不另作繁琐分析。三步至五步，每步都要分析两运的影响。同时，运与气，客与主之间的关系不是平行相等的，具体分析时还应明确，运与气之间当以气为主，客主加临当以客为用。以甲子年为例：

　　本年大运阳土，少阴君火司天，阳明燥金在泉，上半年君火所主，下半年燥金所司。春分以前之初气，主气是厥阴风木，客气是太阳寒水，主运太角，客运太宫。风木主时，寒水当令，湿土化运，多生云雨，易发风寒外感。但君火司天，虽系外感风寒，治疗不宜过用温燥。小满以前之二气，主气是少阴君火，客气是厥阴风木，主运少徵，客运少商。风木临于君火，风火相煽，肝阳易亢，肝风易动，外感疾患易化火动风。大暑以前之三气，主气是少阳相火，客气是少阴君火，主运少徵交太宫，客运少商交太羽，正值司天之位。火气同化，暑热大行，对心之实证、热证和肺之虚证不利，易发中暑、暑温和心火太盛之证。秋分以前之四气，主客之气均是太阴湿土，主运太宫交少商，客运太羽交太角。土气同化，雨湿大至，多发湿病、痹病。火之余气交临，湿病易于化热或病湿温。土盛克水，肾阴不足之证亦受影响。小雪以前之五气，主气是阳明燥金，客气是少阳相火，主运少商交太羽，客运太角交少徵。相火临于燥金，又加客运太角，病多温燥犯肺之外感。大寒以前之六气（终气），主气是太阳寒水，客气是阳明燥金，主运太羽，客运少徵，正值在泉之位。燥气布化，病多肺疾，虽然寒水主时，但客运少徵，余火未清，治疗仍以清肺润燥为主。

以上是具体分析运气的每一步而言，每步虽有其独特的气化生克规律，但受全年运气的影响。因此每步气化要与全年运气结合起来，统观全年，再看六步，全面分析，才不致偏颇。

（三）可能发生的变化

上述是五运六气在医学上运用的一般方法和规律，即运气之常。但是常中有变，运用常法分析之后，还要考虑到特殊变化，这样，才不致被变化了的情况所迷惑不解。主要的变化有以下两个方面：

1. 客气的"不退位"和"不迁正"

即上一年司天之气过盛有余，到两年交接之日仍不减退，继作下年布政之气，谓之"不退位"。由于上一年司天之气不退，即使本年司天之气不能就位布政，谓之"不迁正"。如《素问·遗篇本病论》说："所谓不退者，即天数未终……名曰复布政……天令如故而不退位也"。"司天不得其迁正者，即前司天过交司天之日……仍旧治天数，新司天未得迁正也"。比如己未年，太阴湿土司天，本应湿土之气布政，上半年气候比较湿润，但如上年（戊午年）少阴君火之气有余，移至本岁，上半年气候反而温热，使本年太阴湿土不能布政生化，即少阴君火"不退位"，太阴湿土"不迁正"，这就是常中之变。在这种情况，对气候和人体疾病有何影响呢？《素问·遗篇本病论》说："厥阴不退位，即大风早举，时雨不降，湿令不化，民病瘟疫疵废风生……；少阴不退位，即温生春冬……民病膈热咽干……；太阴不退位，寒暑不时……民病四肢少力，食饮不下，泄注淋满……；少阳不退位，即热生于春……民病少气，寒热更作……；阳明不退位，即春生清冷，草木晚荣，寒热间作，民病呕吐、暴注，食饮不下，大便干燥，四肢不举，目瞑掉眩"（《类经》注说："独缺太阳不退位一条，古文之脱失也"）。又说："厥阴不迁正，即风暄不时……民病淋溲，目系转，转筋喜怒，小便赤……；少阴不迁正，即冷气不退……民病寒热……；太阴不迁正，即云雨失令，万物枯焦……民病手足肢节肿满，大腹水肿，填臆不食，飧泄胁满，四肢不举；少阳不迁正，则炎灼弗令……民病痎疟骨热，心悸惊骇，甚时血溢；阳明不迁正，则暑化于前……民病寒热鼽嚏，皮毛折，爪甲枯焦，甚则喘嗽息高……；太阳不迁正……杀霜在前，寒冰于后……民病温疠至……"。

上年司天之气不退位，而影响下一年司天之气不迁正，这是主要的，常见的。但有时也可出现上年在泉之气不退而移交下一年的情况，其因素有二：一是看上年司天之气是否统领下半年的主气，一般说是统领的，但如在泉之气过盛时，就会发生变化，出现上年泉气不退。二是看在泉之气是什么？一般说，水火之气在泉，易产生泉气不退，因为水、火乃六气之基，水属寒，火属热，风从火化，燥因火炽，湿乃水火相蒸之气，正如张景岳在《类经图翼》中所说："同类相丛，归六气于水火，总万病于阴阳，二者而已"。前一个因素要根据当年出现的具体情况而定，后一个因素是主要的参考内容。

2. 胜复之变

《素问·六微旨大论》说："物之生从于化，物之极由乎变"。气化太过，所胜之气必乘其衰而复。如火气过盛，水气来复；寒水过盛，土气来复等。一般说此亦为之常，但有两种情况应当注意：一是所胜之气受某些条件的影响而未复。比如甲子年大运阳土，上半年湿气过盛，下半年风木来复，但是本年阳明燥金在泉，金盛克木，风气可能不复，于是燥淫过甚，更与司天之少阴君火余气相合，多发温热犯肺之疾。二是复之太过。仍以甲子之岁为例，上半年湿气过甚，下半年风木来复，如果复之太过，又易发生肝阳上亢，肝风内动之患。木来克土，脾虚之疾亦受影响。正如《素问·至真要大论》说："大复其胜，则主胜之，故反病也"。此即一年岁运胜复之变的内容。

(四) 关于五脏发病

运气变化对机体产生的影响不同，故脏腑发病和疾病的变化亦不同，《素问·五常政大论》和《素问·至真要大论》两篇大论都有具体记载。但作为一般规律而言，只能从运气相应脏腑，视其盛衰克制，从大的方面，比如外感病，脏腑实证、虚证，以及变化趋向等，作出分析判断，如果过于具体，言某时出现某个证候，未免机械，反易脱离实际，以致失去运气学说在应用上的价值。《素问·脏气法时论》对五脏发病作了简要的叙述，较之其他篇章，相对来说，代表性较大，较易学习应用。该论说："肝病者，两胁下痛引少腹，令人善怒；虚则目䀮䀮无所见，耳无所闻，善恐如人将捕之……气逆则头痛，耳聋不聪，颊肿……。心病者，胸中痛，胁支满，胁下痛，膺背肩胛间痛，两臂内痛；虚则胸腹大，胁下与腰相引而痛……。脾病者，身重，善饥肉痿，足不收，行善瘈，脚下痛；虚则腹满肠鸣，飧泄，食不化……。肺病者，喘咳逆气，肩背痛，汗出……；虚则少气，不能报息，耳聋嗌干……。肾病者，腹大胫肿，喘咳，身重，寝汗出，憎风；虚则胸中痛，大腹小腹痛，清厥，意不乐……"。当然，所论症状不一定都出现，未论及者，亦不一定不出现，但就运气学说在医学上的应用来讲，是可作参考的。

甲子年　　　甲午年

本年大运为土，属阳，少阴君火司天，阳明燥金在泉，火能生土，气生运谓之"顺化"。《素问·气交变大论》说："岁土太过，雨湿流行，肾水受邪，民病腹痛，清厥，意不乐，体重烦冤……甚则肌肉萎，足痿不收，行善瘛，脚下痛，饮发中满，食减，四肢不举。"《素问·五常政大论》说："少阴司天，热气下临，肺气上从……喘呕寒热，嚏、鼽、衄、鼻窒……胁痛，善太息。"《素问·六元正纪大论》说："少阴、太宫、阳明，甲子，甲午，其运阴雨，其化柔润时雨，其变震惊飘骤，其病中满身重。"本年岁土太过，少阴司天，蒸湿为邪，湿热为患，外感病多发风热夹湿，治宜辛凉解表，清热祛湿。湿热侵犯肠胃，易发中焦壅滞，腹满不食，吐泻痢疾等病。肾水受邪而见腰膝酸软，眩晕耳鸣，肌肤水肿等三焦不利之候。少阴司天，暑热亢盛，大暑前后易发暑温和湿温，同时易生内热和三焦火旺。火邪刑金，病多喘咳，特别是下半年燥金在泉，肺病多可增重或恶化。故本年对脾肾之疾治宜利湿补肾，心肺之患治应清热泻火，养阴润燥。

如果上年司天之厥阴风木不退位，移至本岁，上半年风气过盛，肝脾之病受其影响。如果上年在泉之少阳相火不退位，移至本岁，与本年司天君火相合，火热更盛，春季气候过暖，应注意春温或风温的发生和流行。

春分以前之初气，主气是厥阴风木，客气是太阳寒水，主运太角，客运太宫。风木之时，寒水当令，湿土化运，风、寒、湿盛，易发风寒外感，四肢痹痛。但君火司天，虽系外感风寒，治疗亦当寒热并用。寒水气盛，心肾阳虚之证受其影响，病情多会加重，应注意防治。

小满以前之二气，主气是少阴君火，客气是厥阴风木，主运少徵，客运少商。风木临于君火，风火相煽，肝阳易亢，肝风易动，高血压和心脑血管疾病应注意防治。外感疾患易化火动风，治应注意清热泻火，平肝息风。

大暑以前之三气，主气是少阳相火，客气是少阴君火，主运少徵交太宫，客运少商交太羽，正值司天之位。火气同化，暑热大行，对热证和肺虚患者不利，易发中暑，暑温，肺虚咳喘。火盛易生内热和三焦火旺，杂病治疗应注意清热泻火。

秋分以前之四气，主气、客气均是太阴湿土，主运太宫交少商，客运太羽交少角。湿土同化，湿邪易犯肌肉、关节发而为痹。湿犯脾胃病多吐泻和脾不运化。火之余气未尽，湿热相蒸，易发湿温。无论外感病或内伤病，治疗用药总宜注意祛湿利湿。

小雪以前之五气，主气是阳明燥金，客气是少阳相火，主运少商交太羽，客运少角交太徵。相火临于燥金，病多风热外感和肺热喘咳，治宜辛凉解表，清热泻火。火盛易生内热而发疔疖疮疡、小便淋痛等病症。

大寒以前之六气（终气），主气是太阳寒水，客气是阳明燥金，主运太羽，客运太徵，正值在泉之位。燥金临于寒水，病多风寒外感，但客运太徵，外感病亦易化热，故其治疗仍宜寒热并用。燥金过盛，肺之宿疾易于复发或加重。金盛克木，易发肝血不足之证。杂病治疗应注意清金养肝。综合以上分析，本年在疾病预测和治疗上的要点是：

1. 本年大运阳土，少阴君火司天，阳明燥金在泉。湿热气盛，外感病多风热夹湿，大暑前后易发中暑和湿温，外感病治宜辛凉解表，清热祛湿。湿热侵犯肠胃，易发腹满不食，吐泻痢疾等病。

2. 如果上一年司天之厥阴风木不退，移至本岁，上半年病多肝脾之疾。如果在泉之相火不退，移至本岁，入春后有发春温或风温的可能。

3. 养生保健提示：避免伤湿，多作户外活动，少接触空气秽浊的场所。注意饮食卫生。食味宜酸咸。

<h3 style="text-align:center">乙丑年　　　乙未年</h3>

本年大运为金，属阴，太阴湿土司天，太阳寒水在泉，土能生金，气生运谓之"顺化"。《素问·气交变大论》说："岁金不及，炎火乃行……民病肩背瞀重，鼽嚏，血便注下……复则寒雨暴至……阴厥且格，阳反上行，头脑户痛，延及囟门发热。"《素问·五常政大论》说："太阴司天，湿气下临，肾气上从……胸中不利，阴痿，气大衰而不起不用……地乃藏阴，大寒且至，蛰虫早附，心下痞痛，少腹痛，时害于食。"《素问·六元正纪大论》说："太阴、少商、太阳，热寒胜复同，乙丑、乙未，其运凉热寒。"岁运为金，其气凉，金运不及，火来胜之是为热，热胜寒气来。

复乃为寒，故曰"热寒胜复同……其运凉热寒。"太阴司天，寒水在泉，气候偏于寒凉湿润，病多外感风寒夹湿。治宜辛温，佐以祛湿。湿土布政，易发湿困脾土之脾不健运，水湿内停，吐泻更作，湿滞肌肉关节等症。下半年寒水在泉，水盛克火，心肾阳虚之证受其影响，阳虚水肿和寒湿痹证易于转甚。大运岁金不及，肺易受邪，多发肺虚喘咳，又逢太阴司天，湿痰往往壅盛。本年对脾胃病治应注意利湿化湿，杂病治疗当注意"益火之源，以消阴翳"。

岁半之前湿化太过，岁半之后风木可能来复，自病者肝，受病者脾，肝之实证易于动风，脾胃病多出现肝脾不调，肝胃不和之证，治疗应注意平肝息风，健脾抑木。

如果上年司天之少阴君火不退，移至本岁，上半年气候变热，易发风热外感，并可导致温热病的发生和流行，对外感病的治疗应由辛温转为辛凉。

春分以前之初气，主客都是厥阴风木，主运太角，客运少商。风木气盛，肝阳易亢，肝风易动，高血压和心脑血管疾病受其影响，应注意防治。木火刑金，易发肺疾，对肺和外感病的治疗应注意平肝祛风，木来克土，易发肝脾不调和肝胃不和之证，脾胃病治应注意疏肝健脾，理气和中。

小满以前之二气，主客都是少阴君火，主运少徵，客运太羽。君火同化，气候偏热，湿土司天，湿热交蒸，易发湿温，外感病湿热缠绵，不易速愈，治疗应当注意清利湿热。火化太过，易生内热，杂病治疗应考虑到清热泻火。

大暑以前之三气，主气是少阳相火，客气是太阴湿土，主运少徵交太宫，客运太羽交少角，正值司天之位。湿土临于相火，湿热交蒸，易发湿温和湿热外感，同时易致阴暑为患，对发热性疾病的治疗在清热的同时不忘祛湿利湿。湿土太过，本脏自伤，易发吐泻、痢疾等肠胃疾病。

秋分以前之四气，主气是太阴湿土，客气是少阳相火，主运太宫交少商，客运少角交太徵。相火临于湿土，湿热继续为患，肠胃湿热疾病和湿温留连不去，而且风湿痹证也易于生热，治疗当佐以清热之品。

小雪以前之五气，主客之气都是阳明燥金，主运少商交太羽，客运太徵交少宫。燥金当令，又值太阳寒水在泉，燥气寒化，易发凉燥犯肺之疾，慢性肺病多可复发或转重，对肺疾和外感病治宜养阴润肺和辛温解表。

大寒以前之六气（终气），主客之气都是太阳寒水，主运太羽，客运少宫，正值在泉之位。寒水同化，水盛克火，对心肾阳虚之证影响较大，心脏病和阳虚水肿患者易于复发或加重。水来侮土，肠胃病可由湿热转为寒湿，治应注意补火生土，散寒利湿。寒水当令，易发风寒外感，对外感病的治疗宜用辛温，慎用辛凉。

综合以上分析，本年在疾病预测和治疗上的要点是：

1. 本年大运为金之不及，太阴湿土司天，太阳寒水在泉，气候偏于寒凉湿润，特别是入冬之后寒气偏盛，病多风寒外感夹湿，治立辛温解表，佐以祛湿。心肾阳虚之证受其影响，心脏病和肾虚水肿患者多可转重。太阴司天，湿盛易发腹满不食，呕吐泄泻等疾。杂病治疗应注意温阳化气，散寒利湿。

2. 如果上年司天之少阴君火不退，移至本岁，上半年病多风热外感并易发春温。本年司天之太阴湿土不得迁正，郁伏于内，易发脾不运化之疾。

3. 养生保健提示：注意保暖，顾护阳气，避免冒雨涉水和伤湿。注意饮食卫生，少喝冷饮。食味宜辛酸。

丙寅年　　　丙申年

本年大运为水，属阳，少阳相火司天，厥阴风木在泉，水能克火，运克气谓之"不和"。《素问·气交变大论》说："岁水太过，寒气流行，邪害心火,民病身热,烦心,躁悸,阴厥,上下中寒,谵妄,心痛……甚则腹大胫肿,喘咳。"《素问·五常政大论》说:"少阳司天,火气下临,肺气上从……咳嚏,鼽衄,鼻窒,口疡,寒热胕肿……心痛,胃脘痛,厥逆,膈不通,其主暴速。"《素问·六元正纪大论》说:"少阳,太羽,厥阴,丙寅,丙申……其病寒浮肿。"本年岁运为寒水,气化为火热,大暑前后易发暑厥和暑温,水火交蒸,又可导致湿温的发生和流行。厥阴在泉,风行于地,岁半之后,风火相煽,外感病极易化热动风,故虽系外感风寒,治疗时亦当慎用辛温。大运阳水,水化太过,脾土受侮,厥阴在泉,木来克土,多发肝胃不和,肝脾不调之疾,对脾胃病的治疗应注意扶土抑木。运水过盛,脾不运化,可致三焦不利,水肿为患,阳虚水肿患者病情可能加重,治疗应注意温阳化气,健脾利水。

如果上年司天之太阳湿土不退,移至本岁,本年少阳相火不得迁正,上半年湿气过盛,与大运之水相合,则多寒湿为患,易发寒湿痹证和寒湿外感,治宜散寒祛湿。同时寒湿困脾,又易发生吐泻不食,脾失健运等疾。

如果上年在泉之太阳寒水不退,移至本岁,与运水结合,则上半年寒气过盛,对心肾阳虚之证不利,脾肺亦受影响,病多风寒外感和寒湿困脾之疾,治疗宜用辛温。

春分以前之初气,主气是厥阴风木,客气是少阴君火,主运太角,客运太羽。风木临于君火,木从火化,风火相煽,病多风温和风热外感,但客运太羽,温热之疾不致太甚,治宜疏风清热,仍以辛凉为主。厥阴应肝,肝阳易亢,肝火易升,杂病治疗应注意平肝潜阳,清泻肝火。

小满以前之二气,主气是少阴君火,客气是太阴湿土,主运少徵,客运少角。湿气临于君火,易致湿热为患,对外感病的治疗应注意清热利湿。湿热侵犯肠胃,病多湿热泄泻和湿热下注等疾。

大暑以前之三气,主客都是少阳相火,主运少徵交太宫,客运少角交太徵,正值司天之位。火气同化,炎暑乃至,易发暑厥和暑温,但大运阳水,暑热又可被抑,发病不致过甚,对外感病的治疗总宜辛凉。

秋分以前之四气,主气是太阴湿土,客气是阳明燥金,主运太宫交少商,客运是太徵交少宫。燥金气凉,大运太羽,易发凉燥犯肺之呼吸道感染疾患,外感病治宜辛温清润。太阴湿土当令,肠胃病增多,易发吐泻、痢疾等疾,司天之相火余气未尽,湿易化热,故对肠胃病的治疗应注意清利湿热。

小雪以前之五气,主气是阳明燥金,客气是太阳寒水,主运少商交太羽,客运少宫交太商。寒水临于燥金,继续凉燥为患,肺脏受邪,病多喉痒咳嗽,鼻塞喷嚏等外感疾患,对外感病的治疗宜辛温发散,滋阴润肺。受在泉风木之气的影响,对呼吸道疾病的治疗应佐祛风之品。

大寒以前之六气（终气），主气是太阳寒水，客气是厥阴风木，主运太羽，客运太商，正值在泉之位。寒水主时，风木当令，易发风寒外感，对外感病的治疗宜用辛温，慎用辛凉。风木盛，肝之实证易于动风，高血压和心脑血管疾病受其影响。木盛克土，对脾胃病的治疗应注意平肝抑木。

综合以上分析，本年在疾病预测和治疗上的要点是：

1. 本年大运阳水，少阳相火司天，厥阴风木在泉。上半年水火交蒸，湿热气盛，易致湿温病的发生和流行。大暑前后易发暑厥和暑温，治疗应注意清热利湿。岁水太过，脾土受侮，厥阴在泉，木来克土，对脾胃和水肿病人影响较大，治应注意扶土抑木，温阳利水。岁半之后易发风寒外感，病多喉痒咳嗽，对外感病治宜辛温发散，养阴润燥。风木太过，肝阳易于化风，高血压和心脑血管疾病应当特别注意防护。

2. 如果上年司天之太阴湿土不退，移至本岁，与大运阳水相合，易发寒湿痹证，且对肠胃病和水肿病影响增大，治应注意散寒利湿。寒湿相加，病多风寒外感，但因本年司天之少阳相火郁伏于内，风寒又易化热，因此，对外感病的治疗虽然当用辛温发散，但宜佐加清热之品。

3. 如果上年在泉之太阳寒水不退，移至本岁，与本年运水结合，则风寒致病居多。

4. 养生保健提示：注意保暖，多作户外活动，避开空气秽浊的场所。多吃瓜果蔬菜。大暑前后避免伤暑。食味宜甘咸。

丁卯年　　　丁酉年

本年大运为木，属阴，阳明燥金司天，少阴君火在泉，金能克木，气克运谓之"天刑"。丁卯年木运又逢正东方位卯支，谓之"岁会"，"其病徐而持"。《素问·气交变大论》说："岁木不及，燥乃大行，生气失应……民病中清、胠胁痛，少腹痛，肠鸣溏泄……上临阳明，生气失政……复则炎暑流火……病寒热疮疡。"《素问·五常政大论》说："阳明司天，燥气下临，肝气上从……胁痛、目赤、掉振鼓栗，筋痿不能久立。暴热至，土乃暑，阳气郁发，小便变，寒热如疟，甚则心痛。"《素问·六元正纪大论》说："阳明、少角、少阴，清热胜复同，同正商，丁卯岁会，丁酉，其运风清热。"岁运为木，其运风，风木不及，金来胜之，是谓清，金盛火气来复而为热，故曰"清热胜复同"。岁运为风木，阳明燥金司天，少阴君火在泉，故曰"其运风清热"。岁木不及，上临阳明，金胜克木，故运"同正商"。本年木运不及，燥金过盛，对肝之虚证影响较大，易发肝血不足，筋脉失养之头晕目眩，肢体痿废，手足拘挛，惊悸不安等症，对肝系疾病之治疗应注意培补肝肾。上半年燥金过盛，肺脏受邪，易发胸闷咳喘，鼻塞喉痛等外感疾患，特别是秋冬两季，又逢君火在泉，火燥相加，很可能导致呼吸道传染病的发生和流行，对外感发热性疾病的治疗宜辛凉清润，不宜使用辛温化燥之品。冬季受君火之影响，易发火热内盛，或阴虚火旺之候，对内伤杂病的治疗应注意滋阴清热，泻火解表。

如果上年司天之少阳相火不退，移至本岁，上半年气候过暖，易发生春温如流感、流脑、麻疹等呼吸道传染病，因此入春气候不寒而暖，即应加强预防，对外感疾病治疗宜用辛凉。

春分以前之初气，主气是厥阴风木，客气是太阴湿土，主运、客运均是少角。湿气下临，肾气上从，对肾病影响较大，阳虚水肿患者多可加重，对肾病的治疗应当注意祛湿利湿。风木主时，湿土当令，病多肝脾不调，肝胃不和，出现腹胀纳呆，便溏泄泻之疾，治宜疏肝和胃，健脾利湿。

小满以前之二气，主气是少阴君火，客气是少阳相火，主运、客运均是太徵。火气同化，气候过暖，易发风热外感和流感、麻疹、流脑等呼吸道传染病，对外感疾病治宜辛凉和清热解毒。火盛对心之实证影响较大，易发口舌糜烂和疮疡肿毒，对杂病的治疗应注意清热泻火。

大暑以前之三气，主气是少阳相火，客气是阳明燥金，主运、客运均是太徵交少宫，正值司天之位。火燥相加，病多风热外感和肺热喘咳，治宜辛凉解表和清热泻肺。金盛克木，肝之虚证亦受影响，对肝治应滋阴养肝，不宜过用克伐之品。

秋分以前之四气，主气是太阴湿土，客气是太阳寒水，主运、客运均是少宫交太商。寒水临于湿土，又逢少阴君火在泉，寒热交蒸，湿热气盛，易发湿热泄泻和痢疾等肠胃疾病。外感发热性疾病多可夹寒夹湿，治疗时应注意清热散寒利湿。

小雪以前之五气，主气是阳明燥金，客是厥阴风木，主运、客运均是太商交少羽。风燥相临，又与在泉之君火相合，易发风热外感和燥邪犯肺之证，病多咽干喉痛，咳嗽痰少，胸胁疼痛等，对外感病治宜清热润燥。风火相煽，肝阳易亢，肝风易动，内伤杂病治应注意平肝潜阳。

大寒以前之六气（终气），主气是太阳寒水，客气是少阴君火，主运、客运均是少羽，正值在泉之位。少阴君火布政，气候不寒而暖，易发生流感、流脑、麻疹等呼吸道传染疾患，对外感病治宜辛凉，慎用辛温。火盛自病者心，易发升火和疮疡肿毒等疾，对内伤杂病的治疗应注意清心泻火。

综合以上分析，本年在疾病预测和治疗上的要点是：

1. 本年木运不及，燥金司天，君火在泉，对肝之虚证影响较大，内伤杂病治应注意滋肾养肝，清热泻火。外感病多发风热犯肺，并易患流感、流脑等呼吸道传染病，治宜辛凉，慎用辛温。

2. 如果上年司天之少阳相火不退,移至本岁,上半年气候不寒而温,易导致春温的发生和流行,需注意防治。

3. 养生保健提示:注意室内通风,避开空气秽浊的场所,特别是冬春季节应注意预防呼吸道传染病的发生和流行。宜饮清凉饮料,多食瓜果,食味宜酸苦。

戊辰年　　　戊戌年

本年大运为火,属阳,太阳寒水司天,太阴湿土在泉,水能克火,气克运谓之"天刑"。《素问·气交变大论》说:"岁火太过,炎暑流行,金肺受邪,民病疟,咳喘,血溢……甚则胸中痛,胁支满。"《素问·五常政大论》说:"太阳司天,寒气下临,心气上从……心热烦,嗌干善渴……土乃润……水饮内稸,中满不食,皮瘄肉苛,筋脉不利,甚则胕肿身后痈。"《素问·六元正纪大论》说:"太阳、太徵、太阴、戊辰、戊戌同正徵,其运热……其病热郁。"岁火太过,寒水上临,火得乘制,炎灼已平,故运"同正徵"。本年运为火热,气为寒水,以气为主。寒水用事,又逢在泉之太阴湿土,气候偏于寒湿,易发寒湿困脾,中满不食,呕吐泄泻等肠胃疾患。寒湿痹证病情多可加重。水化太过,本脏自伤,肾病水肿易于恶化。对以上疾病的治疗应注意散寒利湿,温阳化气。大运之火被水所抑,不得发越,成为伏邪。寒伤于外,热郁于内,外感病多发外寒内热或寒热夹杂之证,其治疗当在辛温发散的基础上佐以寒凉,不宜单用辛温。运火气寒,下半年多湿,湿热交蒸,病多湿热痢疾和湿疹疮疡,并可导致湿温病的发生和流行,治宜清热解毒利湿。

如果上年司天之阳明燥金不退,移至本岁,上半年燥与火运相合,病多肺热咳喘和风热外感。如果上年在泉之少阴君火不退,移至本岁,春季气候过暖,可导致春温的发生和流行,对外感病治疗则又宜辛凉,慎用辛温。

春分以前之初气,主气是厥阴风木,客气是少阳相火,主运少角,客运太徵。相火临于风木,又逢客运太徵,病多风热外感,治疗宜用辛凉,但太阳寒水司天,春温的流行发病可能性不大。

小满以前之二气,主气是少阴君火,客气是阳明燥金,主运太徵,客运少宫。燥金临于君火,易发温热犯肺之咳喘,治宜清热润肺。太阳寒水司天,寒邪束肺之外感亦易发生,治宜辛温。

大暑以前之三气,主气是少阳相火,客气太阳寒水,主运是太徵交少宫,客运是少宫交太商,正值司天之位。寒水临于相火,水火相交,湿热弥漫,易发阴暑和湿温,对外感病的治疗应注意利湿化湿。肠胃疾病治宜清热利湿和温阳健脾。内伤杂病治应注意"益火之源,以消阴翳"。

秋分以前之四气,主气是太阴湿土,客气是厥阴风木,主运是少宫交太

273

商，客运是太商交少羽。风木临于湿土，易发肝胃不和，肝脾不调之疾，对脾胃病的治疗应注意疏肝健脾。司天之寒水余气未尽，大运之火郁伏于内，又逢风木和湿土之气，风寒湿热合邪，痹证多见，且易于化热。外感病多见寒热夹杂。对以上疾病的治疗宜寒热并用佐以祛风之品。

小雪以前之五气，主气是阳明燥金，客气是少阴君火，主运是太商交少羽，客运是少羽交太角。君火临于燥金，病多温燥犯肺之疾，且多风热外感，对外感病的治疗宜用辛凉清润，慎用辛温。肺系疾病治应注意清热、养肝、润燥。

大寒以前之六气（终气），主气是太阳寒水，客气是太阴湿土，主运少羽，客运太角，正值在泉之位。湿土运化于寒水之时，寒湿过盛，易发寒湿痹证和风寒外感，但岁火内伏，虽系风寒外感，亦易化热，因此对外感病的治疗应在辛温发散的基础上佐以清热之品。湿气过盛，脾胃自伤，对脾胃病的治疗应注意温中利湿。综合以上分析，本年在疾病预测和治疗上的要点是：

1. 本年大运阳火，太阳寒水司天，太阴湿土在泉。气候偏于寒湿，易发寒湿困脾之肠胃疾病和寒湿痹证，且对阳虚水肿患者影响较大，对以上疾病治应注意温阳化气，散寒利湿。

2. 大运之火被水所抑，郁伏于内，成为伏邪，风寒外感多见，但易化热，或寒热夹杂，且易导致湿温病的发生和流行。对外感病治宜辛温散寒，祛湿利湿，但应佐以寒凉。

3. 如果上年司天之阳明燥金不退，移致本岁，上半年病多肺热喘咳和风热外感，治疗又宜辛凉。如果在泉之少阴君火不退，春季气候过暖，可导致春温的发生和流行。

4. 养生保健提示：本年寒热不调，注意保暖，避免伤湿。室内通风，呼吸新鲜空气。少喝冷饮，注意饮食卫生。食味宜甘咸。

己巳年　　　己亥年

本年大运为土，属阴，厥阴风木司天，少阳相火在泉，木能克土，气克运谓之"天刑"。《素问·气交变大论》说："岁土不及，风乃大行……民病飧泄霍乱，体重腹痛，筋骨繇复，肌肉䐃酸，善怒……咸病寒中……复则收政严峻，名木苍雕，胸胁暴痛，下引少腹，善太息。"《素问·五常政大论》说："厥阴司天，风气下临，脾气上从……体重肌肉萎，食减口爽，风行太虚，云物摇动，目转耳鸣。"《素问·六元正纪大论》说："厥阴、少宫、少阳，风清胜复同，同正角，己巳、己亥，其运雨风清。"厥阴司天，气化为风，风盛金气来复，其气为清，故曰"风清胜复同"。岁运湿土，其化为雨，故"其运雨风清"。本年大运为土不及，又逢厥阴风木司天，木强土弱，故自病者肝，受病者脾。肝病受运气影响较大，肝气易郁，肝阳易亢，肝风易动，肝系疾病治应注意疏肝理气，潜阳息风。肝强克脾，易患脾虚失运，脾胃不和，病多纳呆食减，腹胀呕恶，便溏泄泻等疾，脾系疾病治宜疏肝健脾，和胃利湿。少阳相火在泉，下半年气候偏热，冬季易发冬温和风热外感，对外感疾病的治疗宜用辛凉，不宜辛温。内伤杂病的治疗亦当注意清热泻火。

如果上年司天之太阳寒水不退，移至本岁，上半年气候偏寒，易患风寒外感，且对风寒痹证不利。厥阴风木不得迁正，郁伏于内，易发肝气郁结和肝脾不调等疾，治疗仍宜疏肝健脾。

春分以前之初气，主气是厥阴风木，客气是阳明燥金，主运少角，客运少宫。燥金临于风木，金气清凉，易发风寒外感，外感病治宜辛温，慎用辛凉。燥金气盛，对肺病影响较大，喘咳宿疾多会复发或加重，治应注意清金润肺和祛风散寒。

小满以前之二气，主气是少阴君火，客气是太阳寒水，主运太徵，客运太商。水火相交，湿热蒸腾，风寒外感多夹湿热，对外感病的治疗应注意清热利湿。湿热气盛，脾胃受累，易发湿热下利。痹证受其影响，多兼夹湿热，治宜散寒、祛湿、清热。

大暑以前之三气，主气是少阳相火，客气是厥阴风木，主运太徵交少宫，客运太商交少羽，正值司天之位。风火相煽，多发暑温和风热外感，热性病且易动风，治应注意清热息风。厥阴司天，肝阳易亢，肝风易动，肝系疾病的治疗应注意平肝潜阳，息风镇惊。风木气盛，横克脾胃，脾胃病的立方用药当佐以平肝之品。

秋分以前之四气，主气是太阴湿土，客运是少阴君火，主运少宫交太商，客运少羽交太角。君火临于湿土，湿热气盛，易发湿温和湿热泄泻痢疾。皮肤受侵，多发湿毒浸淫。外感病易夹湿热而致发热缠绵不愈。对以上疾病的治疗应注意清热利湿。

小雪以前之五气，主气是阳明燥金，客气是太阴湿土，主运太商交少羽，客运是太角交少徵。客气太阴，又受在泉相火之影响，湿热继续，外感病、肠胃病、皮肤病受湿热的影响最大，治疗仍宜燥湿清热。

大寒以前之六气（终气），主气是太阳寒水，客气是少阳相火，主运少羽，客运少徵，正值在泉之位。相火布化，气候应寒而暖，易发冬温。外感病多为风热，治宜辛凉，慎用辛温。火盛克金，对肺病影响较大，肺系疾病的治应注意清热养阴。

综合以上分析，本年在疾病预测和治疗上的要点是：

1. 本年大运阴土，厥阴风木司天，少阳相火在泉，木强土弱，肝脾受其影响较大，易发肝阳上亢，肝风内动，脾虚不运，脾胃不和等疾，对肝脾疾病治应注意平肝息风，健脾和胃。下半年气候偏热，易发冬温和风热外感，对外感病治宜辛凉，不宜辛温。内伤杂病亦应考虑肝强脾弱所带来的影响。

2. 如果上年司天之太阳寒水不退，移至本岁，上半年气候偏寒，易发风寒外感，且对风寒痹证不利。厥阴风木郁伏于内，肝气郁结，脾胃病仍受其影响，治疗仍应注意疏肝健脾。

3. 养生保健提示：保持心情舒畅，不动怒，不忧伤。注意饮食卫生，多食瓜果蔬菜。入冬后避开空气秽浊的场所，预防呼吸道传染病的发生。食味宜辛甘。

庚午年　　　庚子年

本年大运为金，属阳，少阴君火司天，阳明燥金在泉，火能克金，气克运谓之"天刑"，太过岁金之运与在泉之气相同，为"同天符"，对疾病的影响与天符相同，病多速而危。《素问·气交变大论》说："岁金太过，燥气流行，肝木受邪，民病两胁下少腹痛，目赤痛……甚则喘咳逆气，肩背痛。"《素问·五常政大论》说："少阴司天，热气下临，肺气上从……喘呕寒热，嚏、衄、鼽……地乃燥，胁痛，善太息。"《素问·六元正纪大论》说："少阴、太商、阳明、庚子、庚午同正商，其运凉劲……其病下清。"岁金太过，上临君火，金被火制，故运"同正商"。本岁火气布政，燥气相随，气候炎热，心肺疾病受其影响较大，病多肺热喘咳，咳血衄血之疾。春季易发春温，大暑前后易发暑温，应注意流感、流脑、乙脑的发生和流行。岁半之后亦易发生呼吸道传染病。本年对外感病的治疗宜用辛凉，不宜辛温。内伤杂病易生火热。金盛克木，肝血易虚，阴虚阳亢之疾多受其影响，因此对内伤杂病的治疗应注意清热泻火，滋阴养血。

如果上年司天之厥阴风木不退，移至本岁，上半年风气过盛，易发肝阳上亢，肝风内动之疾，肝木克土，脾胃受累，病多肝脾不调，肝胃不和，对脾胃病的治疗应注意疏肝解郁。

上半年火热过盛，下半年可能寒水来复，气候转为寒凉，又可抑制温热病的发生和流行。如果复之太过，下半年又易发生风寒外感，其治疗宜用辛温，慎用辛凉。

春分以前之初气，主气是厥阴风木，客气是太阳寒水，主运少角，客运太商。寒水临于风木，客运太商，病多风寒外感，咳嗽喘满等疾，外感病治宜辛温，慎用辛凉。寒水克火，心肾阳虚之证多可加重，治应注意"益火之源，以消阴翳"。

小满以前之二气，主气是少阴君火，客气是厥阴风木，主运太徵，客运少羽。风木临于君火，风火相煽，易发风温，病多风热外感。风木盛，肝阳易亢，肝火易升。外感病治宜辛凉，慎用辛温，内伤杂病治应注意平肝息风，清泻肝火。

大暑以前之三气，主气是少阳相火，客气是少阴君火，主运太徵交少宫，客运少羽交太角，正值司天之位。火气同化，炎暑乃至，易发暑温、暑厥，病多温热。火来乘金，肺系疾病多受影响而加重，无论外感或内伤，其治疗均应注意清热泻火。

秋分以前之四气，主气、客气均是太阴湿土，主运少宫交太商，客运太角交少徵。湿气同化，外感病最易夹湿。湿盛脾土自伤，病多吐泻痢疾、脘痞不食等症，外感病和脾胃病治应注意化湿燥湿。

小雪以前之五气，主气是阳明燥金，客气是少阳相火，主运太商交少羽，客运少徵交太宫。相火临于燥金，病多温燥犯肺和风热外感，火盛克金，对肺系疾病影响较大。外感病治宜辛凉，不宜辛温，肺系疾病治应注意清热润燥。

大寒以前之六气（终气），主气是太阳寒水，客气是阳明燥金，主运少羽，客运太宫，正值在泉之位。燥气布政，余热未尽，病多肺热燥咳。同时风寒外感亦易化热伤阴，肺系疾病治宜清热润燥。金盛克木，肺虚之证受其影响，对肝系疾病治应注意柔肝养肝。

综合以上分析，本年在疾病预测和治疗上的要点是：

1. 本年大运为金之太过，少阴君火司天，阳明燥金在泉，同天符，其病速而危。上半年气候炎热，心肺疾病受其影响，易发春温，大暑前后易发暑温，应注意流感、流脑、乙脑的发生和流行。下半年亦易发生呼吸道传染病。本年对外感病的治疗宜用辛凉，不宜辛温。金盛克木，肝血易虚，肝之虚证受其影响，内伤杂病治应注意清热泻火，滋阴养血。

2. 如果上年司天之厥阴风木不退，移至本岁，上半年风气过盛，易发肝阳上亢，肝风内动之疾。肝木克土，脾胃受累，病多肝脾不调，肝胃不和，对脾胃病治应注意疏肝和肝。

3. 养生保健提示：注意室内通风，多作户外活动，避开空气秽浊场所，预防呼吸道传染病。多吃瓜果蔬菜，宜喝清凉饮料。食味宜苦咸。

辛未年　　　辛丑年

本年大运为水，属阴，太阴湿土司天，太阳寒水在泉，土能克水，气克运谓之"天刑"，岁运不及之水，与在泉之气相同，为"同岁会"，对疾病的影响与"岁会"相近，"其病徐而持"。《素问·气交变大论》说："岁水不及，湿乃大行，长气反用……民病腹满，身重濡泄……上临太阴，则大寒数举……阳光不治，民病寒疾于下，甚则腹满浮肿。"《素问·五常政大论》说：

"太阴司天，湿气下临，肾气上从……胸中不利，阴痿，气大衰而不起不用。"《素问·六元正纪大论》说："太阴、少羽、太阳，雨风胜复同，同正宫，辛丑辛未，其运寒雨风。"太阴司天，其化为雨，湿气太过，风气来复，故曰"雨风胜复同"；又值太阳寒水在泉，故云"其运寒雨风"；湿土太过，风木来复，故运"同正宫"。本年湿气过盛，发病者脾，受病者肾。脾被湿困，运化无权，病多腹满不食、呕吐泄泻等疾；土盛克水，肾虚精亏，易发肌肤水肿、腰膝酸软等症。心肾阳虚患者病情多可加重。内伤杂病治应注意温阳利湿。湿土司天，寒水在泉，外感病多兼夹寒湿，特别是入冬之后易患风寒外感，本年对外感病的治疗宜用辛温，慎用辛凉，并应注意祛湿利湿。上半年湿土太过，下半年可能风气来复，内伤杂病又可兼夹风湿，其治疗应注意平肝潜阳，祛风利湿。

如果上年司天之少阴君火不退，移至本岁，上半年气候偏于温热，又易发生春温和风热外感，对外感病的治疗又宜辛凉，不宜辛温。

春分以前之初气，主气、客气均是厥阴风木，主运少角，客运少羽。风盛自病者肝，受病者脾，肝阳易亢，肝风易动，病多肝脾不调，肝胃不和，内伤杂病治应注意平肝潜阳，疏肝健脾。厥阴气盛，春季多风，风性善行而数变，易患风疹、风邪犯肺等疾，对外感病的治疗宜加疏风祛风之品。

小满以前之二气，主气、客气都是少阴君火，主运太徵，客运少角。火气同化，上临太阴湿土司天，又逢岁水不及，病多湿热。外感发热，缠绵不愈，治疗应注意清热利湿。湿热盛又易发生吐泻痢疾、湿热下注等疾。

大暑以前之三气，主气是少阳相火，客气是太阴湿土，主运太徵交少宫，客运少角交太徵、正值司天之位。湿土临于相火，湿热交蒸，极易发生湿温和阴暑，病多吐泻痢疾等肠胃疾病。湿化太过，反侮肝胆，又易发生湿疹疮疡、黄疸胁痛等肝胆湿热疾患。外感病多夹湿热。对以上疾病治应注意清利湿热。

秋分以前之四气，主气是太阴湿土，客气是少阳相火，主运少宫交太商，客运太徵交少宫。相火临于湿土，湿热相蒸，发病与三之气基本相同，湿温和湿热之疾继续。

小雪以前之五气，主气、客气都是阳明燥金，主运太商交少羽，客运少宫交太商。燥金受在泉寒水之影响，多发凉燥外感，出现口鼻干燥、咳嗽痰少、胸闷胁痛等症，治宜辛温发散，养阴润肺。金盛克木，肝病受其影响，肝气易郁，肝血易虚，对胸闷胁痛之症治应注意疏肝养肝，理气解郁。

大寒以前之六气（终气），主气、客气都是太阳寒水，主运少羽，客运太商，正值在泉之位。寒气同化，最易导致风寒外感，对外感病治宜辛温，不宜辛凉。寒水克火，心肾阳虚之证受其影响，阳虚水肿，胸闷气喘之证多可加重，对内伤杂病治疗应注意"益火之源，以消阴翳。"

综合以上分析，本年在疾病预测和治疗上的要点是：

1. 本年大运阴水，太阴湿土司天，太阳寒水在泉，上半年湿气过盛，自病者脾，受病者肾，病多腹满不食，吐泻痢疾等肠胃疾患。大暑前后易发湿温。下半年寒水气盛，心肾阳虚之证病情多可加重。内伤杂病治应注意温阳利湿。外感病上半年多可夹湿，下半年多发风寒，治宜散寒祛湿，慎用辛凉。

2. 如果上年司天之少阴君火不退，移至本岁，上半年气候偏于温热，又易发生春温和风热外感，对外感病的治疗又宜辛凉，不宜辛温。

3. 养生保健提示：注意保暖，避免冒雨涉水和伤湿。注意饮食卫生，不宜喝冷饮。食味宜辛酸。

壬申年　　　壬寅年

本年大运为木，属阳，少阳相火司天，厥阴风木在泉，木能生火，运生气谓之"小逆"，岁运太过之木，与在泉之气相同，为"同天符"，对疾病的影响与天符相近，"其病速而危"。《素问·气交变大论》说："岁木太过，风气流行，脾土受邪，民病飧泄，食减，体重，烦冤，肠鸣，腹支满……甚则忽忽善怒，眩冒巅疾。"《素问·五常政大论》说："少阳司天，火气下临，肺气上从……咳、嚏、衄、衊、鼻窒、口疮、寒热胕肿……心痛，胃脘痛，厥逆，膈不通，其主暴速。"《素问·六元正纪大论》说："少阳、太角、厥阴，壬寅、壬申，其运风鼓……其病掉眩，支胁惊骇。"本年木运太过，火气上临，风火相煽，气候燥热，自病者心肝，受病者脾肺。风木太过，肝阳上亢，肝风内动，高血压患者受其影响，易发中风眩掉、半身不遂。木来克土，脾胃受累，病多肝脾不调、肝胃不和等疾。心火旺，易发失眠、心悸、口舌生疮、小便淋痛等病。火盛乘金，加之大运风木，易发风温和风热犯肺之外感。本年对内伤杂病治应注意平肝息风，清心泻火。外感病治宜辛凉，不宜辛温，且应佐以祛风润肺之品。

上半年火热太过，下半年寒水可能来复，对心肾阳虚患者不利，外感病又可转为风寒。如果下半年气候偏于寒凉，内伤杂病治当注意温通心肾之阳，外感病治疗应当寒热兼用。

如果上年在泉之太阳寒水不退，移至本岁，上半年气候不热而寒，病多风寒外感，心肾阳虚患者当受其影响。同时本年司天之少阳相火郁伏于内，成为伏邪，又易积生内热，应当注意。

春分以前之初气，主气是厥阴风木，客气是少阴君火，主运、客运都是太角。少阴临于风木，风火相煽，春早至，气候暖，温病时起，病多肺热喘咳等呼吸道传染病，火化太过，易生内热而发口舌生疮、小便淋痛等疾。对外感病治宜辛凉,不宜辛温。内伤杂病治应注意泻火解毒。

小满以前之二气,主气是少阳相火,客气是太阴湿土,主运、客运都是少徵。湿土临于相火,湿热气盛,易发湿热外感,发热缠绵。内伤脾胃,病多吐泻痢疾,腹满不食。对以上疾病的治疗均应注意祛湿利湿。

大暑以前之三气,主气、客气均是少阳相火,主运、客运都是少徵交太宫,正值司天之位。火气同化,气候炎热,易生暑厥、暑温。大运风木与火相煽,热性病易于动风或热入心包,内伤杂病多受肝阳、火热的影响而发生眩晕振掉。以上疾病治疗均应注意清热息风,平肝潜阳。

秋分以前之四气,主气是太阴湿土,客气是阳明燥金,主运、客运都是太宫交少商。燥金气化,余热未尽,病多温燥犯肺和风热外感,治宜辛凉清润。湿土主时,与大运风木相合,易发肝脾不调,肝胃不和之肠胃疾病,治宜疏肝健脾,祛风除湿。

小雪以前之五气,主气是阳明燥金,客气是太阳寒水,主运、客运都是少商交太羽。寒水临于燥金,病发凉燥犯肺和风寒外感,外感病治宜辛温佐以润肺清燥之品。寒水布政,心肾阳虚之证受其影响,内伤杂病治疗时应注意温阳化气。

大寒以前之六气(终气),主气是太阳寒水,客气是厥阴风木,主运、客运都是太羽,正值在泉之位。风木临于寒水,病多风寒外感。木来克土,易发肝阳上亢,肝脾不调等疾,内伤杂病治应注意平肝潜阳,健脾和胃。

综合以上分析,本年在疾病预测和治疗上的要点是:

1. 本年木运太过,少阳相火司天,风火相煽,气候燥热,易发温热性疾病,外感病治宜辛凉,不宜辛温。风化太过,高血压病受其影响,多致中风眩掉。木来克土,脾胃病增多。火化太过,心之实证多可加重。内伤杂病治应注意平肝息风,清心泻火。上半年火热太过,下半年寒水可能来复,心肾阳虚之证受其影响,治应注意温补心肾之阳。

2. 如果上年司天之太阴湿土不退,移至本岁,易发脾被湿困和胃肠疾患。如果在泉之太阳寒水不退,移至本岁,上半年气候偏寒,温病即可避免,外感病又多为风寒。

3. 养生保健提示:保持心情舒畅,不动怒,不忧伤,特别是高血压病患者更应注意。多作户外活动,呼吸新鲜空气,预防呼吸道传染病。多饮水,多食瓜果,宜喝清凉饮料。食味宜辛咸。

癸酉年　　　癸卯年

本年大运为火,属阴,阳明燥金司天,少阴君火在泉,火能克金,运克气谓之"不和",岁运不及之火,与在泉之气相同,为"同岁会",对疾病的影响与"岁会"相近，"其病徐而持"。《素问·气交变大论》说："岁火不及，寒乃大行……民病胸中痛，胁支满，膺背肩胛间及两臂内痛，郁冒朦昧，心痛暴喑，胸腹大，胁下与腰背相引而痛，甚则屈不能伸……复则埃郁……病鹜溏腹满，食欲不下，寒中肠鸣，泄注腹痛，暴挛痿痹，足不任身。"《素问·五常政大论》说："阳明司天，燥气下临，肝气上从……胁痛目赤，掉振鼓栗，筋痿不能久立。"《素问·六元正纪大论》说："阳明、少徵、少阴，寒雨性复同，同正商，癸卯、癸酉，其运热、寒、雨。"岁火不及，金无所制，故岁运之化"同正商"；岁运为火，其化热，岁火不及，寒水胜之，是为寒，寒水盛湿土来复，乃为雨，故曰"寒雨胜复同……其运热、寒、雨。"岁火不及，寒水胜之，心肾阳虚之证受其影响，内伤杂病多易出现阳虚证候，寒湿痹证可会加重，治疗应注意温阳散寒。阳明燥金司天，易发风寒外感，外感病治宜辛温，慎用辛凉。金盛克木，肝之阴血易虚而出现头目眩晕、筋痿不用之症。少阴君火在泉，下半年气候偏热，冬季易发冬温和风热外感，外感病又当治以辛凉，不宜辛温。

如果上年司天之少阳相火不退，移至本岁，则上半年气候偏热，又可导致温热病的发生和流行。

春分以前之初气，主气是厥阴风水，客气是太阴湿土，主运太角，客运少徵。湿土临于风木，风湿相搏，病多头身困重，肌肉、关节酸痛之风夹湿邪外感，治宜祛风除湿。湿化太过，易发腹满不食，便溏泄泻之证，杂病治疗应注意祛湿利湿。

小满以前之二气，主气是少阴君火，客气是少阳相火，主运少徵，客运太宫。火气同化，气候过暖，病多风热外感或可导致春温的发生和流行，客运太宫，外感病又多兼夹湿邪，治宜辛凉发散，佐以祛湿。火化太过，心火上炎，易发口舌生疮，疔疖痈肿，杂病治疗应注意清热泻火。

大暑以前之三气，主气是少阳相火，客气是阳明燥金，主运少徵交太宫，客运太宫交少商，正值司天之位。燥金气盛，自病者肺，受病者肝，易发咳嗽喘满，胸胁胀痛等症，内伤杂病治疗应注意清金宣肺，疏肝解郁。外感病多发风热，治宜辛凉，佐以辛温。

秋分以前之四气，主气是太阴湿土，客气是太阳寒水，主运太宫交少商，客运是少商交太羽。寒水临于湿土，病多风寒对感，寒湿痹证和肾阳虚患者病情可能会加重。寒湿困脾，易发脘腹冷痛、腹满吐泻等症。外感病治宜辛温，不宜辛凉，内伤杂病治疗应注意温阳化气，散寒利湿。

小雪以前之五气，主气是阳明燥金，客气是厥阴风木，主运少商交太羽，客运是太羽交少角。风木临于燥金，病多凉燥犯肺，外感病治宜辛温，兼以辛凉。风胜自病者肝，受病者脾，易发肝失疏泄，肝阳上亢，肝脾不调，肝胃不和，内伤杂病治应注意疏肝健脾，理气和胃。

大寒以前之六气（终气），主气是太阳寒水，客气是少阴君火，主运太羽，客运少角，正值在泉之位。君火在泉，气候应寒而暖，易发冬温和风热外感，但本岁火运不及，君火不易过盛，冬温又可避免。但外感病的治疗总宜辛凉，不宜辛温。君火布政，自病者心，素体阴虚阳亢之人受其影响，易生内热或心火上炎，治应注意养阴清热。

综合以上分析，本年在疾病预测和治疗上的要点是：

1. 本年大运阴火，阳明燥金司天，少阴君火在泉。岁火不及，心肾阳虚之证受其影响，内伤杂病多易出现阳虚证候，治应注意温阳散寒。燥金司天，易发风寒外感，外感病治宜辛温，慎用辛凉。但少阴君火在泉，冬季风热外感多见，治疗又宜辛凉，慎用辛温。

2. 如果上年司天之少阳相火不退，移至本岁，则上半年又有温热病发生的可能，外感病多发风热。本年司天之燥金不得迁正，郁伏于内，又多发肺病喘咳。

3. 养生保健提示：注意保暖和室内通风，避开空气秽浊的场所，预防呼吸道传染病。食味宜酸苦。

甲戌年　　　甲辰年

本年大运为土，属阳，太阳寒水司天，太阴湿土在泉，土能克水，运克气谓之"不和"，大运之土与辰戌相合，为"岁会"，"其病徐而持"。《素问·气交变大论》说："岁土太过，雨湿流行，肾水受邪，民病腹痛……甚则肌肉萎，足萎不收，行善瘈，脚下痛，饮发，中满食减，四肢不举。"《素问·五常政大论》说："太阳司天，寒气下临，心气上从……心热烦，嗌干善渴，鼽嚏，喜悲数欠。"《素问·六元正纪大论》说："太阳、太宫、太阴，甲辰岁会，甲戌岁会，其运阴埃，其化柔润重泽，其变震惊飘骤，其病湿下重。"本年寒湿气盛，阴雨偏多，阳不胜阴，病多风寒外感，肌肉关节痹痛、阳虚水肿、寒饮内停、腹痛泄泻等症，一切虚寒性疾病多可受其影响而加重。外感疾病治宜辛温，不宜辛凉。内伤杂病治应注意温阳化气，散寒祛湿。湿化太过，风木来复，下半年又可多发肝失疏泄，肝阳上亢和肝脾不调、肝胃不和等证，对杂病的治疗又应注意疏肝理气，健脾利湿。

如果上年司天之阳明燥金不退，移至本岁，上半年又多肺疾，易发呼吸系统感染性疾病，治应注意清金润肺。如果上年在泉之少阴君火不退，移至本岁，入春气候过暖，易发春温和风热外感，外感病的治疗又宜辛凉，不宜辛温。本年司天之太阳寒水不能迁正，郁伏于内，成为伏邪，又易发生寒从内生之证。

　　春分以前之初气，主气是厥阴风木，客气是少阳相火，主运太角，客运太宫。相火临于风木，风火相煽，易发风温和风热外感，由于大运阳土，客运太宫，所以温热性疾病又多夹湿，其治疗应在清热祛风的基础上注意祛湿。相火化气，易引动心火而发心火上炎和小便淋痛等疾。

　　小满以前之二气，主气是少阴君火，客气是阳明燥金，主运少徵，客运少商。燥金临于君火，病多风热外感和呼吸系统感染性疾病，但受太阳寒水司天之影响，在治疗时应寒热并用，不宜过用辛凉，而且还当注意祛湿。

　　大暑以前之三气，主气是少阳相火，客气是太阳寒水，主运少徵交太宫，客运少商交太羽，正值司天之位。寒水司天，病多风寒外感和寒湿痹证，阳虚之证受其影响。但主气相火，寒邪易于化热，因此外感病虽然治宜辛温，但应佐以辛凉。杂病治疗应注意温阳散寒，心肾阳虚之证应注意温阳通脉，化气行水。

　　秋分以前之四气，主气是太阴湿土，客气是厥阴风木，主运太宫交少商，客运太羽交少角。风木临于湿土，外感病易于兼夹风湿，同时风湿痹证多可发作或加重，外感病治疗应佐以祛风除湿之品。风木气盛，易患肝气乘脾之证，脾胃病治应注意疏肝解郁，健脾利湿。

　　小雪以前之五气，主气是阳明燥金，客气是少阴君火，主运少商交太羽，客运少角交太徵。君火临于燥金，病多风热外感和温燥犯肺，外感病治宜辛凉，慎用辛温。君火气盛，心火易于上炎而发口舌生疮、小便淋痛之症，杂病治疗应注意清热泻火。

　　大寒以前之六气（终气），主气是太阳寒水，客气是太阴湿土，主运太羽，客运太徵，正值在泉之位。湿土化气，易发脾不运化之腹满不食、便溏泄泻等症，寒湿痹证多可发作或加重，土来克水，肾虚水肿受其影响。外感病治宜辛温，慎用辛凉。杂病治应注意散寒利湿和健脾化湿。

　　综合以上分析，本年在疾病预测和治疗上的要点是：

　　1. 本年大运阳土，太阳寒水司天，太阴湿土在泉，气候偏于寒湿，病多风寒外感。对寒湿痹证和心肾阳虚之证影响较大。外感病治宜辛温，慎用辛凉。杂病治疗应注意温阳化气，散寒除湿。下半多发肝失疏泄，肝阳上亢和肝脾不调、肝胃不和等证。

　　2. 如果上年司天之阳明燥金不退，上半年又多肺疾；如果在泉之少阴君火不退，春季又易发生春温和风热外感。本年司天之太阳寒水不能迁正，郁伏于内，又易发生寒从内生之证。

　　3. 养生保健提示：注意保暖，顾护阳气。避免冒雨涉水和伤湿。注意饮食卫生，不宜冷饮。食味宜酸甘。

乙亥年　　乙巳年

本年大运为金，属阴，厥阴风木司天，少阳相火在泉，金能克木，运克气谓之"不和"。《素问·气交变大论》说："岁金不及，炎火乃行，生气乃用，长气专胜，民病肩背瞀重，鼽嚏，血便注下……复则寒雨暴至……头脑户痛，延及脑顶发热……民病口疮，甚则心痛。"《素问·五常政大论》说："厥阴司天，风气下临，脾气上从……体重肌肉萎，食减口爽，风行太虚，云物摇动，目转耳鸣。"《素问·六元正纪大论》说："厥阴，少商，少阳，热寒胜复同，同正角，乙巳、乙亥，其运凉、热、寒。"岁金不及，木不受克，其气平，故岁运之化"同正角"；岁运为金，其气凉，金运不及，火来乘之，是为热，火盛之极，寒水来复，乃为寒，故"热寒胜复同……其运凉热寒"。本年金运不及，火来乘之，易发肺虚喘咳和风热外感。厥阴司天，金弱不能制木，肝阳易亢，肝风易动，高血压和心脑血管疾病患者受其影响，易发中风和半身不遂。肝气乘脾，病多肝脾不调和肝胃不和。少阳相火在泉，应注意冬温和呼吸道传染病的发生和流行。外感病治宜辛凉，慎用辛温。杂病患者治应注意平肝息风，疏肝健脾。

如果上年司天之太阳寒水不退，移至本岁，岁半之前气候偏寒，病多风寒外感，外感病又当治以辛温，慎用辛凉。同时本年司天之厥阴风木不得迁正，郁伏于内，成为伏邪，易发肝气郁结，出现胸胁、脘腹胀痛等症。

春分以前之初气，主气是厥阴风木，客气是阳明燥金，主运太角，客运少商。燥金临于风木，易发风邪犯肺之呼吸道感染性疾患，金盛克木，肝虚之证受其影响，外感病治宜清金润肺，祛风散寒，内伤杂病治应注意培补肝肾，疏肝解郁。

小满以前之二气，主气是少阴君火，客气是太阳寒水，主运少徵，客运太羽。水火相交，寒热并起，外感风寒易于化热，治疗以辛温为主，佐以辛凉。寒水布政，心肾阳虚之证受其影响，病情多会加重，治疗应注意温阳化气。

大暑以前之三气，主气是少阳相火，客气是厥阴风木，主运少徵交太宫，客运太羽交少角，正值司天之位。风木临于相火，风火相煽，易发暑温和风热外感。风木盛，肝阳易亢，肝风易动，高血压和心脑血管疾病受其影响，易发中风和半身不遂，同时热性病易于动风。外感疾病治宜辛凉解表，祛风清热。内伤杂病治应注意平肝潜阳，清热息风。

秋分以前之四气，主气是太阴湿土，客气是少阴君火，主运太宫交少商，客运少角交太徵。君火临于湿土，湿热气盛，病多风热外感兼夹湿邪，发热缠绵，治宜辛凉解表，清热祛湿。寒湿痹证易于化热，治疗应在祛风散寒的同时佐以清热利湿之品。湿热侵犯脾胃，易发腹满不食、吐泻痢疾等病。

小雪以前之五气，主气是阳明燥金，客气是太阴湿土，主运少商交太羽，客运太徵交少宫。湿燥相合，燥从湿化，加之受在泉少阳相火的影响，湿热继续。发病和治疗与四之气基本相同。

大寒以前之六气（终气），主气是太阳寒水，客气是少阳相火，主运太羽，客运少宫，正值在泉之位。相火布政，气候不寒而暖，易发冬温和风热外感，外感病治宜辛凉，不宜辛温。内伤杂病易于化热伤阴，心火易于上炎，治疗应注意清热养阴，泻火解毒。

综合以上分析，本年在疾病预测和治疗上的要点是：

1. 本年岁金不及，厥阴风木司天，少阳相火在泉，肝阳易亢，肝风易动，高血和心脑血管疾病受其影响，易发中风和半身不遂。肝气乘脾，病多肝脾不调和肝胃不和。冬季易发冬温。外感病治宜辛凉，慎用辛温。内伤杂病治应注意平肝潜阳，疏肝健脾。

如果上年司天之太阳寒水不退，移至本岁，上半年病多风寒外感，外感病的治疗又宜辛温。厥阴不迁正，郁伏于内，易发肝气郁结而出现胸胁、脘腹胀痛等症。

3. 养生保健提示：保持心情舒畅，不愠怒，不忧伤，使气机平和不亢。多饮水，多吃瓜果，宜喝清凉饮料。食味宜辛甘。

丙子年　　　丙午年

本年大运为水，属阳，少阴君火司天，阳明燥金在泉，水能克火，运克气谓之"不和"，丙水与岁支子相合，故丙子年为"岁会"。《素问·气交变大论》说："岁水太过，寒气流行，邪害心火，民病身热，烦心，躁悸，阴厥，上下中寒，谵妄心痛……甚则腹大胫肿，喘咳，寝汗出，憎风。"《素问·五常政大论》说："少阴司天，热气下临，肺气上从……喘呕寒热，嚏，鼽衄，鼻窒……地乃燥，胁痛，善太息。"《素问·六元正纪大论》说："少阴、太羽、阳明，丙子岁会，丙午其运寒……其病寒下。"本年大运阳水，少阴君火司天，阳明燥金在泉，寒水太过自病者肾，受病者心，对心肾阳虚之证影响较大，虚寒证多可加重，易发肌肤水肿、腰膝冷痛、肢体关节疼痛、心悸气短等症。因为少阴司天，虽然病多风寒外感，但易化热，下半年受燥金在泉之影响，肺系疾病增多。本年外感病治宜寒热并用，内伤杂病治应注意温阳化气，散寒通络。下半年五之间气为少阳相火，又逢燥金在泉，故秋分之后易发温邪犯肺之疾，其治疗又当辛凉发散，清热润肺。

如果上年司天之厥阴风木不退，移至本岁，上半年风气过盛，病多风寒外感，而且肝阳易亢，肝风易动。木来克土，易发肝脾不调，肝胃不和之证，对脾系疾病的治疗应注意疏肝健脾。

春分以前之初气,主气是厥阴风木,客气是太阳寒水,主运太角,客运太羽。寒水临于风木,病多风寒外感,但少阴君火司天,风寒易于化热,因此对外感病的治疗虽宜辛温,当佐以辛凉。寒水布政,心肾阳虚之证受其影响,应予注意。

小满以前之二气,主气是少阴君火,客气是厥阴风木,主运少徵,客运少角。风木临于君火,风火相煽,外感病多为风热,治宜辛凉,慎用辛温。风木气盛,自病者肝,受病者脾,易发肝阳上亢、肝风内动和肝气乘脾之脾胃疾患。高血压、心脑血管疾病和脾胃病多能受其影响,治应注意潜阳息风,疏肝健脾。

大暑以前之三气,主气是少阳相火,客气是少阴君火,主运少徵交太宫,客运少角交太徵,正值司天之位。火气同化,气候火热,易发暑温和中暑,但大运阳水,暑温可受制约,但对外感病的治疗总宜辛凉,不宜辛温。火盛易生内热,内伤杂病治疗应注意清热泻火。

秋分以前之四气,主气、客气均是太阴湿土,主运太宫交少商,客运太徵交少宫。湿气同化,再受司天之气的影响,易发湿温和湿热外感,治当清热利湿。脾被湿困,病多腹满不食、呕吐泄泻等肠胃疾患。大运寒水与湿相合,阳虚水肿患者病情多会加重。内伤杂病的治疗不忘化湿利湿。

小雪以前之五气,主气是阳明燥金,客气是少阳相火,主运少商交太羽,客运少宫交太商。相火临于燥金,病多温热犯肺之呼吸系统疾病,治应清热泻肺,外感病不宜辛温。大运寒水与相火相合,热蒸湿行,湿热病仍可继续,故无论外感或内伤杂病,治疗均应注意清热利湿。

大寒以前之六气(终气),主气是太阳寒水,客气是阳明燥金,主运太羽,客运太商,正值在泉之位。燥金临于寒水,又逢大运寒水太过,病多外感风寒和胸闷咳喘,治宜辛温,慎用辛凉。寒水气盛,心肾阳虚之证受其影响。金盛克木,对肝病不利,内伤杂病治应注意温阳化气、清肺养肝。

综合以上分析,本年在疾病预测和治疗上的要点是:

1. 本年大运阳水,少阴君火司天,阳明燥金在泉,心肾阳虚之证受其影响,易发阳虚水肿、肢节疼痛等症。上半年病多风寒外感,但易化热,下半年风热外感居多,对外感病的治疗宜寒热并用,清金润肺。杂病治疗应注意温阳散寒。

2. 如果上年司天之厥阴风木不退,移至本岁,易动肝阳肝风和发肝气乘脾之疾,治应注意平肝息风,疏肝健脾。本年司天之少阴君火不得迁正,郁伏于内,易生内热和三焦火旺之候。

3. 养生保健提示:注意保暖,顾护阳气。多食蔬菜瓜果。注意室内通风,呼吸新鲜空气，预防呼吸道传染病。食味宜甘咸。

丁丑年　　　丁未年

本年大运为木，属阴，太阴湿土司天，太阳寒水在泉，木能克土，运克气谓之"不和"。《素问·气交变大论》说："岁木不及，燥乃大行……民病中清胠胁痛，少腹痛，肠鸣溏泄……复则炎暑流火……病寒热疮疡，痱疹痈痤。"《素问·五常政大论》说："太阴司天，湿气下临，肾气上从……胸中不利，阴痿，气大衰而不起不用。"《素问·六元正纪大论》说："太阴、少角、太阳，清热胜复同，同正宫，丁丑、丁未，其运风清热。"大运虽然为木，木能克土，但岁木不及，又逢太阴司天，故其运化"同正宫。"岁运为木，其化风，木不及，金气胜之，是为清，金盛火气来复，乃为热，故"清热胜复同，其运风清热"。本年湿土气盛，土来克水，肾脏受累。木运不及，金来乘之，肝脏被伐。加之寒水在泉，气候偏于寒湿，对机体的影响，主要是肝、脾、肾三脏，对肝肾虚证最为不利，病多筋骨疼痛、耳目不聪、腰膝酸软、肢冷浮肿等。心肾阳虚之证受其影响，病情多可加重。湿土气盛，脾胃自伤，易发腹满不食、呕吐泄泻等寒湿困脾之证。同时病多风寒外感而夹湿邪。本年对外感病治宜辛温，慎用辛凉。内伤杂病治疗时应注意培补肝肾，散寒祛湿。

如果上年司天之少阴君火不退，移至本岁，春季气候偏暖，可导致春温的发生和流行，同时又易发生风热外感，其治疗又当辛凉解表，清热解毒。本年司天之太阴湿土不能迁正，郁伏于内，成为伏邪，又易发生脘腹痞闷、呕恶不食等升降失调之证的表现。

春分以前之初气，主气、客气均是厥阴风木，主运、客运都是少角。风气同化，病多风寒外感，治宜辛温，慎用辛凉。风木盛，肝系疾病受其影响，易动肝阳和肝风。肝气乘脾，易发肝脾不调，肝胃不和之证，杂病治疗应注意平肝息风，疏肝健脾。

小满以前之二气，主气、客气均是少阴君火，主运、客运都是太徵。火气同化，病多温热，因受司天之气的影响，温热病多会夹湿，因此对外感病的治疗应当清热利湿。湿热侵犯脾胃，多发吐泻痢疾等病。同时风湿痹证多会受到影响而加重。对以上疾病在治疗时均应考虑到清热利湿。

大暑以前之三气，主气是少阳相火，客气是太阴湿土，主运、客运均是太徵交少宫，正值司天之位。湿土临于相火，湿热气盛，易发湿温和暑湿，外感疾病多夹湿而缠绵难愈，治疗不忘清热利湿。湿热太过，肝胆脾胃受其影响，易发肝胆湿热之黄疸、湿疹溃烂、小便淋痛和湿热犯脾之吐泻痢疾等症。

秋分以前之四气，主气是太阴湿土，客气是少阳相火，主运、客运均是少宫交太商。相火临于湿土，湿热继续为患，发病和治疗与三之气基本相同。

小雪以前之五气，主气、客气均是阳明燥金，主运、客运都是太商交少羽。燥气同化，肺脏自伤，病多咽干喉痛、胸闷咳喘等肺系疾患，治宜清燥润肺。金盛克木，肝虚之证受其影响，易发肢体酸软疼痛、四肢屈伸不利、二目昏花、头眩等症，治应注意养肝和肝。

大寒以前之六气（终气），主气、客气均是太阳寒水，主运、客运都是少羽，正值在泉之位。寒水同化，病多风寒外感，外感病治宜辛温，不宜辛凉。寒水盛，自病者肾，受病者心，心肾阳虚之证受其影响，阳虚水肿、心悸气喘等虚寒证多会加重，治应注意温阳散寒。

综合以上分析，本年在疾病预测和治疗上的要点是：

1. 本年木运不及，太阴湿土司天，太阳寒水在泉，气候偏于寒湿，主要影响及肝、脾、肾三脏，病多筋骨疼痛、耳目不聪、腰膝酸软、肢冷浮肿等病。湿土气盛，易发腹满不食、呕吐泄泻等寒湿困脾之证。时病多见风寒夹湿外感，对外感病的治疗，当用辛温发散佐以祛湿。

2. 如果上年司天之少阴君火不退，移至本岁，春季气候过暖，可导致春温的发生和流行，外感病又多为风热，治疗又宜辛凉。本年司天之太阴湿土不得迁正，郁伏于内，仍易发脾被湿困之肠胃疾病。

3. 养生保健提示：不要冒雨涉水，避开寒湿。注意饮食卫生，不宜喝冷饮，按时作息，避免久视，保护肝肾阴精。食味宜酸甘。

戊寅年　　　戊申年

本年大运为火，属阳，少阳相火司天，厥阴风木在泉，运气同化，谓之"天符"，"其病速而危"，《素问·气交变大论》说："岁火太过，炎暑流行，金肺受邪，民病疟，少气，咳喘，血溢，血泄注下，嗌燥耳聋……甚则胸中痛，胁支满，胁痛，膺背肩胛间痛，两臂内痛，身热骨痛而为浸淫。"《素问·五常政大论》说："少阳司天，火气下临，肺气上从……咳、嚏、衄衊、鼻窒……心痛，胃脘痛，厥逆膈不通，其主暴速。"《素问·六元正纪大论》说："少阳、太徵、厥阴、戊寅天符、戊申天符，其运暑……其病上热郁，血溢，血泄，心痛。"本年火气同化，气候炎热，春季易发春温，大暑前后易发中暑和暑温，热性病的病情暴速深重。下半年受在泉厥阴风木之影响，风火相煽，易于动风。全年对外感病的治疗以清热凉血，泻火解毒为主。如果上半年火化太过，下半年寒水可能来复，温热病可以得到缓解。火盛克金，肺系疾病受到影响，对肺系疾病的治疗应注意清热泻火。火热盛本脏自伤，心火易于上炎，病多疮疡肿毒、小便淋痛等症。厥阴风木在泉，岁半之后肝病受其影响，易发肝阳上亢，肝风内动，高血压和心脑血管疾病应予注意。

　　如果上年司天之太阴湿土不退，移至本岁，上半年热与湿合，病多湿热为患，甚则可导致湿温的发生。如果上年在泉之太阳寒水不退，移至本岁，则上半年之温热疾病可以得到缓解或避免。

　　春分以前之初气，主气是厥阴风木，客气是少阴君火，主运少角，客运太徵。君火临于风木，风火相煽，病多风热外感，甚或导致风温的发生或流行，外感病治宜辛凉，不宜辛温，少阴气盛，易生内热而发生心火上炎，出现小便淋痛、疔疖疮疡等病。杂病治疗应注意清热泻火。

　　小满以前之二气，主气是少阴君火，客气是太阴湿土，主运太徵，客运少宫。湿土临于君火，病多风热夹湿外感，发热性疾病不宜速愈，治疗宜辛凉解表，清热祛湿。湿土布政，脾胃自伤，易发吐泻痢疾等肠胃疾病，对脾系疾病的治疗应注意利湿。

　　大暑以前之三气，主气、客气均为少阳相火，主运太徵交少宫，客运少宫交太商，正值司天之位。火气同化，炎暑乃至，病多中暑和暑温，外感病治宜辛凉，不宜辛温。相火气盛，自病者心，受病者肺，易发心火上炎，疔疖疮疡和肺热喘咳等病，杂病治疗应注意清热泻火。

　　秋分以前之四气，主气是太阴湿土，客气是阳明燥金，主运少宫交太商，客运太商交少羽。司天与在泉风火交接之时，阳明从热化燥，病多风热外感和温燥犯肺，外感病治宜辛凉，慎用辛温。燥金气化太过，金来克木，肝脏虚证受其影响，易发肝肾阴虚之证，杂病治疗应注意培补肝肾。

　　小雪以前之五气，主气是阳明燥金，客气是太阳寒水，主运太商交少羽，客运少羽交太角。寒水临于燥金，病多风寒外感，外感病治宜辛温，慎用辛凉。寒水气盛，心肾阳虚之证受其影响，病情多可加重，杂病治疗应注意温阳化气。

　　大寒以前之六气（终气），主气是太阳寒水，客气是厥阴风木，主运少羽，客运太角，正值在泉之位。风木临于寒水，病多风寒外感，外感病治宜辛温，慎用辛凉。风木气盛，自病者肝，受病者脾，肝阳易亢，肝风易动，肝气乘脾，易发肝脾不调和肝胃不和之证，杂病治疗应注意平肝息风，疏肝健脾。

　　综合以上分析，本年在疾病预测和治疗上的要点是：

　　1. 本年大运为火之太过，又逢少阳相火司天，厥阴风木在泉，春季易发春温，夏季易发中暑和暑温，热性病病情暴速深重，易于动风。外感病治宜辛凉，不宜辛温。火化太过，自病者心，受病者肺，易生内热，肺系疾病受其影响，治疗应注意清热泻火。下半年受在泉风木的影响，肝阳易亢，肝风易动，高血压和心脑血管疾病应注意防治。

　　2. 如果上年司天之太阴湿土不退，移至本岁，上半年病多湿热为患，外感病和杂病的治疗均应注意祛湿。本年司天之少阳相火不得迁正,郁伏于内,易生内热和三焦火旺之候。

3. 养生保健提示:早睡早起,不宜日光浴。多饮水和清凉饮料。保持乐观情绪,不焦虑、不劳神。食味宜辛咸。

己卯年　　　己酉年

本年大运为土,属阴,阳明燥金司天,少阴君火在泉,土能生金,运生气谓之"小逆"。《素问·气交变大论》说:"岁土不及,风乃大行……民病飧泄霍乱,体重腹满……复则……胸胁暴痛,下引少腹,善太息。"《素问·五常政大论》说:"阳明司天,燥气下临,肝气上从……胁痛目赤,掉振鼓栗,筋痿不能久立……暴热至,土乃暑,阳气郁发,小便变,寒热如疟,甚则心痛。"《素问·六元正纪大论》说:"阳明、少宫、少阴,风凉胜复同,己卯、己酉,其运雨风凉。"岁运为土,其化雨,湿土不及,风气胜之,是为风,风胜金气来复,乃为凉,故曰"风凉胜复同……其运雨风凉"。本年岁土不及,风木胜之,多发胸胁胀满,脘痞不舒,呕恶不食,脾虚飧泄等症。阳明司天,自病者肺,受病者肝,二之间气少阳相火,故上半年易发风热外感,对外感病治宜辛凉,慎用辛温。金盛克木,肝系疾病受其影响而出现肝血不足,筋脉失养之证,治应注意清金养肝。

如果上年司天之少阳相火不退,移至本岁,气候温热,易发春温和风热外感。下半年受在泉少阴君火的影响,气候偏热,易生湿热,冬季需预防冬温的发生和流行。本年司天之燥金不得迁正,郁伏于内,仍易发肺病。

春分以前之初气,主气是厥阴风木,客气是太阴湿土,主运少角,客运少宫。湿土临于风木,风湿气盛,外感病易于夹湿。病多肢节痹痛、湿热泄泻、痢疾等病。风湿夹热侵犯肝胆,易发湿热下注、黄疸、胁痛等症。无论外感或内伤,治疗总应注意祛风利湿。

小满以前之二气,主气是少阴君火,客气是少阳相火,主运太徵,客运太商。火气同化,又逢客运太商,气候过热,病多风热外感,易发温热犯肺之传染性疾病,外感病治宜辛凉,不易辛温。火盛易生内热而出现心火上炎,痈疖疮疡等症,杂病治疗应注意清热泻火。

大暑以前之三气,主气是少阳相火,客气是阳明燥金,主运太徵交少宫,客运太商交少羽,正值司天之位。燥金临于君火,温热犯肺和风热外感继续为患。金盛克木,肝系疾病受其影响,治疗仍应注意清热泻火,佐以泻肺。

秋分以前之四气,主气是太阴湿土,客气是太阳寒水,主运少宫交太商,客运少羽交太角。寒湿气盛,病多风寒外感而易夹湿,治宜辛温解表,祛湿利湿。寒盛心肾阳虚之证受其影响,同时易发寒湿困脾,出现脘腹冷痛、痞满吐泻等症。杂病治应考虑温阳化气，散寒祛湿。

小雪以前之五气，主气是阳明燥金，客气是厥阴风木，主运太商交少羽，客运太角交少徵。风木临于燥金，又受在泉少阴君火之影响，外感病虽易发风寒，但又易化热，因此对外感病的治疗宜寒热并用。风木气盛，肝系疾病受其影响，肝阳易亢，肝风易动。杂病治疗应注意平肝潜阳，养血息风。

大寒以前之六气（终气），主气是太阳寒水，客气是少阴君火，主运少羽，客运少徵，正值在泉之位。君火气盛，病多风热外感，甚或发生冬温。同时又易产生内热，因此对外感病当治以辛凉，内伤杂病治应注意清热泻火。

综合以上分析，本年在疾病预测和治疗上的要点是：

1. 本年岁土不及，脾虚之人易发胸胁胀满，脘痞不舒，呕恶不食，脾虚飧泻之证，治应注意疏肝健脾。阳明司天，肺系疾病受其影响，病多风热外感。金盛克木，易发肝血不足，筋脉失养之证。外感病治宜辛凉，慎用辛温。杂病治疗应注意清金养肝。

2. 如果上年司天之少阳相火不退，移至本岁，易发春温。下半年受在泉少阴君火的影响，应注意冬温的发生和流行。

3. 养生保健提示：注意室内通风，避开空气秽浊的场所，预防呼吸道传染病的发生。注意饮食卫生，饮食宜清淡。食味宜苦甘。

庚辰年　　　庚戌年

本年大运为金，属阳，太阳寒水司天，太阴湿土在泉，金能生水，运生气谓之"小逆"。《素问·气交变大论》说："岁金太过，燥气流行，肝木受邪，民病两胁下少腹痛，目赤痛眦疡，耳无所闻……胸痛引背……甚则喘咳逆气，肩背痛，尻阴股膝髀腨胻足皆病。"《素问·五常政大论》说："太阳司天，寒气下临，心气上从……心热烦，嗌干善渴，鼽嚏，喜悲数欠……寒客至，沉阴化，湿气变物，水饮内稸，中满不食，皮痨肉苛，筋脉不利，甚则胕肿身后痈。"《素问·六元正纪大论》说："太阳、太商、太阴、庚辰、庚戌，其运凉……其病燥，背瞀胸满。"本年大运金之太过，自病者肺，受病者肝。太阳寒水司天，太阴湿土在泉，气候偏于寒湿。时令病多发外感风寒而且易于夹湿，对外感病的治疗宜用辛温，慎用辛凉。寒湿伤肺，聚湿生痰，病多胸闷痰喘、水饮内停等症，肺系疾病治疗应注意温肺化饮，祛痰平喘。金盛克木，肝血易虚，肝气易郁，易发胸胁、筋骨疼痛，头目眩晕之症，肝系疾病治宜疏肝理气，滋阴养血。寒水气盛，心肾阳虚之证受其影响，杂病治疗应注意温阳化气，培补命门。太阴湿土在泉，下半年寒湿气盛，风寒湿痹证受其影响，病情多可加重。寒湿伤脾，易发脘腹冷痛、痞满不食、呕吐泄泻等。对以上疾病治应注意补阳、散寒、利湿。

如果上年司天之燥金不退,移至本岁,对肺病不利,注意燥邪犯肺和金来克木,肝之虚证应注意养肝。如果上年在泉之少阴君火不退,移至本岁,上半年则气候偏热,病多风热外感,当注意春温的发生和流行。

春分以前之初气,主气是厥阴风木,客气是少阳相火,主运少角,客运太商。相火临于风木,气候偏温,病多风热外感,同时易发春温,外感病的治疗宜用辛凉。火盛易生内热,杂病治疗应注意清热泻火。

小满以前之二气,主气是少阴君火,客气是阳明燥金,主运太徵,客运少羽。燥金临于君火,易发肺热喘咳和风热外感。金盛克木,肝之虚证受其影响。对外感病的治疗宜用辛凉,佐以辛温。杂病治疗应注意清肺补肝。

大暑以前之三气,主气是少阳相火,客气是太阳寒水,主运太徵交少宫,客运少羽交太角,正值司天之位。寒水临于相火热蒸湿行,时病虽然易患风寒外感,但最易兼夹湿热,故对外感病的治疗应在辛温发散的同时佐以清热利湿。寒水布政,心肾阳虚之证受其影响,杂病治疗应注意温阳散寒。

秋分以前之四气,主气是太阴湿土,客气是厥阴风木,主运少宫交太商,客运太角交少徵。风木化气,受司天和在泉之气的影响,易发风寒外感,病多夹湿,外感病治宜辛温,慎用辛凉。风盛自病者肝,受病者脾,肝阳易亢,肝风易动,高血压和心脑血管疾病受其影响,病情容易加重。肝气乘脾,脾胃病治应注意疏肝理气。

小雪以前之五气,主气是阳明燥金,客气是少阴君火。主运太商交少羽,客运少徵交太宫。君火临于燥金,病多风热外感。因受在泉之气的影响,湿热较盛,应注意湿温的发生和流行,外感病治宜辛凉,佐以清热利湿。君火盛易生内热,杂病治疗应注意清热泻火。

大寒以前之六气(终气),主气是太阳寒水,客气是太阴湿土,主运少羽,客运太宫,正值在泉之位。寒湿气盛,病多风寒外感,治宜辛温,慎用辛凉。湿困脾土,易发脘腹胀满、吐泻不食等病,杂病治疗应注意祛湿利湿。

综合以上分析,本年在疾病预测和治疗上的要点是:

1. 本年大运为金之太过,太阳寒水司天,太阴湿土在泉,气候偏于寒湿,病多外感风寒夹湿,治宜辛温,慎用辛凉。肺系疾病易发痰喘、水饮,肝系疾疾易发胸胁、筋骨疼痛、头目眩晕等,心肾阳虚之证多受其影响。下半年寒湿痹证增多,寒湿伤脾,可出现脘腹冷痛、痞满吐泻等症。杂病治疗应注意散寒利湿,泻肺养肝。

2. 如果上年司天之燥金不退,移至本岁,对肺病不利,注意燥邪犯肺和金来克木,肝之虚证应注意养肝。如果上年在泉之少阴君火不退,移至本岁,上半年病多风热外感,并易发生春温。

3. 养生保健提示:注意保暖,避开寒湿。注意室内通风,呼吸新鲜空气,预防呼吸系统疾病的发生。不宜喝冷饮,食味宜苦甘。

辛巳年　　　　辛亥年

本年大运为水,属阴,厥阴风木司天,少阳相火在泉,水能生木,运生气谓之"小逆"。《素问·气交变大论》说:"岁水不及,湿乃大行,长气反用,其化乃速……民病腹满身重,濡泄寒疡流水,腰股痛发,腘腨股膝不便,烦冤足痿清厥,脚下痛,甚则胕肿。"《素问·五常政大论》说:"厥阴司天,风气下临,脾气上从……体重肌肉萎,食减口爽,风行太虚,云物动摇,目转耳鸣。"《素问·六元正纪大论》说:"厥阴、少羽、少阳,雨风胜复同,辛巳、辛亥,其运寒雨风。"岁运为水,其化寒。岁水不及,土来胜之,其为雨。土胜木气来复,乃为风,故曰"雨风胜复同……其运寒雨风。"本岁上半年风木用事,肝旺乘脾,病多肝脾不调,肝胃不和,出现脘腹疼痛、腹胀纳呆、嗳气反胃、便溏泄泻等症。风木过盛,肝阳易亢,肝风易动,高血压和肝肾阴虚之证受其影响。对肝脾系统疾病治宜疏肝健脾,滋阴潜阳。岁水不足,风木布政,时病多发风热外感,而且易于动风,外感病治宜辛凉,注意平肝息风。少阳相火在泉,下半年,特别是冬季易发冬温和呼吸道传染病。

如果上年司天之太阳寒水不退,移至本岁,刚上半年病多风寒外感,治疗又宜辛温,慎用辛凉。由于本年厥阴风木不得迁正,郁伏于内,成为伏邪,加之岁水不及,易发肝肾阳虚而出现腰膝酸软、头晕目眩,甚至阴虚火旺之证。治宜滋阴补肾,疏肝养肝。

春分以前之初气,主气是厥阴风木,客气是阳明燥金,主运少角,客运少羽。燥金临于风木,易发风邪犯肺之咳喘,肺病宿疾易于复发或加重,肺系疾病治宜清金润肺,祛风平肝。时病多出现风热外感,治宜辛凉,酌用辛温。

小满以前之二气,主气是少阴君火,客气是太阳寒水,主运太徵,客运太角。寒水布政,病多风寒外感,外感病治宜辛温,慎用辛凉。寒盛克火,心肾阳虚之证受其影响,易发阳虚水肿、心悸气喘和肢节疼痛等症,治疗应注意温阳散寒,祛风活血。

大暑以前之三气,主气是少阳相火,客气是厥阴风木,主运太徵交少宫,客运太角交少徵,正值司天之位。风木临于相火,风火相煽,病多风热外感,热性病易于动风,外感病治宜辛凉,不宜辛温。风木盛,自病者肝,受病者脾,肝阳易亢,肝风易动,高血压和心脑血管疾病受其影响,易于加重,治应注意平肝潜阳,疏肝解郁。肝气乘脾,易发肝脾不调,肝胃不和之脾胃疾病。

秋分以前之四气,主气是太阴湿土,客气是少阴君火,主运少宫交太商,客运少徵交太宫。君火临于湿土，湿热气盛，病多风热外感夹湿，发热性疾病缠绵不愈，治应注意祛湿利湿，同时还应注意湿温病的发生和流行。君火气盛，易生内热，易发疮疡肿毒、小便淋痛等症，杂病治疗要考虑到清热泻火。

小雪以前之五气，主气是阳明燥金，客气是太阴湿土，主运太商交少羽，客运太宫交少商。湿土布政，又受在泉少阳相火之影响，湿热成为时邪，易发湿热外感和湿温。湿盛脾胃自伤，脾系疾病多易夹湿，治应注意健脾利湿。土来克水，肾和膀胱疾病受其影响，易发小便不利、淋痛等湿热下注之证。

大寒以前之六气（终气），主气是太阳寒水，客气是少阳相火，主运少羽，客运少商，正值在泉之位。大运寒水不及，又逢在泉相火，冬季气候不寒而暖，病多风热外感，并应注意冬温的发生和流行，治宜辛凉解表和清热泻火。火盛病多内热，内伤杂病治疗时应考虑到养阴清热。

综合以上分析，本年在疾病预测和治疗上的要点是：

1. 本年大运为水之不及，厥阴风木司天，少阳相火在泉，上半年风木盛，病多肝阳上亢，肝脾不调，高血压和脾胃疾病受其影响，治应注意平肝潜阳和疏肝健脾。时病易发风热外感，冬季应注意冬温的发生和流行。对外感疾病治宜辛凉，并注意平肝息风。

2. 如果上年司天之太阳寒水不退，移至本岁，则上半年易发风寒外感，治疗又宜辛温。由于本年司天之厥阴风木不得迁正，郁伏于内，加之大运为水之不及，故易发肝肾阴虚之疾，治应注意滋肾养肝。

3. 养生保健提示：保持心情舒畅，不动怒，不忧伤，使气机条达。多饮水，多食瓜果，宜喝清凉饮料。食味宜辛咸。

壬午年　　　　壬子年

本年大运为木，属阳，少阴君火司天，阳明燥金在泉，木能生火，运生气谓之"小逆"。《素问·气交变大论》说："岁木太过，风气流行，脾土受邪，民病飧泄食减，体重烦冤，肠鸣腹支满……甚则忽忽善怒，眩冒巅疾。"《素问·五常政大论》说："少阴司天，热气下临，肺气上从……喘呕寒热，嚏，鼽，衄，鼻窒，大暑流行，甚则疮疡燔灼。"《素问·六元正纪大论》说："少阴、太角、阳明，壬子、壬午，其运风鼓……其病支满。"本年岁运风木太过，又少阴君火司天，风火相煽，春季易发春温和风温，病多风热外感，而且发热性疾病又易动风，对外感病的治疗应辛凉解表，清热息风。风木太过，自病者肝，受病者脾，肝阳易亢，肝风易动，高血压和心脑血管疾病受其影响，易发中风。肝气乘脾，病多脘腹胀满、纳呆食减、呕恶嗳气、腹痛泄泻等症。君火过盛，易生内热。内伤杂病治疗应注意平肝息风，疏肝健脾，清热泻火。阳明燥金在泉，下半年肺系疾病多可复发或加重。上半年如果君火太过，岁半之后寒水可能来复，又易发生风热外感，心肾阳虚之证受其影响，应予注意。

如果上年司天之厥阴风木不退，移至本岁，与大运相合，则上半年风木太过，对肝、脾影响最大。病情多可加重。

春分以前之初气，主气是厥阴风木，客气是太阳寒水，主运、客运都是太角。寒水布政，火气内伏，虽然易患风寒外感，但易化热，外感病的治疗宜寒热并用。大运、初运均为太角，风盛气逆，高血压和心脑血管病多会受到影响，注意防治。脾胃病的治疗应注意平肝。

小满以前之二气，主气是少阴君火，客气是厥阴风木，主运、客运均是少徵。风木临于君火，风火相煽，病多风热外感并注意风温的发生和流行。风木盛，肝阳易亢，肝风易动，高血压病受其影响，应注意调护。肝气乘脾，易患肝脾不调之脾胃疾病，对脾系疾治应注意疏肝和肝。

大暑以前之三气，主气是少阳相火，客气是少阴君火，主运、客运均是少徵交太宫，正值司天之位。火气同化，炎暑乃行，易发中暑和暑温，心火易于上炎，内伤杂病多兼夹内热，与大运风木相合，热性病易出现动风。外感病治宜辛凉解表，清热息风。杂病治疗应注意平肝泻火。

秋分以前之四气，主气、客气均是太阴湿土，主运、客运均是太宫交少商。太阴湿气同化，又受太阴君火余气之影响，气候湿热，易发湿温和湿热外感。湿热侵犯脾胃，病多呕恶不食、泄泻痢疾等。湿热下注，易发淋证和湿疹浸淫。外感病和肠胃病治宜清热化湿，杂病治疗亦当注意利湿燥湿。

小雪以前之五气，主气是阳明燥金，客气是少阳相火，主运、客运都是少商交太羽。相火临于燥金，病多风热外感和温燥犯肺之证，外感病治宜辛凉，不宜辛温。相火气盛，易生内热和疮疡肿毒等病，杂病治疗应注意清热泻火。

大寒以前之六气（终气），主气是太阳寒水，客气是阳明燥金，主运、客运都是太羽，正值在泉之位。燥金布政，自病者肺，受病者肝。终运太羽，病多风寒外感和咳嗽痰喘之疾，外感病治宜辛温，慎用辛凉，肺病咳喘应注意温肺化饮，止咳平喘。金盛克木，肝虚之证可受其影响，注意清肺养肝。

综合以上分析，本年在疾病预测和治疗上的要点是：

1. 本年大运风木太过，又值少阴君火司天，风火相煽，易发春温和风温，对外感病治宜辛凉解表，清热息风。风木太过，自病者肝，受病者脾。肝阳易亢，高血压和心脑血管疾病受其影响，治应注意平肝息风。肝气乘脾，脾系疾病治应注意疏肝、和肝。君火司天，易生内热，杂病治疗应考虑到清热泻火。

2. 如果上年司天之厥阴风木不退，移至本岁，与大运相合，对肝脾影响最大，应予注意。

3. 养生保健提示：注意室内通风，避开污秽的空气。不动怒，不忧伤，使气机和顺。多饮水，多食清热泻火之蔬果。食味宜辛咸。

癸未年　　　癸丑年

本年大运为火，属阴，太阴湿土司天，太阳寒水在泉，火能生土，运生气谓之"小逆"。《素问·气交变大论》说："岁火不及，寒乃大行，长政不用……民病胸中痛，胁支满，两胁痛，膺背肩胛间及两臂内痛，郁冒朦昧，心痛暴喑，胸腹大，胁下及腰背相引而痛，甚则屈不能伸……复则埃郁……病鹜溏腹满，食饮不下，寒中肠鸣，泄注腹痛，暴挛痿痹，足不任身。"《素问·五常政大论》说："太阴司天，湿气下临，肾气上从……胸中不利，阴痿，气大衰而不起不用，当其时反腰脽痛，动转不便也，厥逆。"《素问·六元正纪大论》说："太阴、少徵、太阳，寒雨胜复同，癸丑、癸未，其运热、寒、雨。"岁运为火，其化热，岁火不及，寒乃胜之，是为寒，寒盛湿土来复，乃为雨，故曰："寒雨胜复同……其运热、寒、雨。"本年火弱水强，气候偏于寒湿，时病易发寒湿外感，治宜辛温解表，佐以祛湿。风寒湿痹证受其影响，病情多会加重。湿盛自病者脾，受病者肾，病多腹满不食、呕恶泄泻、肌肤水肿、小便不利等疾。杂病治疗应注意温阳化气，祛湿利水。上半年湿化太过，下半年风气可能来复，对肝脾之疾又会产生影响，应予注意。

如果上年司天之少阴君火不退，移至本岁，上半年气候偏于温热，易发春温和风热外感。本年司天之太阴湿土郁伏于内，成为伏邪，内伤杂病易于夹湿，脾胃则易致湿热为患。

春分以前之初气，主气、客气均是厥阴风木，主运太角，客运少徵。风木气盛，自病者肝，受病者脾，肝阳易亢，肝风易动，高血压和心脑血管疾病受其影响，病情可会加重。肝气乘脾，易发肝脾不调，肝胃不和之证。杂病治疗应注意平肝息风，疏肝健脾。时病多发风寒外感，但易化热，外感病治宜寒热并用。

小满以前之二气，主气、客气均是少阴君火，主运少徵，客运太宫。火气同化，时病多发外感风热，甚至有发春温的可能，外感病治宜辛凉，慎用辛温。火化太过，病多心火上炎、小便淋痛、疮疡肿毒等，杂病易生内热，治疗应注意清热泻火。

大暑以前之三气，主气是少阳相火，客气是太阴湿土，主运少徵交太宫，客运太宫交少商，正值司天之位。湿土临于相火，湿热弥漫，易发湿温和湿热外感，发热性疾患病多缠绵，治宜清热利湿。湿盛自病者脾，受病者肾，病多腹满不食，呕恶泄泻等疾。肾病受其影响，易发气化不利之水肿。杂病治疗不忘祛湿利湿。

秋分以前之四气，主气是太阴湿土，客气是少阳相火，主运太宫交少商，客运少商交太羽。相火临于湿土，湿热气盛，时病继续湿热为患。相火布政，心火易于上炎，易生内热，杂病治疗应注意清热泻火。

小雪以前之五气，主气、客气均是阳明燥金，主运少商交太羽，客运太羽交少角。燥金布政，又受在泉太阳寒水之影响，病多风寒外感和寒邪犯肺之喘咳，肺之宿疾易于发作或加重，治宜辛温解表，温肺化饮。金盛克木，肝之虚证受其影响，易发肝血不足之头晕目眩和筋脉失养之痿证，治宜清肺养肝。

大寒以前之六气（终气），主气、客气均是太阳寒水，主运太羽，客运少角，正值在泉之位。寒水同化，气候寒冷，病多风寒外感，外感病治宜辛温，不宜辛凉。风寒痹证多可加重，应注意防范。寒盛自病者肾，受病者心，易发阳虚水肿、胸闷气喘等症，心肾阳虚之证受其影响。杂病治疗应注意温阳化气，疏利三焦。

综合以上分析，本年在疾病预测和治疗上的要点是：

1. 本年大运为火之不及，太阴湿土司天，太阳寒水在泉，气候偏于寒湿。时病多发外感风寒，治宜辛温，慎用辛凉，并佐以祛湿。风寒痹证受其影响，应注意防范。湿盛易发脾不运化之肠胃疾患。心肾阳虚之证多会加重。杂病治疗应注意温阳化气，疏利三焦。

2. 如果上年司天之少阴君火不退，移至本岁，上半年气候偏热，易发春温和风热外感，对外感病的治疗又宜辛凉。

3. 养生保健提示：注意保暖，避免受寒伤湿，特别是关节炎患者，应加强防范。多食偏于温热的食品，少进冷饮。食味宜苦酸。

甲申年　　　甲寅年

本年大运为土，属阳，少阳相火司天，厥阴风木在泉，火能生土，气生运谓之"顺化"。《素问·气交变大论》说："岁土太过，雨湿流行，肾水受邪，民病腹痛，清厥意不乐，体重烦冤……甚则肌肉萎，足痿不收，行善瘈，脚下痛，饮发中满食减，四支不举。"《素问·五常政大论》说："少阳司天，火气下临，肺气上从……大暑以行，咳、嚏、鼽衄、鼻窒，曰疡，寒热胕肿……心痛，胃脘痛，厥逆，鬲不通，其主暴速。"《素问·六元正纪大论》说："少阳、太宫、厥阴，甲寅、甲申，其运阴雨……其病体重，胕肿，痞饮。"本年岁土太过，少阳司天，上半年湿热气盛，病多外感风热夹湿，大暑前后易发湿温暑温，外感病治宜辛凉解表，清热祛湿。湿土气盛，自病者脾，受病者肾，易发湿困脾土，湿热侵犯肠胃之腹满不食、呕吐泄泻等症。湿阻三焦，肾虚不化，易发肌肤水肿、小便不利之疾。杂病治疗应注意祛湿利湿，通利三焦。少阳司天，心火上炎，易生内热，病多疮疡肿毒。下半年受在泉风木之气的影响，肝阳易亢，肝风易动，高血压病应注意防治，肝气乘脾，更能增加脾胃病的发生，对脾胃病的治疗应在祛湿利湿的基础上佐以疏肝。

如果上年司天之太阴湿土不退，移至本岁，湿邪更盛，寒湿痹证受其影响，病情多可加重，同时脾胃病和三焦不利之证更易发生。如果上年在泉之太阳寒水不退，移至本岁，则上半年气候偏凉，寒湿为患者居多。

春分以前之初气，主气是厥阴风木，客气是少阴君火，主运太角，客运太宫。君火临于风木，风火相煽，易发春温、风温和风热外感，热性病易于动风，治宜辛凉解表，清热泻火。君火布政，易生内热，杂病治疗应注意泻火解毒。

小满以前之二气，主气是少阴君火，客气是太阴湿土，主运少徵，客运少商。湿土临于君火，热蒸湿行，病多湿热为患，对外感病的治疗宜辛凉解表，祛湿利湿。湿困脾土，易发纳呆食减，腹胀泄泻等病，湿热下注，易发湿疹肿毒、小便淋痛等疾。杂病治疗应注意清利湿热。

大暑以前之三气，主气、客气均是少阳相火，主运少徵交太宫，客运少商交太羽，正值司天之位。火气同化，炎暑流行，易发中暑、暑温和暑热外感，治宜辛凉，不宜辛温。火盛心火上炎，口舌疮疡、小便淋痛等症易于复发或加重。火能克金，病多肺热喘咳。以上疾病治应注意清热泻火解毒。

秋分以前之四气，主气是太阴湿土，客气是阳明燥金，主运太宫交少商，客运太羽交少角。燥金布政，司天之少阳相火余气未尽，易发温燥犯肺和风热外感，外感病治疗仍宜辛凉，不宜辛温。金盛克木，肝之虚证受其影响，杂病治疗应注意清金养肝。

小雪以前之五气，主气是阳明燥金，客气是太阳寒水，主运少商交太羽，客运少角交太徵。寒水临于燥金，病多凉燥犯肺和风寒外感，但受少阳司天之影响，风寒易于化热，因此对外感病的治疗虽宜辛温，亦当佐以清热之品。寒水化气，心肾阳虚之证受其影响，病情多会加重，治应注意补火温阳。

大寒以前之六气（终气），主气是太阳寒水，客气是厥阴风木，主运太羽，客运太徵，正值在泉之位。风木布政，客运太徵，外感病风热多于风寒，而且风寒感冒也易化热，因此对外感病的治疗宜寒热并用。风木太过，自病者肝，受病者脾。肝阳易亢，肝风易动，高血压和心脑血管疾病应注意调护和治疗。肝气乘脾，病多肝脾不调，肝胃不和之证，脾胃病治应注意疏肝调肝。

综合以上分析，本年在疾病预测和治疗上的要点是：

1. 本年岁土太过,少阳司天,病多风热夹湿外感,大暑前后易发湿温或暑温,外感病治宜辛凉解表,清热祛湿。湿土太过,自病者脾,受病者肾,易发湿热侵犯肠胃和肾虚水肿、湿阻三焦等疾。少阳司天,易生内热。厥阴风木在泉,下半年风气盛,肝脾之病受其影响,高血压和心脑血管疾病应注意防治。

2. 如果上年司天之太阴湿土不退,移至本岁,湿邪更盛,寒湿痹证和脾胃病多可复发或加重。如果上年在泉之太阳寒水不退,移至本岁,则上半年气候偏凉,寒湿为患居多。

3. 养生保健提示:避开水湿,少晒太阳,注意饮食卫生,多喝水,适当饮用清凉饮料,食味宜酸咸。

乙酉年　　　乙卯年

本年大运为金,属阴,阳明燥金司天,少阴君火在泉,大运与司天之气相同,谓之"天符","其病速而危"。乙酉年既是"天符",又是"岁会",谓之"太乙天符","其病暴而死"。《素问·气交变大论》说:"岁金不及,炎火流行,生气乃用,长气专胜……民病肩背瞀重,鼽嚏,血便注下……复则寒雨暴至……头脑户痛,延及囟顶发热。"《素问·五常政大论》说:"阳明司天,燥气下临,肝气上从……胁痛目赤,掉振鼓栗,筋痿不能久立。暴热至,土乃暑,阳气郁发,小便变,寒热如疟,甚则心痛。"《素问·六元正纪大论》说:"阳明、少商、少阴,热寒胜复同,同正商,乙卯天符,乙酉岁会,太乙天符,其运凉热寒。"岁运为金,其化凉,金运不及,火来胜之是为热,热盛寒气来复乃为寒,故曰"热寒胜复同……其运凉热寒"。岁运不及之金,得司天金气之助,气化与正商相同,故曰"同正商"。本年阳明燥金司天,金盛克木,肝之虚证受到影响,易发胸闷胁痛,筋痿不用,头目眩晕,善惊易恐等肝血不足之证。金气太过,本脏自伤,病多咽干喉痛、咳嗽喘满等呼吸道疾患,时病易发风热外感,治宜辛凉解表,清热泻肺。上半年燥金过盛,下半年火气来复,与在泉之少阴君火相加,病多温热,应注意呼吸道传染病的发生和流行,而且病多危重,治宜清热泻火,养阴泻肺。

如果上年司天之少阳相火不退,移至本岁,上半年气候偏热,易发春温或风温。本年燥金不得迁正,郁伏于内,岁半之后肺系疾病将会复发或加重。

春分以前之初气,主气是厥阴风木,客气是太阴湿土,主运太角,客运少商。湿气偏盛,外感病多为风邪夹湿,治宜寒热并用,佐以祛湿。湿盛自病者脾,受病者肾,病多腹满不食、便溏泄泻等湿困脾土之证。湿阻三焦,气化不行,易发小便不利、肌肤水肿、腰膝酸软、四肢冷痛等病,杂病治疗应注意祛湿利湿。

小满以前之二气,主气是少阴君火,客气是少阳相火,主运少徵,客运太羽。火气同化,气候偏温,易发春温和风热外感,外感病治宜辛凉,不宜辛温。火化太过易生内热,病多疗疖疮疡、心火上炎、小便淋痛等症,杂病治疗应注意清热泻火。

大暑以前之三气,主运是少阳相火,客气是阳明燥金,主运少徵交太宫,客运太羽交少角,正值司天之位。燥金临于相火,病多肺热喘咳、咽喉肿痛和风热外感,治宜辛凉解表,泻肺清热。金气太过,肝病受其影响,易发胸胁胀痛、筋痿不用、头目眩晕、心烦易惊等症,治应注意清金泻肺,疏肝养肝。

秋分以前之四气,主气是太阴湿土,客气是太阳寒水,主运太宫交少商,客运少角交太徵。寒水气盛,病多风寒外感,但少阴君火在泉,受其影响,外感病易于化热,因此对外感病的治疗宜寒热并用,并注意祛湿。客气寒水,虚寒证和寒湿痹证受其影响,病情多可转重,治应注意补阳散寒。

小雪以前之五气,主气是阳明燥金,客气是厥阴风木,主运少商交太羽,客运太徵交少宫。风木气盛,又受在泉少阴君火之影响,病多风热外感,热性病易于动风,治宜辛凉解表,祛风镇惊。风盛肝脾受累,易发肝阳上亢,肝风内动和肝气乘脾之疾,高血压和心脑血管疾病应注意防治。

大寒以前之六气(终气),主气是太阳寒水,客气是少阴君火,主运太羽,客运少宫,正值在泉之位。少阴布政,气候不寒而暖,易发冬温和风热外感,外感病治宜辛凉,慎用辛温。火化太过,病多暴速。火盛克金,肺病多可转重。虽然主气寒水,应从客气之化,杂病易生内热。

综合以上分析,本年在疾病预测和治疗上的要点是:

1. 本年虽然大运为金之不及,但阳明燥金司天,金盛克木,易发肝血不足之证。金气太过,本脏自伤,肺病多可加重。时病易发风热外感,治宜辛凉,慎用辛温。少阴君火在泉,冬季应注意冬温的发生和流行。

2. 如果上年司天之少阳相火不退,移至本岁,易发春温或风温。本年司天之燥金郁伏于内,岁半之后肺系疾病多可复发或加重。

3. 养生保健提示:多作户外活动,避开空气秽浊的场所,预防呼吸道传染病的发生。多吃新鲜蔬果,睡眠充足,不伤肝血。食味宜酸苦。

丙戌年　　　丙辰年

本年大运为水,属阳,太阳寒水司天,太阴湿土在泉,岁运与司天之气相同,谓之"天符","其病速而危"。《素问·气交变大论》说:"岁水太过,寒气流行,邪害心火,民病身热,烦心,躁悸,阴厥,上下中寒,谵妄,心痛,寒气早至……甚则腹大胫肿,喘咳,寝汗出,憎风。"《素问·五常政大论》说："太阳司天，寒气下临，心气上从……心热烦，咽干善渴，衄、嚏、喜悲数欠，热气妄行……水饮内稸，中满不食，皮瘟肉苛，筋脉不利，甚则胕肿身后痈。"《素问·六元正纪大论》说："太阳、太羽、太阴，丙辰天符，丙戌天符，其运寒……其病大寒，留于溪谷。"张志聪注："肾主骨，大寒留于溪谷者，溪谷属骨，运气与脏气相合而为病也"（张志聪《黄帝内经素问集注》）。本年岁运阳水，太阳寒水司天，水气同化，气候偏于寒冷，病多风寒外感，而且旧有肺之宿疾易于复发和加重。外感病治宜辛温，不宜辛凉。寒盛对寒湿痹证不利，病情多可加重，应注意防治。心肾阳虚之证多会受到影响，易发肌肤水肿、畏寒肢冷、心悸气短、三焦气化不利等症。心脏病、肾病易发生速变或恶化。金盛克木，肝虚之证亦会受到影响而加重。杂病治疗应注意益火之源，以消阴翳。太阴湿土在泉，下半年寒湿气盛，风寒外感和痹证增多，同时又易发脘腹冷痛、吐泻胀满等脾胃疾患，治宜温阳散寒，祛湿利湿。

如果上年司天之阳明燥金不退，移至本岁，上半年肺肝之疾受其影响。如果上年在泉之少阴君火不退，移至本岁，入春之后气候偏暖，易发春温或风温，应予注意。

春分以前之初气，主气是厥阴风木，客气是少阳相火，主运太角，客运太羽。相火临于风木，风火相煽，病多风热外感，易发春温或风温。外感病治宜辛凉，慎用辛温。相火盛，易生内热和三焦火旺之证，杂病治疗应注意清热泻火。

小满以前之二气，主气是少阴君火，客气是阳明燥金，主运少徵，客运少角。燥金布政，自病者肺，受病者肝，易发胸闷咳喘、胁肋胀痛、头晕目眩、筋痿不用等症。杂病治疗应注意清金滋木，泻肺养肝。

大暑以前之三气，主气是少阳相火，客气是太阳寒水，主运少徵交太宫，客运少角交太徵，正值司天之位。寒水布政，气候偏凉，雨水增多，病多风寒外感。水湿浸淫，风寒湿痹证受其影响，病情多可加重。寒化太过，易损阳气，阳虚气化不行，三焦不利，多发肌肤水肿、四肢厥逆、心悸气喘、胸腹冷痛等症，治应注意温阳化气，疏利三焦。

秋分以前之四气，主气是太阴湿土，客气是厥阴风木，主运太宫交少商，客运太徵交少宫。风木临于湿土，并受司天寒水余气之影响，时病仍多发风寒外感，治宜辛温。风盛肝脾受病，肝阳易亢，肝风易动，高血压病应注意调治。肝气乘脾，易发肝脾不调，肝胃不和之证，脾胃疾病治应注意疏肝和肝。

小雪以前之五气，主气是阳明燥金，客气是少阴君火，主运少商交太羽，客运少宫交太商。君火临于燥金，病多风热外感和咽喉肿痛，胸闷咳喘等呼吸道感染疾患，治宜辛凉解表，宣肺清热。君火气盛，易生内热和三焦火旺之候，杂病治疗应注意清热泻火。

大寒以前之六气（终气），主气是太阳寒水，客气是太阴湿土，主运太羽，客运太商，正值在泉之位。湿土临于寒水，风寒外感易夹湿邪，外感病治宜辛温解表，祛湿化湿。风寒痹证多可急性发作或病情加重，应注意防护。心肾阳虚之证多受影响，易出现暴危，治应注意温阳通脉。

综合以上分析，本年在疾病预测和治疗上的要点是：

1. 本年岁运阳水，太阳寒水司天，太阴湿土在泉，气候偏于寒湿，时病多发外感风寒，治宜辛温。痹证病情多会加重。心肾阳虚之证受其影响，心脏病、肾病易发生速变甚至暴危。金盛克木，对肝之虚证不利。杂病治疗应注意温阳通脉。下半年湿土化气，易发脾胃疾患。

2. 如果上年司天之阳明燥金不退，移至本岁，上半年肝肺疾病受其影响。如果上年在泉之少阴君火不退，移至本岁，入春后易发春温或风温。

3. 养生保健提示：注意防寒保暖，增强运动，促进血液循环。多食温补食品，注意饮食卫生。食味宜甘酸。

丁亥年　　　丁巳年

本年大运为木，属阴，厥阴风木司天，少阳相火在泉，岁运与司天之气相同，谓之"天符"，"其病速而危"。《素问·气交变大论》说："岁木不及，燥乃大行，生气失应，草木晚荣……民病中清，胠胁痛，少腹痛，肠鸣溏泄，凉雨时至……复则炎暑流火……病寒热疮疡，痈疹痈痤。"《素问·五常政大论》说："厥阴司天，风气下临，脾气上从……体重肌肉萎，食减口爽，风行太虚，云物摇动，目转耳鸣。"《素问·六元正纪大论》说："厥阴、少角、少阳，清热胜复同，同正角，丁巳天符，丁亥天符，其运风清热。"大运为木，其化风，风木不及，燥金胜之，是谓清，金盛火气来复，乃谓热，故曰"清热胜复同……其运风清热。"岁木不及，得司天之助，故其运"同正角。"本岁厥阴司天，上半年风木布政，春季风盛，病多风热外感，外感病治宜辛凉，慎用辛温。风木气盛，自病者肝，受病者脾，肝阳易亢，肝风易动，高血压和心脑血管疾病受其影响，病情多会加重，应加强对中风病的防治。木来克土，易发肝脾不调，肝胃不和之证，杂病治疗应注意平肝息风，疏肝健脾。少阳相火在泉，下半年气候偏热，与间气结合，病多湿热为患，冬季易发冬温，应注意呼吸系统传染病的发生和流行。无论外感病或内伤杂病，治疗均应考虑到清热祛湿。

如果上年司天之太阳寒水不退，移至本岁，上半年气候偏凉，病多风寒外感。寒水气盛，心肾阳虚之证受其影响，病情多会加重。本年司天之厥阴风木不得迁正，郁伏于内，成为伏邪，易发肝气郁结，肝气乘脾之证。

春分以前之初气，主气是厥阴风木，客气是阳明燥金，主运、客运都是少角。燥金当令，影响肺肝，呼吸系统旧有疾病容易复发或加重，风寒外感易于化热，外感病治宜寒热并用。金盛克木，肝之虚证受其影响，易发头目眩晕、筋痿不用、胸胁胀痛、嗳气吞酸等症。杂病治疗应注意泻肺养肝。

小满以前之二气，主气是少阴君火，客气是太阳寒水，主运、客运都是太徵。寒水化气，病多风寒外感，但客运太徵，易于化热，治宜辛温，佐以辛凉。心肾阳虚之证受其影响，易出现三焦气化不行，肌肤水肿、心悸气短、脘腹冷痛等症。杂病治应注意温阳化气，疏利三焦。

大暑以前之三气，主气是少阳相火，客气是厥阴风木，主运、客运都是太徵交少宫，正值司天之位。风木临于相火，风火相煽，病多风热外感，热盛易于动风，治宜辛凉解表，清热祛风。厥阴气盛，肝阳易亢，肝风易动，高血压和心脑血管疾病受其影响，应注意中风病的防治。肝强克脾，易发肝脾不调，肝胃不和之证，脾胃病的治疗应注意疏肝平肝。

秋分以前之四气，主气是太阴湿土，客气是少阴君火，主运、客运都是少宫交太商。君火临于湿土，湿热气盛，病多湿热为患。外感风热极易夹湿，治宜辛凉解表，清热利湿。湿热侵犯肠胃，易发腹满不食、吐泻痢疾等病。君火布政，易生内热而发三焦火旺之候，杂病治疗应注意清热泻火。

小雪以前之五气，主气是阳明燥金，客气是太阴湿土，主运、客运都是太商交少羽。湿土当令，又受在泉相火之影响，仍多湿热为患，外感病在辛凉解表的同时，仍应兼以祛湿。湿热所致之肠胃病仍然较多，同时由于湿困脾土和湿阻三焦，水液运化不利，易发肌肤水肿。杂病治疗应注意化湿利湿。

大寒以前之六气（终气），主气是太阳寒水，客气是少阳相火，主运、客运都是少羽，正值在泉之位。相火当令，其化以热，冬季气候不寒而暖，病多风热外感，并应注意冬温的发生和流行。外感病治宜辛凉解表，泻火解毒。相火化气，易生内热和三焦火盛，杂病治疗应注意清热泻火。

综合以上分析，本年在疾病预测和治疗上的要点是：

1. 本年厥阴风木司天，少阳相火在泉，外感病多为风热，冬季易发冬温，热性病还易动风。外感病治宜辛凉解表，清热息风。风木气盛，肝脾受邪，肝阳易亢，肝风易动，对高血压和心脑血管疾病影响较大。肝气乘脾，易发肝脾不调，肝胃不和之证。

2. 如果上年司天之太阳寒水不退，移至本岁，上半年气候偏凉，病多风寒外感。心肾阳虚之证多会加重。

3. 养生保健提示：早睡早起，多作户外活动，保持心情舒畅，不动怒，不忧伤，注意饮食卫生。食味宜辛咸。

戊子年　　戊午年

　　本年大运为火，属阳，少阴君火司天，阳明燥金在泉，戊子年是"天符"，"其病速而危"。戊午年是"太乙天符"，"其病暴而死"。《素问·气交变大论》说："岁火太过，炎暑流行，肺金受邪，民病疟，少气，咳喘，血溢……甚则胸中痛，胁支满……上临少阴、少阳，火燔满，冰泉涸，物焦槁，病反谵妄狂越，喘咳息鸣。"《素问·五常政大论》说："少阴司天，热气下临，肺气上从……喘呕寒热，嚏，鼽衄，鼻窒。"《素问·六元正纪大论》说："少阴、太徵、阳明，戊子天符，戊午太乙天符，其运炎暑……其病上热血溢。"本年火气同化，暑热过盛，春季易发春温，大暑前后易发中暑和暑温。火盛克金，病多咽喉肿痛和肺热咳喘。火化太过，本脏自伤，心血管疾病多可转重、恶化，甚至暴亡。对外感病的治疗宜用寒凉，清热泻火。对内伤杂病的治疗应注意"壮水之主，以制阳光"，并应注意清心开窍。上半年火化太过，下半年寒水可能来复，外感病又多寒热夹杂，立方用药又不宜过于寒凉，应酌情考虑辛温发散。如果寒水不复，火与在泉之燥金相合，又可发生呼吸道传染病，治宜清热润燥。

　　如果上年司天之厥阴风木不退，移至本岁，入春后风气过盛，本年司天之气不得迁正，火郁于内，易发风热外感，治宜辛凉风。厥阴气盛，肝阳易亢，肝风易动，内伤杂病应注意肝气、肝阳为患，治应考虑疏肝理气，潜阳息风。如果上年在泉之少阳相火不退，移至本岁，春季气候过暖，更易导致温热的发生和流行。

　　春分以前之初气，主气是厥阴风木，客气是太阳寒水，主运少角，客运太徵。寒水临于风木，易患风寒外感，但因少阴君火司天，客运太徵，故风寒易于化热，或外寒内热，故对外感病的治疗应以辛凉清热为主，佐以辛温发散。寒水主令，心肾阳虚之证受其影响，易发水肿喘满，内伤杂病治应注意温阳化气。

　　小满以前之二气，主气是少阴君火，客气是厥阴风木，主运太徵，客运少宫。风木临于君火，风火相煽，病多风热外感，又易引发春温，外感病治宜辛凉发散和清热解毒。木旺克土，易发肝胃不和和肝脾不调，内伤杂证治应注意疏肝理气，扶土抑木。

　　大暑以前之三气，主气是少阳相火，客气是少阴君火，主运太徵交少宫，客运是少宫交太商，正值司天之位。火气同化，炎暑乃至，易发中暑和暑温，外感病多为风热，治宜辛凉，不宜辛温。火化太过，自病者心，受病者肺，心肺疾病易于恶化甚至出现暴死，治应注意"壮水之主，以制阳光"。

　　秋分以前之四气，主气、客气都是太阴湿土，主运少宫交太商，客运太商交少羽。湿气过盛,中焦受滞,病多腹满不食、吐泻痢疾,治当注意祛湿化湿。土盛克水,肾病受其影响,同时还影响寒水来复,因此对内伤杂病的治疗应注意健脾利湿。

小雪以前之五气,主气是阳明燥金,客气是少阳相火,主运太商交少羽,客运是少羽交太角。相火临于燥金,易发温燥犯肺和上呼吸道感染疾患,对肺系疾疾的治疗应注意清热润燥,滋肺养肝。火旺心经受邪并易积生内热,对内伤杂病的治疗应注意清热泻火。

大寒以前之六气(终气),主气是太阳寒水,客气是阳明燥金,主运少羽,客运太角,正值在泉之位。燥金当令,肺脏受邪,易发阴虚燥咳。主气寒水,少阴司天,外感疾病多至外寒内热,其治疗当注意外散表寒,内清里热,兼以养阴润燥。客运太角,肝阳易亢,肝风易动,内伤杂病治应注意平肝、潜阳、息风。

综合以上分析,本年在疾病预测和治疗上的要点是:

1. 本年大运阳火,少阴君火司天,阳明燥金在泉,火气同化,上半年易发春温和暑温,对外感病的治疗宜辛凉发散和清热解毒,不宜使用辛温。下半年多发燥邪犯肺之疾,治宜养阴润燥。火盛本脏自伤,对心血管疾病影响较大,对内伤杂病的治疗应注意"壮水之主,以制阳光"。

2. 如果上年司天之厥阴风木不退,岁半之前外感病易于动风。内伤杂病多受肝阳、肝风的影响,其治疗均应考虑到平肝潜阳息风。

3. 养生保健提示:注意室内通风,呼吸新鲜空气。不宜日光浴。多饮水,宜喝清凉饮料。食味宜咸苦。

己丑年　　　己未年

本年大运为土,属阴,太阴湿土司天,太阳寒水在泉,既是"天符",又是"岁会",谓之"太乙天符","其病暴而死"。《素问·气交变大论》说:"岁土不及,风乃大行,化气不令,草木茂荣……民病飧泄霍乱,体重腹痛,筋骨繇复,肌肉瞤酸,善怒,复则收政严峻……胸胁暴痛,下引少腹,善太息。"《素问·五常政大论》说:"太阴司天,湿气下临,肾气上从……胸中不利,阴痿,气大衰而不起不用,当其时反腰脽痛,动转不便也,厥逆。"《素问·六元正纪大论》说:"太阴、少宫、太阳,风清胜复同,同正宫,己丑太乙天符,己未太乙天符,其运雨风清。"岁运为土,其化雨,岁土不及,风气胜之,是为风,风胜金气来复,乃为清,故曰"风清胜复同……其运雨风清"。不及岁土,得司天太阴之助,故运化"同正宫"。太阴司天,湿气偏盛,时病多发风寒夹湿外感,治宜辛凉解表佐以祛湿之品。湿土布政,自病者脾,受病者肾。易发腹满不食、呕恶泄泻等脾被湿困之疾。土来克水,肾病受其影响,病多腰膝酸软,气虚无力,阳痿不孕,精神衰惫。上半年湿土过盛,下半年风木来复,又易发胸胁胀痛,头目眩晕等。太阳寒水在泉,心肾阳虚之证多会受到影响而加重,可出现三焦气化不行,肌肤水肿、小便不利、厥逆肢冷等症。杂病治疗应注意温阳化气,祛湿利湿。

如果上年司天之少阴君火不退,移至本岁,上半年气候偏热,易发春温和风热外感,同时又易出现内热和三焦火盛之候,应予注意。本年司天之太阴湿土不得迁正,郁伏于内,仍易发生脾胃疾病。

春分以前之初气,主气、客气均是厥阴风木,主运少角,客运少宫。风木气盛,病多风邪外感,夹热夹寒或夹湿。风郁腠理,易发风疹和皮肤瘙痒等疾,治应祛风发表,寒热并用。厥阴应肝,气化太过,肝脾受其影响,肝阳易亢,肝风易动,高血压和心脑血管疾病应注意调护和治疗,预防中风病的发生。肝气乘脾,脾胃疾病治应注意疏肝健脾。

小满以前之二气,主气、客气均是少阴君火,主运太徵,客运太商,火气同化,又逢客运太商,病多风热犯肺和上呼吸道感染疾患,外感病治宜辛凉解表,清热解毒。君火布政,易生内热和三焦火旺之候,杂病治疗应注意清热泻火。

大暑以前之三气,主气是少阳相火,客气是太阴湿土,主运太徵交少宫,客运太商交少羽,正值司天之位。太阴湿土临于相火,湿热交蒸,易发湿温和湿热外感,发热性疾患病多缠绵,治应注意清热利湿。湿土气盛,脾胃受伤,病多腹满不食、呕恶泄泻等疾。土来克水,肾病受其影响,易发气化不行,三焦不利之水肿、二便不爽和气逆喘满等症。杂病治疗应注意温阳化气,祛湿利水。

秋分以前之四气,主气是太阴湿土,客气是少阳相火,主运少宫交太商,客运少羽交太角。相火临于湿土,湿热继续为患,病多风热夹湿外感,并易发湿温。相火气盛,易生内热和三焦火旺,杂病治应注意清热泻火。

小雪以前之五气,主气、客气均是阳明燥金,主运太商交少羽,客运太角交少徵。燥金布政,又受在泉太阳寒水之影响,病多凉燥犯肺和风寒外感,治宜辛温,慎用辛凉。金盛克木,肝之虚证受其影响,易发头目眩晕、筋痿不用、腰膝酸软等症,杂病治疗应注意清金养肝。

大寒以前之六气(终气),主气、客气均是太阳寒水,主运少羽,客运少徵,正值在泉之位。寒气同化,病多风寒外感,风湿痹证受其影响,病情多可加重。外感病治宜辛温,不宜辛凉。水盛克火,心肾阳虚之证易发生恶化和速变,应予注意。杂病治疗应注意"益火之源,以消阴翳"。

综合以上分析,本年在疾病预测和治疗上的要点是:

1. 本年太阴湿土司天,太阳寒水在泉,气候偏于寒湿,时病多发风寒夹湿外感，大暑前后易发湿温。外感病治疗应注意祛湿。温盛，脾肾疾病受其影响，易发湿邪困脾和腰膝酸软、筋痿不用等症。太阳寒水在泉，入冬之后心肾阳虚之证多可加重或恶化。寒湿痹证也会受到影响。杂病治疗应注意温阳散寒，祛湿利湿。

2. 如果上年司天之少阴君火不退，移至本岁，上半年气候偏热，易发春温和风热外感。本年司天之太阴湿土不得迁正，郁伏于内，易生脾胃之疾。

3. 养生保健提示：不要冒雨涉水，避免伤湿。注意保暖，顾护阳气。注意饮食卫生，不宜多饮清凉饮料。食味宜酸甘。

庚寅年　　　庚申年

本年大运为金，属阳，少阳相火司天，厥阴风木在泉，火能克金，气克运，谓之"天刑"。《素问·气交变大论》说："岁金太过，燥气流行，肝木受邪，民病两胁下少腹痛，目赤痛眦疡，耳无所闻，肃杀而甚，则体重烦冤，胸痛引背，两胁满且痛引少腹……甚则喘咳逆气，肩背痛，尻阴股膝髀腨胻足皆病。"《素问·五常政大论》说："少阳司天，火气下临，肺气上从……大暑以行，咳、嚏、衄、鼻窒，疮疡，寒热胕肿……心病胃脘痛，厥逆鬲不通，其主暴速。"《素问·六元正纪大论》说："少阳、太商、厥阴、庚寅、庚申，同正商，其运凉……其病肩背胸中。"岁金太过，司天相火制之，金气得平，故运化"同正商"。本岁燥金统运，相火布化，对肺病影响甚大，入春气候偏热，病多风热外感，并应注意春温或风温的发生或流行，大暑前后易发中暑或暑温。外感病治宜辛凉解表，清热泻肺。肺之宿疾容易复发或病情加重。金盛克木，肝之虚证受其影响，易发头目眩晕、筋痿不用、胸胁胀痛等症。少阳司天，易生内热和三焦火盛之候。厥阴风木在泉，下半年肝阳易亢，肝风易动，对高血压和心脑血管疾病影响较大，应注意防治。发热性疾病也易动风。本年对杂病的治疗应注意清热泻火，益肺养肝。上半年火化太过，下半年可能寒水来复，又易发风寒外感，心肾阳虚之证受其影响，病情可会加重。

如果上年司天之太阴湿土不退，移至本岁，岁半之前湿气过盛，对脾虚湿盛患者不利，肾病亦受影响，病多腹满不食、泄泻水肿等症。如果上年在泉之寒水不退，移至本岁，上半年气候偏凉，易发风寒外感。本年司天之少阳相火不得迁正，郁伏于内，成为伏邪，产生内热，易发外寒内热之疾，应予注意。

春分以前之初气，主气是厥阴风木，客气是少阴君火，主运少角，客运太商。君火临于风木，风火相煽，气候不寒而暖，病多风热外感，易发春温或风温，应注意呼吸道传染病的发生或流行。外感病治宜辛凉，不宜辛温。

君火布政,易生内热和三焦火旺,杂病治疗应注意清热泻火。

小满以前之二气,主气是少阴君火,客气是太阴湿土,主运太徵,客运少羽。湿土当令,风热外感或呼吸道疾患易于夹湿,治应注意辛凉解表,清热祛湿。湿邪犯脾,易发腹满不食、呕吐泄泻等脾胃疾患,应注意防治。

大暑以前之三气,主气、客气均是少阳相火,主运太徵交少宫,客运少羽交太角,正值司天之位。火气同化,暑热大至,病多风热外感,并易发中暑和暑温。外感病治宜辛凉解表,祛暑清热。火盛自病者心,受病者肺,心火上炎,邪热内生,易生疔疖疮疡和小便淋痛。肺金受克,易发卫表不固,胸闷咳喘。杂病治疗应注意益肺清热。

秋分以前之四气,主气是太阴湿土,客气是阳明燥金,主运少宫交太商,客运太角交少徵。燥金当令,肺病受其影响,呼吸系统疾病多可加重。金盛克木,易发肝血不足之头目眩晕、筋痿不用之证,杂病治疗应注意清金润燥,滋补肝肾。

小雪以前之五气,主气是阳明燥金,客气是太阳寒水,主运太商交少羽,客运少徵交太宫。寒水气盛,多发风寒外感,治宜辛温,佐以辛凉。心肾阳虚之证受其影响,易发心悸气喘、畏寒肢冷、阳虚水肿和三焦气化不利。杂病治疗应注意温阳化气,散寒通脉。

大寒以前之六气(终气),主气是太阳寒水,客气是厥阴风木,主运少羽,客运太宫,正值在泉之位。风木当令,肝阳易亢,肝风易动,高血压和心脑血管疾病受其影响,应注意防护。木来克土,易发肝脾不调,肝胃不和之疾。杂病治疗应注意疏肝健脾,平肝息风。风木气盛,外感风寒亦易化热,故此时对外感病的治疗仍宜寒热并用。

综合以上分析,本年在疾病预测和治疗上的要点是:

1. 本年大运燥金,少阳相火司天,春季应寒而暖,病多风热外感,易发春温,应注意呼吸道传染病的发生和流行,外感病治宜辛凉泻火。大暑前后易发中暑和暑温。金盛克木,肝之虚证受其影响。相火过盛,易生内热和三焦火旺。厥阴风木在泉,下半年对高血压和心脑血管疾病影响较大,应注意防护。本年对杂病的治疗应注意清热泻火,益肺养肝。

2. 如果上年司天之太阴湿土不退,移至本岁,上半年脾肾疾病受其影响。如果上年在泉之太阳寒水不退,移至本岁,上半年气候偏凉,易发风寒外感。

3. 养生保健提示:多作户外活动,避开空气秽浊的场所。宜饮清凉饮料。不运怒,不忧伤。食味宜苦咸。

辛卯年　　　辛酉年

本年大运为水,属阴,阳明燥金司天,少阴君火在泉,金能生水,气生运谓之"顺化"。《素问·气交变大论》说："岁水不及，湿乃大行，长气反用，其化乃速……民病腹满身重，濡泄寒疡流水，腰股痛发，腘腨股膝不便，烦冤足痿清厥，脚下痛，甚则胕肿。"《素问·五常政大论》说："阳明司天，燥气下临，肝气上从……胁痛目赤，掉振鼓栗，筋痿不能久立……暴热至，土乃暑，阳气郁发，小便变，寒热如疟，甚则心痛。"《素问·六元正纪大论》说："阳明、少羽、少阴，雨风胜复同……辛卯、辛酉，其运寒雨风。"岁运为水，属寒，水运不及，土来胜之而为雨，土盛，风木来复乃为风，故曰"雨风胜复同，其运寒雨风。"本年岁水不及，燥金司天，君火在泉，易发风热外感和阴虚火旺之候，外感病治宜辛凉解表，滋阴清热。燥金当令，自病者肺，受病者肝。肺病多发阴虚燥咳，治应注意养阴润燥，宣肺化痰。金盛克木，肝之虚证受其影响，易发头目眩晕，筋痿不用等病，治宜滋阴清热，培补肝肾。少阴君火在泉，下半年气候偏热，入冬之后应注意冬温和呼吸道传染病的发生和流行。火盛易生内热和三焦火旺，好发疔疖疮疡和小便淋痛等症，杂病治疗应注意养阴清热，泻火解毒。

如果上年司天之少阳相火不退，移至本岁，入春气候不寒而暖，易发春温和呼吸道传染疾患，同时三焦火旺，病多阴虚内热之证。本年司天之阳明燥金不得迁正，郁伏于内，成为伏邪，肺系疾病增多，应注意防治。

春分以前之初气，主气是厥阴风木，客气是太阴湿土，主运少角，客运少羽。湿土临于风木，风湿气盛，无论外感风热或风寒，均易夹湿，因此对外感病的治疗，均应在主方内酌加祛风胜湿之品，疗效才会更好。同时，素有风湿痹证的患者，容易复发或加重。脾被湿困，易发腹满不食、呕吐泄泻等病，应注意防治。

小满以前之二气，主气是少阴君火，客气是少阳相火，主运太徵，客运太角。火气同化，病多风热外感，并应注意风温的发生或流行，外感病治宜辛凉，不宜辛温。火盛易生内热和三焦火旺，杂病治疗应注意清热泻火。

大暑以前之三气，主气是少阳相火，客气是阳明燥金，主运太徵交少宫，客运太角交少徵，正值司天之位。燥金临于相火，病多风热外感和肺热喘咳，呼吸系统疾病受其影响可会复发或加重。金盛克木，对肝之虚证不利。杂病治疗应注意清金润肺，疏肝养肝。

秋分以前之四气，主气是太阴湿土，客气是太阳寒水，主运少宫交太商，客运少徵交太宫。寒水布政，易发风寒外感，但受在泉君火之影响，易于化热，因此对外感的治疗宜寒热并用。寒水临于湿土，寒湿易侵犯脾胃而生脘腹冷痛，腹满泄泻等病，治应注意温中散寒，健脾祛湿。

小雪以前之五气，主气是阳明燥金，客气是厥阴风木，主运太商交少羽，客运太宫交少商。风木当令，肝脾之疾受其影响，肝阳易亢，肝风易动，应注意对高血压和心脑血管疾病的防治。木来克土，易发肝脾不调，肝胃不和之证，对脾胃疾病的治疗应注意疏肝。

大寒以前之六气（终气），主气是太阳寒水，客气是少阴君火，主运少羽，客运少商，正值在泉之位。君火布政，气候不寒而暖，病多风热外感，易发冬温和呼吸道传染疾患，治宜辛凉解表，清热解毒。火盛易生内热，加之岁水不及，病多阴虚火旺之候。杂病治应注意养阴清热，补水泻火。

综合以上分析，本年在疾病预测和治疗上的要点是：

1. 本年岁水不及，燥金司天，君火在泉，易发风热外感和阴虚火旺之候，冬季应注意冬温和呼吸道传染病的发生和流行。外感病治宜辛凉解表，滋阴清热。金盛克木，肝血易虚。下半年易生内热和三焦火旺之候。杂病治疗应注意养阴清热，滋补肝肾。

2. 如果上年司天之少阳相火不退，移至本岁，入春气候不寒而暖，易发春温和呼吸道传染病。本年司天之阳明燥金不得迁正，郁伏于内，肺系疾病受其影响。

3. 养生保健提示：注意室内通风，多作户外活动，避开空气秽浊的场所。多吃瓜果蔬菜，补充体内水分。保持乐观情绪。食味宜苦咸。

壬辰年　　　壬戌年

本年大运为木，属阳，太阳寒水司天，太阴湿土在泉，水能生木，气生运谓之"顺化"。《素问·气交变大论》说："岁木太过，风气流行，脾土受邪，民病飧泄食减，体重烦冤，肠鸣，腹支满……甚则忽忽善怒，眩冒巅疾。"《素问·五常政大论》说："太阳司天，寒气下临，心气上从……心热烦，嗌干善渴，鼽嚏，喜悲数欠，热气妄行，寒乃复，霜不时降，善忘，甚则心痛……湿气变物，水饮内稸，中满不食，皮㾪肉苛，筋脉不利，甚则胕肿身后痈。"《素问·六元正纪大论》说："太阳、太角、太阴，壬辰、壬戌，其运风……其病眩掉目瞑。"寒水司天，气候偏凉，病多风寒外感，治宜辛温，慎用辛凉。上半年对心肾阳虚之证影响较大，易发三焦气化不行，肌肤水肿、小便不利、腰膝冷痛、四肢厥逆等症。岁木太过，自病者肝，受病者脾。肝阳易亢，肝风易动，高血压和心脑血管疾病应注意防护。木来克土，易发肝脾不调，肝胃不和，特别是下半年太阴湿土在泉，对脾胃疾病影响更大，治应注意疏肝祛湿，温中健脾。上半年寒水太过，下半年湿土来复，气候寒湿，风寒湿痹证受其影响，病情多会复发或加重，治宜温阳通络，散寒利湿。

如果上年司天之阳明燥金不退，移至本岁，上半年对肺肝不利，肺之宿疾易发，风邪犯肺之咳喘增多，同时还易发肝血不足之证。治应注意祛风益肝。如果上年在泉之少阴君火不退，移至本岁，入春以后气候偏暖，病多风热外感并易发春温和风温，应予注意。本年司天之寒水不得迁正，郁伏于内，成为伏邪，心肾阳虚之证仍能受其影响。

春分以前之初气，主气是厥阴风木，客气是少阳相火，主运、客运都是太角。相火当令，此时病多风热外感，且易发春温或风温，治宜辛凉。三焦火旺，易发疔疖疮疡和小便淋痛等症，杂病治疗应注意清热泻火。

小满以前之二气，主气是少阴君火，客气是阳明燥金，主运、客运都是少徵。燥金布政，肺病受其影响，易发胸闷喘咳，宿疾易于复发或加重。虽然燥金临于君火，但太阳寒水司天，外感仍以风寒居多，治疗应寒热并用。金盛克木，加之岁运又是木之太过，肝病受其影响容易加重，应注意防治。

大暑以前之三气，主气是少阳相火，客气是太阳寒水，主运、客运都是少徵交太宫，正值司天之位。寒水当令，气候不致过热，虽在炎夏，仍多风寒外感，治宜辛温，佐以辛凉。寒水气盛，阳虚之证病情多可加重，寒水临于相火，热蒸湿行，还易发生暑湿为患，故杂病治疗应注意温阳化气，散寒除湿。

秋分以前之四气，主气是太阴湿土，客气是厥阴风木，主运、客运都是太宫交少商。风木临于湿土，病多风湿为患，外感病的治疗应注意祛风除湿。厥阴气盛，肝阳易亢，肝风易动，高血压和心脑血管疾病应注意调护。肝气乘脾，脾胃病的治疗多应考虑疏肝理气。

小雪以前之五气，主气是阳明燥金，客气是少阴君火，主运、客运都是少商交太羽。君火临于燥金，病多外感风热和呼吸系统感染疾患，治宜辛凉解表，清热泻火。君火布政，易发内热和三焦火旺，杂病治疗应注意泻火养阴。

大寒以前之六气（终气），主气是太阳寒水，客气是太阴湿土，主运、客运都是太羽，正值在泉之位。湿土临于寒水，外感病多发风寒夹湿，治宜辛温，佐以祛湿。风湿痹证受其影响多会复发或加重。湿盛脾胃病增多，易发脘腹冷痛、腹胀不食、呕吐泄泻等症，治应注意温中散寒，健脾燥湿。

综合以上分析，本年在疾病预测和治疗上的要点是：

1. 本年寒水司天，湿土在泉，气候偏于寒湿，时病多发风寒外感，最易夹湿，治宜辛温，慎用辛凉，兼以祛湿利湿。心肾阳虚之证受其影响，易发三焦气化不行之证。岁木太过，肝阳易亢，肝风易动，高血压和心脑血管疾病应注意防护。木来克土，易发肝脾不调，肝胃不和，下半年对脾胃影响更大。同时寒湿痹证多会复发或加重。杂病治疗应注意疏肝健脾，散寒利湿。

2. 如果上年司天之阳明燥金不退，移至本岁，上半年肺和肝系疾病受其影响。如果上年在泉之少阴君火不退，移至本岁，入春气候偏暖，病多风热外感且易发生春温,应予注意。

3. 养生保健提示:注意保暖,适量运动。风寒湿痹证应注意防护。保持心情舒畅,不动怒,不忧伤,按时作息。注意饮食卫生,不过多喝清凉饮料。食味宜辛甘。

癸巳年　　　癸亥年

本年大运为火,属阴,厥阴风木司天,少阳相火在泉,木能生火,气生运谓之"顺化"。岁运不及之火与在泉之气相同,谓之"同岁会",对疾病的影响与"岁会"同,"其病徐而持"。《素问·气交变大论》说:"岁火不及,寒乃大行,长政不用……民病胸中痛,胁支满,两胁痛,膺背肩胛间及两臂内痛,郁冒朦昧,心痛暴喑,胸腹大,胁下与腰背相引而痛,甚则屈不能伸,髋髀如别……复则埃郁,大雨且至……病鹜溏腹满,食饮不下,寒中肠鸣,泄注腹痛,暴挛痿痹,足不任身。"《素问·五常政大论》说:"厥阴司天,风气下临,脾气上从……体重,肌肉萎,食减口爽,风行太虚,云物摇动,目转耳鸣。"《素问·六元正纪大论》说:"厥阴、少徵、少阳,寒雨胜复同,癸巳、癸亥,其运热寒雨。"岁运为火,属热,岁火不及,寒来胜之而为寒,寒胜土气来复,乃为雨,故曰"寒雨胜复同,其运热寒雨。"本年岁火不及,寒水胜之,病多风寒外感,但厥阴风木司天,木能生火,外感病易于化热,故对外感病的治疗宜寒热并用,酌加祛风之品。岁火不及,心肾阳虚之证受其影响,易发胸痹心痛、肌肤水肿、四肢厥冷等症。厥阴风木司天,自病者肝,受病者脾。肝阳易亢,肝风易动,高血压和心脑血管疾病应注意防护。木来克土,易发肝脾不调,肝胃不和。杂病治疗应注意平肝息风,温中健脾。少阴君火在泉,下半年易生湿热,入冬后应注意呼吸道传染病的发生和流行,外感病的治疗又宜辛凉。

如果上年司天之太阳寒水不退,移至本岁,上半年气候偏寒,更要注意寒邪之为患。本年司天之厥阴风木不得迁正,郁伏于内,仍易发肝气郁结和肝气乘脾之疾。

春分以前之初气,主气是厥阴风木,客气是阳明燥金,主运太角,客运少徵。燥金当令,肺病最易受其影响,病多胸闷喘咳和风邪外感,治疗的重点应当祛风,可寒热并用。金盛克木,易发头目眩晕、筋痿不用等肝血不足之证,肝系疾病治应注意补益肝肾。

小满以前之二气,主气是少阴君火,客气是太阳寒水,主运少徵,客运太宫。寒水临于君火,外感病多为风寒,但易化热,治宜辛温,佐以辛凉。寒水气盛,心肾阳虚之证受其影响,易发三焦气化不利,肌肤水肿、腰背四肢疼痛等症,杂病治疗应注意温阳化气,散寒通络。

312

大暑以前之三气，主气是少阳相火，客气是厥阴风木，主运少徵交太宫，客运太宫交少商，正值司天之位。风木临于相火，病多风热外感，发热性疾病易于动风，治宜辛凉解表，清热息风。厥阴气盛，肝阳易亢，肝风易动，高血压和心脑血管疾病应注意防护。肝气乘脾，易发肝脾不调，肝胃不和，脾胃病治应注意疏肝理气。

秋分以前之四气，主气是太阴湿土，客气是少阴君火，主运太宫交少商，客运少商交太羽。君火临于湿土，湿热气盛，外感风热极易夹湿，治应辛凉解表，清热利湿。君火主令，易生内热而发三焦火旺之疾，杂病治疗应注意清热泻火。

小雪以前之五气，主气是阳明燥金，客气是太阴湿土，主运是少商交太羽，客运是太羽交少角。湿土主令，又受在泉少阳相火之影响，湿热继续为患。因主气是阳明燥金，呼吸系统疾病较多，外感病的治疗宜辛凉解表，清热祛湿。湿热侵犯肠胃，易发脘腹胀满、吐泻痢疾等病，应注意肠道传染病的发生和流行。

大寒以前之六气（终气），主气是太阳寒水，客气是少阳相火，主运太羽，客运少角，正值在泉之位。相火布政，病多风热外感且易发冬温，应注意呼吸道传染病的发生和流行，外感病治宜辛凉解表，泻火解毒。相火旺易生内热，杂病治疗应注意清热泻火。

综合以上分析，本年在疾病预测和治疗上的要点是：

1. 本年岁火不及，风木司天，相火在泉，外感病多为风寒，但易化热，冬季易发冬温，应加强对呼吸道传染病的防治。岁火不及，心肾阳虚之证病情多可加重，治应注意温阳化气。厥阴司天，肝阳易亢，肝风易动，高血压和心脑血管疾病受其影响，应注意防治。肝气乘脾，病多肝脾不调和肝胃不和，脾胃病治应注意疏肝理气。相火在泉，下半年杂病易生内热，治疗时应考虑到清热泻火。

2. 如果上年司天之太阳寒水不退，移至本岁，上半年气候偏寒，更应加强对心肾阳虚之证的防治。本岁司天之厥阴风木不得迁正，郁伏于内，仍易发生肝气郁结和肝阳上亢。

3. 养生保健提示：注意保暖，顾护阳气。保持心情舒畅，不动怒，不忧伤。入冬后避开空气秽浊的场所，少吃冷饮，食味宜苦辛。

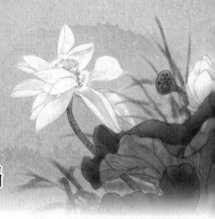

刘善锁临床经验方汇编

B

八味汤　黄芪 30g、当归 50g、白芍 30g、川芎 10g、生地 15g、川牛膝 20g、地龙 15g、生晒参 10g

蓖麻子膏　蓖麻子仁 50g、冰片 3g、鲜生姜 10g

鳖甲散瘀汤　鳖甲 15g、鸡内金 10g、炒枳壳 10g、三棱 10g、莪术 10g、当归 10g、丹参 15g、炒莱菔子 30g、紫苏梗 10g、五味子 30g、茵陈 30g、甘草 6g

鳖甲消积丸　鳖甲 15g、鸡内金 10g、当归 10g、丹参 30g、三棱 10g、莪术 10g、炒枳实 10g、生晒参 10g、甘草 6g

鳖金丸　鳖甲 500g、鸡内金 500g、丹参 500g、炒枳实 400g、车前子 400g　制丸

补肾开音汤　生晒参 10g、枸杞子 15g、龟甲 15g、郁金 10g、蝉蜕 10g、僵蚕 10g、麦冬 15g、石斛 15g、木蝴蝶 10g、青果 15g、石菖蒲 10g、甘草 6g

C

柴胡利膈汤　柴胡 10g、全瓜蒌 10g、郁金 10g、降香 10g、炒枳实 10g、香附 15g、川楝子 10g

柴胡陈皮饮　柴胡 10g、陈皮 30g、炒枳壳 10g、莱菔子 15g、紫苏梗 10g、竹茹 30g、代赭石 30g、甘草 6g

陈皮饮　陈皮 100g、炒莱菔子 30g、紫苏梗 10g、炒枳壳 30g、当归 30g、瓜蒌 30g、甘草 6g

虫梅丸　全虫 200g、地龙 400g、乌梅 500g、生山楂 500g，制丸

葱白地龙散（葱地散）　葱白 2 根、地龙 20g、肉桂 20g、芒硝 30g

G

肝复宁　土茯苓 500g、贯众 500g、水牛角 500g、连翘 500g、黄芩 400g

制丸

归芍汤 当归10g、白芍30g、黄连10g、黄柏15g、滑石20g、车前子30g、广木香6g、槟榔10g、甘草6g

固本散瘀丸 生晒参500g、鳖甲400g、三棱400g、莪术400g、山慈菇500g、炒枳实400g 制丸

固冲四物汤 生参10g、黄芪30g、肉桂6g、制附片10g、吴茱萸3g、当归10g、生地30g、白芍30g、川芎10g、杜仲15g、阿胶10g、甘草30g

H

化石散 火硝300g、威灵仙500g、鸡内金500g、鱼脑石100g、车前子500g 制散

化石汤 火硝10g、芒硝6g、金钱草30g、茵陈50g、威灵仙15g、炒枳实10g、鸡内金10g、香附15g、川楝子10g、白芍30g、甘草6g

回乳方 炒麦芽200g、川椒10g、川牛膝20g

活络散瘀汤 丹参30g、炮山甲10g、王不留行15g、当归30g、生山楂30g、威灵仙15g、制乳香10g、制没药10g、生蒲黄10g、炒灵脂10g、白芍30g、甘草6g

活血通络胶囊 水蛭200g、生蒲黄200g、地鳖虫200g、炮山甲100g、胆南星200g 研粉制

J

加减五子丸 菟丝子15g、枸杞子15g、五味子10g、覆盆子10g、韭子10g、仙灵脾15g、杜仲15g、仙鹤草15g、地榆炭20g、甘草6g

解毒散结丸 连翘500g、山慈菇500g、三棱400g、莪术400g、鳖甲500g、夏枯草500g，制丸

L

利膈汤 全瓜蒌10g、郁金10g、降香10g、丹参30g、生山楂20g、生蒲黄10g、炒灵脂10g、香附15g、川楝子10g、川芎10g、红花10g、炒枳实10g、甘草6g

利咽汤 金银花30g、连翘30g、蝉蜕10g、僵蚕10g、麦冬15g、石斛15g、元参30g、浙贝母10g、百部15g、白前15g、大黄6g、甘草6g

凉血解毒汤 水牛角30g、丹皮10g、栀子10g、板蓝根30g、大青叶15g、薄荷10g、蝉蜕10g、生石膏30g、知母10g、元参30g、木贼10g、白蒺

藜 30g、甘草 6g

凉血丸 金银花 500g、连翘 500g、当归 400g、生地 500g、水牛角 500g、黄芪 600g 制丸

M

磨积饮 炒枳实 10g、鸡内金 10g、三棱 10g、莪术 10g、山慈菇 10g、连翘 30g、急性子 10g、炒莱菔子 30g、紫苏梗 10g、大黄 10g、陈皮 10g、甘草 6g

N

暖肠利湿汤 干姜 6g、肉桂 6g、吴茱萸 3g、茯苓 30g、白术 10g、车前子 30g、黄连 10g、白芍 30g、焦山楂 20g、陈皮 10g、甘草 6g

Q

强肾益精饮 生晒参 10g、制附片 10g、紫河车粉 2g（吞服）、枸杞子 15g、韭子 15g、阳起石 30g、急性子 10g、王不留行 15g、甘草 30g

清肠利湿汤 黄连 10g、黄柏 15g、滑石 20g、茯苓 30g、白术 10g、车前子 30g、白芍 30g、焦山楂 20g、陈皮 10g、柴胡 10g、黄芩 10g、甘草 6g、发热重加生石膏 30g、知母 10g

清胆排石汤 金钱草 30g、海金沙 15g、火硝 10g、芒硝 6g、威灵仙 15g、鸡内金 10g、炒枳壳 10g、香附 15g、川楝子 10g、鱼腥草 30g、甘草 6g

清热破瘀煎 连翘 30g、山慈菇 10g、半枝莲 30g、三棱 10g、莪术 10g、急性子 10g、全瓜蒌 10g、郁金 10g、炒枳实 10g、鳖甲 10g

祛风止咳汤 炙麻黄 8g、荆芥 15g、防风 15g、干姜 6g、五味子 10g、细辛 8g、百部 15g、白前 15g、炙杷叶 15g、炙紫菀 15g、蝉蜕 10g、浙贝母 10g、甘草 6g

祛腐散 黄柏细面 10g、黄连细面 10g、煅炉甘石 20g、赤石脂 20g、煅石膏 20g 制散

S

三合汤 柴胡 15g、黄芩 15g、桑叶 15g、菊花 15g、生石膏 30g、知母 10g、葛根 30g、炒莱菔子 30g、紫苏梗 10g、香附 15g、川楝子 10g、甘草 6g

散凝煎 黄芪 60g、当归 50g、丹参 3g、炮山甲 10g、地龙 15g、白芥子 10g、三棱 10g、莪术 10g、苍术 10g、白术 10g、全虫 6g、威灵仙 15g、白芍

30g、甘草 30g

四合汤 金银花 30g、连翘 30g、生石膏 30g、知母 10g、柴胡 10g、黄芩 10g、桑叶 15g、菊花 15g、板蓝根 30g、元参 30g、天花粉 20g、甘草 6g

参芪固本汤 生晒参 10g、黄芪 30g、当归 10g、阿胶 10g

参芪龟甲汤 红参 10g、黄芪 60g、龟甲 10g、鳖甲 10g、紫河车粉 2g（吞服）、仙灵脾 15g、全虫 6g、蜈蚣 2 条、枸杞子 15g、甘草 6g

参芪饮 生晒参 10g、黄芪 30g、枸杞子 10g、仙灵脾 10g

参芪柏叶汤 生晒参 10g、黄芪 30g、当归 10g、侧柏叶 10g、熟地 15g、桑白皮 30g、阿胶 10g（烊化）、炒枣仁 15g、柏子仁 15g、石菖蒲 10g、远志 10g、甘草 6g

参芪解毒汤 生晒参 10g、黄芪 30g、黄连 6g、黄芩 10g、栀子 10g、连翘 10g、元参 30g、麦冬 15g、天花粉 20g、大黄 10g、山慈菇 10g、急性子 10g、三棱 10g、莪术 10g、炒枳实 10g、甘草 6g

山甲通乳汤 炮山甲 10g、王不留行 15g、青皮 10g、炒枳实 10g、木通 6g、路路通 10g、金银花 30g、连翘 30g、桔梗 10g、甘草 6g

十味降压汤 黄芪 60～90g、当归 10g、生地 30g、川芎 10g、白芍 10g、川牛膝 20g、地龙 15g、生磁石 30g、钩藤 30g、菊花 15g

使黄丸 使君子 20 粒（炒熟）、槟榔 5g、大黄 8g，共为细面，装胶囊，温开水一次送服，每日 1～2 次，连服 3 日。

双土酊 土槿皮 30g、土茯苓 30g，75％ml，浸泡 1 周，外涂，一日数次。

T

调免饮 黄芪 90g、当归 60g、白芍 10g、金银花 60g、白术 10g，三棱 10g、莪术 10g、丹参 30g、生地 30g、夜交藤 30g

通痹丸 制附片 200g、地鳖虫 300g、桂枝 500g、全虫 200g、蜈蚣 60 条、细辛 100g 制丸

痛宁散 乳香 15g、没药 15g、大黄 30g、芒硝 30g、肉桂 20g、地龙 20g 制散

土风子酊 土槿皮 30g、大风子 30g、75％酒精 500ml，上药入酒精中浸泡一周，用时摇晃外擦

土黄散 土槿皮、大黄、黄柏各等份，焙干碾碎，研为细面（过罗），用时干撒

X

消积丸　海藻 500g、昆布 500g、水蛭 300g、三棱 400g、莪术 400g、王不留行 500g

消瘤散结丸　三棱 400g、莪术 400g、炒枳实 400g、浙贝母 400g、鳖甲 500g、连翘 500g

消癥散结丸　当归 400g、鳖甲 400g、生山楂 500g、三棱 400g、莪术 400g、海藻 500g

兴阳饮　生晒参 10g、制附片 10g、蜈蚣 2 条、急性子 10g、仙茅 10g、仙灵脾 15g、甘草 30g

Y

益气补肾丸　生晒参 500g、连翘 500g、黄芪 500g、炒枳实 400g、枸杞子 500g、蛤蚧一对　制丸

益气绝喘丸　生晒参 500g、黄芪 500g、白芥子 400g、苏子 500g、地龙 500g、全蝎 300g　制丸

益寿健骨丸　熟地 400g、当归 400g、龟板 500g、仙灵脾 500g、枸杞子 500g　制丸

银连双白汤　金银花 30g，连翘 30g，黄连 6g，黄柏 15g，白芷 15g，白蒺藜 30g，元参 50g，骨碎补 10g，肉桂 2g，甘草 6g

Z

镇惊散　麝香 1.2g，琥珀粉、珍珠粉、羚羊角粉各 12g　制散

止痛饮　生蒲黄 10g、炒五灵脂 10g、元胡 10g、防己 15g、香附 15g、川楝子 10g、全蝎 8g、白芍 30g、甘草 6g

枳术安胃胶囊　枳实 5g、白术 5g、鸡内金 6g、莪术 5g、大黄 8g

滋肾养肝饮　生地 15g、熟地 15g、龟甲 15g、枸杞子 15g、当归 10g、白芍 10g、白蒺藜 30g、决明子 20g、何首乌 10g、石决明 30g、竹茹 20g、车前子 30g、生山楂 20g、甘草 6g

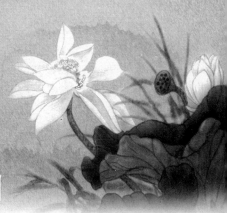

刘善锁临床经验方索引